U0307656

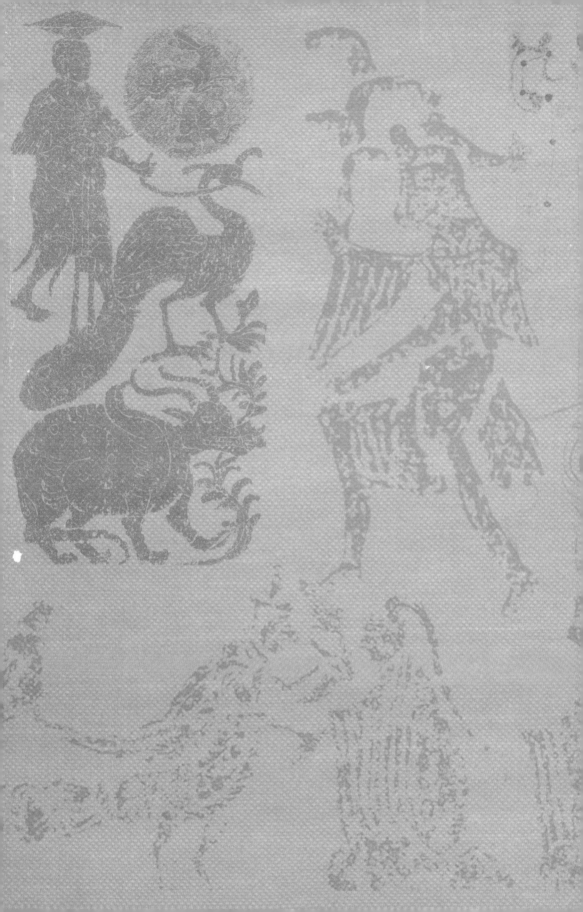

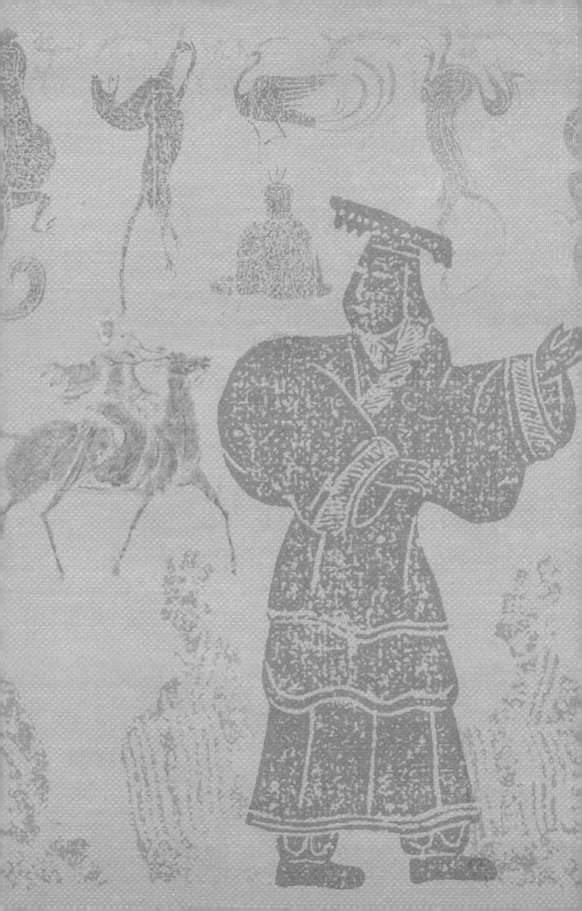

中国古医籍整理丛书

针灸逢源

清·李学川 辑撰

孙 洋 刘 奇 校注

李 戎 审订

中国中医药出版社

·北京·

图书在版编目（CIP）数据

针灸逢源/（清）李学川辑撰；孙洋，刘奇校注. —北京：中国中医药出版社，2019.1（2022.6 重印）

（中国古医籍整理丛书）

ISBN 978-7-5132-5383-3

Ⅰ.①针… Ⅱ.①李… ②孙… ③刘… Ⅲ.①针灸疗法—中国—清代 Ⅳ.①R245

中国版本图书馆 CIP 数据核字（2018）第 273089 号

中国中医药出版社出版

北京经济技术开发区科创十三街31号院二区8号楼

邮政编码 100176

传真 010-64405721

保定市中画美凯印刷有限公司印刷

各地新华书店经销

＊

开本 710×1000 1/16 印张 31.5 字数 376 千字

2019 年 1 月第 1 版 2022 年 6 月第 2 次印刷

书 号 ISBN 978-7-5132-5383-3

＊

定价 118.00 元

网址 www.cptcm.com

国家中医药管理局
中医药古籍保护与利用能力建设项目
组织工作委员会

主 任 委 员 王国强

副 主 任 委 员 王志勇　李大宁

执 行 主 任 委 员 曹洪欣　苏钢强　王国辰　欧阳兵

执行副主任委员 李　昱　武　东　李秀明　张成博

委　　　　员

各省市项目组分管领导和主要专家

　　（山东省）武继彪　欧阳兵　张成博　贾青顺

　　（江苏省）吴勉华　周仲瑛　段金廒　胡　烈

　　（上海市）张怀琼　季　光　严世芸　段逸山

　　（福建省）阮诗玮　陈立典　李灿东　纪立金

　　（浙江省）徐伟伟　范永升　柴可群　盛增秀

　　（陕西省）黄立勋　呼　燕　魏少阳　苏荣彪

　　（河南省）夏祖昌　刘文第　韩新峰　许敬生

　　（辽宁省）杨关林　康廷国　石　岩　李德新

　　（四川省）杨殿兴　梁繁荣　余曙光　张　毅

各项目组负责人

　　王振国（山东省）　　王旭东（江苏省）　　张如青（上海市）

　　李灿东（福建省）　　陈勇毅（浙江省）　　焦振廉（陕西省）

　　蔡永敏（河南省）　　鞠宝兆（辽宁省）　　和中浚（四川省）

前　言

　　中医药古籍是传承中华优秀文化的重要载体，也是中医学传承数千年的知识宝库，凝聚着中华民族特有的精神价值、思维方法、生命理论和医疗经验，不仅对于传承中医学术具有重要的历史价值，更是现代中医药科技创新和学术进步的源头和根基。保护和利用好中医药古籍，是弘扬中国优秀传统文化、传承中医学术的必由之路，事关中医药事业发展全局。

　　1949年以来，在政府的大力支持和推动下，开展了系统的中医药古籍整理研究。1958年，国务院科学规划委员会古籍整理出版规划小组在北京成立，负责指导全国的古籍整理出版工作。1982年，国务院古籍整理出版规划小组召开全国古籍整理出版规划会议，制定了《古籍整理出版规划（1982—1990）》，卫生部先后下达了两批200余种中医古籍整理任务，掀起了中医古籍整理研究的新高潮，对中医文化与学术的弘扬、传承和发展，发挥了极其重要的作用，产生了不可估量的深远影响。

　　2007年《国务院办公厅关于进一步加强古籍保护工作的意见》明确提出进一步加强古籍整理、出版和研究利用，以及

"保护为主、抢救第一、合理利用、加强管理"的方针。2009年《国务院关于扶持和促进中医药事业发展的若干意见》指出，要"开展中医药古籍普查登记，建立综合信息数据库和珍贵古籍名录，加强整理、出版、研究和利用"。《中医药创新发展规划纲要（2006—2020）》强调继承与创新并重，推动中医药传承与创新发展。

2003~2010年，国家财政多次立项支持中国中医科学院开展针对性中医药古籍抢救保护工作，在中国中医科学院图书馆设立全国唯一的行业古籍保护中心，影印抢救濒危珍本、孤本中医古籍1640余种；整理发布《中国中医古籍总目》；遴选351种孤本收入《中医古籍孤本大全》影印出版；开展了海外中医古籍目录调研和孤本回归工作，收集了11个国家和2个地区137个图书馆的240余种书目，基本摸清流失海外的中医古籍现状，确定国内失传的中医药古籍共有220种，复制出版海外所藏中医药古籍133种。2010年，国家财政部、国家中医药管理局设立"中医药古籍保护与利用能力建设项目"，资助整理400余种中医药古籍，并着眼于加强中医药古籍保护和研究机构建设，培养中医古籍整理研究的后备人才，全面提高中医药古籍保护与利用能力。

在此，国家中医药管理局成立了中医药古籍保护和利用专家组和项目办公室，专家组负责项目指导、咨询、质量把关，项目办公室负责实施过程的统筹协调。专家组成员对古籍整理研究具有丰富的经验，有的专家从事古籍整理研究长达70余年，深知中医药古籍整理研究的重要性、艰巨性与复杂性，履行职责认真务实。专家组从书目确定、版本选择、点校、注释等各方面，为项目实施提供了强有力的专业指导。老一辈专家的学术水平和智慧，是项目成功的重要保证。项目承担单位山东中医药大学、南京中医药大学、上海中医药大学、福建中医药大学、浙江省中医药研究院、陕西省中医药研究院、河南省中医药研究院、辽宁中医药大学、成都中医药大学及所在省市中医药管理部门精心组织，充分发挥区域间互补协作的优势，并得到承担项目出版工作的中国中医药出版社大力配合，全面推进中医药古籍保护与利用网络体系的构建和人才队伍建设，使一批有志于中医学术传承与古籍整理工作的人才凝聚在一起，研究队伍日益壮大，研究水平不断提高。

本着"抢救、保护、发掘、利用"的理念，该项目重点选择近60年未曾出版的重要古医籍，综合考虑所选古籍的保护价值、学术价值和实用价值。400余种中医药古籍涵盖了医经、基础理论、诊法、伤寒金匮、温病、本草、方书、内科、外科、女科、儿科、伤科、眼科、咽喉口齿、针灸推拿、养生、医案医话医论、医史、临证综合等门类，跨越唐、宋、金元、明以迄清末。全部古籍均按照项目办公室组织完成的行业标准《中医古籍整理规范》及《中医药古籍整理细则》进行整理校注，绝大多数中医药古籍是第一次校注出版，一批孤本、稿本、抄本更是首次整理面世。对一些重要学术问题的研究成果，则集中收录于各书的"校注说明"或"校注后记"中。

"既出书又出人"是本项目追求的目标。近年来，中医药古籍整理工作形势严峻，老一辈逐渐退出，新一代普遍存在整理研究古籍的经验不足、专业思想不坚定等问题，使中医古籍整理面临人才流失严重、青黄不接的局面。通过本项目实施，搭建平台，完善机制，培养队伍，提升能力，经过近5年的建设，锻炼了一批优秀人才，老中青三代齐聚一堂，有效地稳定了研究队伍，为中医药古籍整理工作的开展和中医文化与学术的传承提供必备的知识和人才储备。

本项目的实施与《中国古医籍整理丛书》的出版，对于加强中医药古籍文献研究队伍建设、建立古籍研究平台，提高古籍整理水平均具有积极的推动作用，对弘扬我国优秀传统文化，推进中医药继承创新，进一步发挥中医药服务民众的养生保健与防病治病作用将产生深远影响。

第九届、第十届全国人大常委会副委员长许嘉璐先生，国家卫生计生委副主任、国家中医药管理局局长、中华中医药学会会长王国强先生，我国著名医史文献专家、中国中医科学院马继兴先生在百忙之中为丛书作序，我们深表敬意和感谢。

由于参与校注整理工作的人员较多，水平不一，诸多方面尚未臻完善，希望专家、读者不吝赐教。

国家中医药管理局中医药古籍保护与利用能力建设项目办公室

二〇一四年十二月

许 序

"中医"之名立，迄今不逾百年，所以冠以"中"字者，以别于"洋"与"西"也。慎思之，明辨之，斯名之出，无奈耳，或亦时人不甘泯没而特标其犹在之举也。

前此，祖传医术（今世方称为"学"）绵延数千载，救民无数；华夏屡遭时疫，皆仰之以度困厄。中华民族之未如印第安遭染殖民者所携疾病而族灭者，中医之功也。

医兴则国兴，国强则医强。百年运衰，岂但国土肢解，五千年文明亦不得全，非遭泯灭，即蒙冤扭曲。西方医学以其捷便速效，始则为传教之利器，继则以"科学"之冕畅行于中华。中医虽为内外所夹击，斥之为蒙昧，为伪医，然四亿同胞衣食不保，得获西医之益者甚寡，中医犹为人民之所赖。虽然，中国医学日益陵替，乃不可免，势使之然也。呜呼！覆巢之下安有完卵？

嗣后，国家新生，中医旋即得以重振，与西医并举，探寻结合之路。今也，中华诸多文化，自民俗、礼仪、工艺、戏曲、历史、文学，以至伦理、信仰，皆渐复起，中国医学之兴乃属必然。

迄今中医犹为国家医疗系统之辅，城市尤甚。何哉？盖一则西医赖声、光、电技术而于20世纪发展极速，中医则难见其进。二则国人惊羡西医之"立竿见影"，遂以为其事事胜于中医。然西医已自觉将入绝境：其若干医法正负效应相若，甚或负远逾于正；研究医理者，渐知人乃一整体，心、身非如中世纪所认定为二对立物，且人体亦非宇宙之中心，仅为其一小单位，与宇宙万象万物息息相关。认识至此，其已向中国医学之理念"靠拢"矣，虽彼未必知中国医学何如也。唯其不知中国医理何如，纯由其实践而有所悟，益以证中国之认识人体不为伪，亦不为玄虚。然国人知此趋向者，几人？

国医欲再现宋明清高峰，成国中主流医学，则一须继承，一须创新。继承则必深研原典，激清汰浊，复吸纳西医及我藏、蒙、维、回、苗、彝诸民族医术之精华；创新之道，在于今之科技，既用其器，亦参照其道，反思己之医理，审问之，笃行之，深化之，普及之，于普及中认知人体及环境古今之异，以建成当代国医理论。欲达于斯境，或需百年欤？予恐西医既已醒悟，若加力吸收中医精粹，促中医西医深度结合，形成21世纪之新医学，届时"制高点"将在何方？国人于此转折之机，能不忧虑而奋力乎？

予所谓深研之原典，非指一二习见之书、千古权威之作；就医界整体言之，所传所承自应为医籍之全部。盖后世名医所著，乃其秉诸前人所述，总结终生行医用药经验所得，自当已成今世、后世之要籍。

盛世修典，信然。盖典籍得修，方可言传言承。虽前此50余载已启医籍整理、出版之役，惜旋即中辍。阅20载再兴整理、出版之潮，世所罕见之要籍千余部陆续问世，洋洋大观。

今复有"中医药古籍保护与利用能力建设"之工程，集九省市专家，历经五载，董理出版自唐迄清医籍，都400余种，凡中医之基础医理、伤寒、温病及各科诊治、医案医话、推拿本草，俱涵盖之。

噫！璐既知此，能不胜其悦乎？汇集刻印医籍，自古有之，然孰与今世之盛且精也！自今而后，中国医家及患者，得览斯典，当于前人益敬而畏之矣。中华民族之屡经灾难而益蕃，乃至未来之永续，端赖之也，自今以往岂可不后出转精乎？典籍既蜂出矣，余则有望于来者。

谨序。

第九届、十届全国人大常委会副委员长

许嘉璐

二〇一四年冬

王 序

中医学是中华民族在长期生产生活实践中，在与疾病作斗争中逐步形成并不断丰富发展的医学科学，是中国古代科学的瑰宝，为中华民族的繁衍昌盛作出了巨大贡献，对世界文明进步产生了积极影响。时至今日，中医学作为我国医学的特色和重要医药卫生资源，与西医学相互补充、相互促进、协调发展，共同担负着维护和促进人民健康的任务，已成为我国医药卫生事业的重要特征和显著优势。

中医药古籍在存世的中华古籍中占有相当重要的比重，不仅是中医学术传承数千年最为重要的知识载体，也是中医为中华民族繁衍昌盛发挥重要作用的历史见证。中医药典籍不仅承载着中医的学术经验，而且蕴含着中华民族优秀的思想文化，凝聚着中华民族的聪明智慧，是祖先留给我们的宝贵物质财富和精神财富。加强对中医药古籍的保护与利用，既是中医学发展的需要，也是传承中华文化的迫切要求，更是历史赋予我们的责任。

2010 年，国家中医药管理局启动了中医药古籍保护与利用能力建设项目。这既是传承中医药的重要工程，也是弘扬优秀民族文化的重要举措，不仅能够全面推进中医药的有效继承和创新发展，为维护人民健康做出贡献，也能够彰显中华民族的璀璨文化，为实现中华民族伟大复兴的中国梦作出贡献。

相信这项工作一定能造福当今，嘉惠后世，福泽绵长。

国家卫生和计划生育委员会副主任

国家中医药管理局局长

中华中医药学会会长

王国强

二○一四年十二月

马 序

　　新中国成立以来，党和国家高度重视中医药事业发展，重视古籍的保护、整理和研究工作。自 1958 年始，国务院先后成立了三届古籍整理出版规划小组，分别由齐燕铭、李一氓、匡亚明担任组长，主持制订了《整理和出版古籍十年规划（1962—1972）》《古籍整理出版规划（1982—1990）》《中国古籍整理出版十年规划和"八五"计划（1991—2000）》等，而第三次规划中医药古籍整理即纳入其中。1982 年 9 月，卫生部下发《1982—1990 年中医古籍整理出版规划》，1983 年 1 月，中医古籍整理出版办公室正式成立，保证了中医古籍整理出版规划的实施。2002 年 2 月，《国家古籍整理出版"十五"（2001—2005）重点规划》经新闻出版署和全国古籍整理出版规划领导小组批准，颁布实施。其后，又陆续制定了国家古籍整理出版"十一五"和"十二五"重点规划。国家财政多次立项支持中国中医科学院开展针对性中医药古籍抢救保护工作，文化部在中国中医科学院图书馆专门设立全国唯一的行业古籍保护中心，国家先后投入中医药古籍保护专项经费超过 3000 万元，影印抢救濒危珍、善、孤本中医古籍 1640 余种，开展了海外中医古籍目录调研和孤本回归工作。2010 年，国家财政部、国家中医药管理局安排国家公共卫生专项资金，设立了"中医药古籍保护与利用能力建设项目"，这是继 1982～1986 年第一批、第二批重要中医药古籍整理之后的又一次大规模古籍整理工程，重点整理新中国成立后未曾出版的重要古籍，目标是形成并普及规范的通行本、传世本。

为保证项目的顺利实施，项目组特别成立了专家组，承担咨询和技术指导，以及古籍出版之前的审定工作。专家组中的许多成员虽逾古稀之年，但老骥伏枥，孜孜不倦，不仅对项目进行宏观指导和质量把关，更重要的是通过古籍整理，以老带新，言传身教，培养一批中医药古籍整理研究的后备人才，促进了中医药古籍保护和研究机构建设，全面提升了我国中医药古籍保护与利用能力。

作为项目组顾问之一，我深感中医药古籍保护、抢救与整理工作的重要性和紧迫性，也深知传承中医药古籍整理经验任重而道远。令人欣慰的是，在项目实施过程中，我看到了老中青三代的紧密衔接，看到了大家的坚持和努力，看到了年轻一代的成长。相信中医药古籍整理工作的将来会越来越好，中医药学的发展会越来越好。

欣喜之余，以是为序。

中国中医科学院研究员

马继兴

二〇一四年十二月

校注说明

　　《针灸逢源》为清代李学川历四十余年所辑撰，成书于清嘉庆二十年（1815），始刻于清嘉庆二十二年（1817）。

　　李学川，字三源，号邓尉山人，江苏吴县人，生平不详，其大约生活在公元 1751—1841 年间。

　　本书为针灸综合性典籍，理论与临床兼备，内科与儿、外、五官各科兼及，针灸与方药兼容，宗经而不泥，遵俗而不俚，汇群书撷其菁华，定穴数沿为永制，治法丰赡效验，行文通达易懂，临床医师执之可左右逢源，理论学者倚其亦如傍探汲不尽的资料源泉，故甫寿梓即获医家称誉，咸奉圭臬，风靡江左数十年，很快流行全国。

　　《针灸逢源》现存版本有三个系统，其中刊行最早版本为清嘉庆二十二年（1817）始刻本，内容最佳本为经李学川本人修订五年后再次梓行的清道光二年（1822）复刻本，除此尚有由李学川之子李嘉时配补的清同治重印本，以上三种，均保存良好。

　　本次校注，以道光刻本为底本，以嘉庆始刻本为主校本（简称嘉庆本）、同治配补重印本（简称同治本）为参校本，其他八十余种相关源文献亦均悉数纳入参校之书，选本皆为该书最佳版本或通行版本。依据《中医古籍整理规范》和《中医药古籍保护与利用能力建设项目工作细则》确立校注原则与体例。现将有关问题说明如下。

　　1. 书中包含经文、歌赋、病案、医论等多种内容，凡经文、医论，均以医理文理并重为整理原则；歌赋则在文理通畅的前提下力求押韵、畅达。原文大篇幅不分段者，酌情划分；过长而不便诵读之句，适当句读，以便诵读。原书中小字注文，仍保留小字排版；各卷之分卷目录，依今惯例合并后排于正文前；目录中的小字注文一律删去。李嘉时所作之《跋》虽为同治配补重印本所特有，但其对研究本书情况具特殊作用，故将其保留在书后"附"中。

2. 按国家标准 GB/T15834－1995《标点符号法》执行，只标点正文，篇题不加标点。文献名称（包括书名、篇章名和其他载体的各种文献名称）及其简称，一律加标书名号；书名与篇名连写者，中间用间隔号隔开，缀有卷次者，按文献学规范将卷次置于书名号外。

3. 凡底本中的讹、脱、衍、倒等情况，改正并出校。如底本与校本一致，但按文义疑有讹、脱、衍、倒，又缺乏依据难以定论者，保留原文，出校存疑。

4. 凡底本与校本互异，义均可通，以底本义胜者，视其情况酌定出或不出校记；而以校本义胜者，则必出异文校记。

5. 凡底本中仅笔画微小差异的讹、俗字，如"灸""炙"、"日""曰"混淆，"己""已""巳"不分的"一笔画错别字"，径予改正，不出校语。但"大"与"太"、"沈"与"沉"一类，古代汉语中本就义同而却又时常分别使用，此乃特殊情况，按古文献学门规遵重古人用字习惯，保留用字原貌。

6. 凡底本中的避讳缺笔字、重文符，改回原字，不出校记；空围符则一仍其旧，以留供后人继续研究。

7. 凡底本正文正确而目录有误者，据正文订正目录；凡目录正确而正文有误者，据目录订正正文，在正文处出校。

8. 凡底本图片有明显错误处，修改并出校；漫漶不清或疑有误处，出校说明，不改动原图。

9. 底本卷首之作者籍贯、字号及卷末"某卷终"等类字样，一律径予删除，不出校。

10. 本校注遵照训诂学行规，使用注释术语，通假现象用术语"通"表示，区别字现象用术语"后作"表示，作古死字的古今字现象直接注出"某为某古字"，异体现象用术语"同"或"亦作"表示。其中，通假现象均附以另书（或另篇）之异文使用相证，或附以其他古籍用例或训诂学书证为佐，但极其公认者则不予出证。出注均全部附以佐证材料，选异文相证、古籍用例、训诂书证三种只要附出其中一种即可，若能附出其中两种甚至三种尤佳。

11. 根据通假字判定标准，藏臟、支肢、府腑、内纳、齐脐之类，不作通假论，保持原貌。

校注者

2015 年 2 月

序

岁乙亥春三月，余掩关养疴，邓尉山人李君三源①过访。出其所，篡②《针灸逢源》一书相质正。余曰："聋者，不可与别宫徵③；瞽④者，不可与辨黑白。余虽尝涉猎岐黄书，于方剂略识一二，而于针灸则懵然无所知，安敢强作解人哉?"李君曰："不然，夫道一而已。自《周礼》有疾医、疡医之分，而医之内外始判然。吾观古者以汤液治内，以针灸治外，理本同条而共贯，事实相济以有成。《灵》《素》详针灸而略汤液，非毗⑤外也，长沙以后详汤液而略针灸，非毗内也，时世之淳浇⑥，民生之强弱使然也。人身内而脏腑，外而经络毛腠，不过一气一血相为流贯，故病有内有外，有由外及内，有由内达外，循环无端息息相通。知汤液而不知针灸，是知人有脏腑而不知有经络毛腠也；知针灸而不知汤液，是知人有经络毛腠而不知有脏腑也。病虽⑦万变，人祇一身，医者必离而二之，可乎哉? 且医而不知针灸，将不知脏腑经络之相为表里乎? 不知脏腑经络之相为表里，则脉络之交会起止气血之生死出入，又

---

① 邓尉山人李君三源：即李学川。李学川字三源，号邓尉山人。

② 篡：写作；编撰。

③ 宫徵（zhǐ 指）：中国古代特别是唐以前的基本音阶为五声音阶，用"宫、商、角、徵、羽"名之。此处"宫徵"意为音阶中音位的高低。

④ 瞽（gǔ 古）：瞎眼。《标幽赋》："取肝俞与命门，使瞽士视秋毫之末。"

⑤ 毗（pí 皮）：通"裨"。裨：助于；附和于；倾向于。《诗·大雅》"天之方懠，无所夸毗。"

⑥ 淳浇：指风俗的淳厚与浇薄，如东汉桓谭《新论·风俗》即有"风有厚薄，俗有淳浇"句。

⑦ 虽：底本漫漶不清，据嘉庆本、同治本补。

乌从而测之？冒昧以施其技，不几如思明者之掩其目，思聪者之瑱①其耳乎？余之为此书，非欲于前贤著作外拔赵帜而立赤帜②也，意在通内外两家之筏，而使之左右逢源，会归一致，不至如断港绝潢③者之适乎此而不适乎彼也。子其为我校雠而存之。"余深韪④其言，晨窗展卷，反复商榷，条分缕析，发凡起例，始则探源《灵》《素》，继则荟萃群言，正经穴之谬讹，补注疏之阙略，本《铜人》《聚英》《资生》《神应》针灸之法，而广其义于长沙、河间、东垣、景岳审证之书，因端竟委，纲举目张。不特习针科者可因证以考穴，按穴以施治，先洞悉乎致病之由，而后巧施其针灸之术，即习方书者，亦可藉是以佐汤液之所不逮⑤，而上合乎《灵》《素》以暨长沙、东垣。内外相资、针药并用之旨，其有裨于医术者，岂浅鲜哉？余故乐得而序之。

时嘉庆丁丑岁春二月虞阳同学弟席亮淡宁⑥氏拜撰

---

① 瑱：底本及诸校本同。当为"填"之讹。

② 拔赵帜而立赤帜：亦省作"拔赵易汉"，典出《史记·淮阴侯列传》。事言韩信率汉军击赵，选轻骑二千，人持一赤帜，抄小路埋伏于赵营附近，然后背水列阵诱赵。赵军出击，汉军佯败，赵军空营而追，汉轻骑二千遂入赵营拔去赵旗而立汉赤帜二千。赵军进击不胜，欲回营，却见营中尽是汉军赤帜，大惊，乃溃不成军，终为信所歼灭。后爰用此典以喻偷换取胜。

③ 断港绝潢（huáng 皇）：指无法通行的水路。喻错误的、不可能达到目的的办法。潢，低洼的积水坑。韩愈《送王秀才序》："道于杨、墨、老、庄、佛之学，而欲之圣人之道，犹航断港绝潢，以望至于海也。"

④ 韪（wěi 伟）：是；对（通常与否定词连用）。如"冒天下之大不韪"。

⑤ 逮：及；达到。《荀子·尧问》："魏武侯谋事而当，群臣莫能逮。"

⑥ 淡宁：嘉庆本同，而同治本作"丽农"，当从。后文《参阅姓字》："席亮，号丽农。"又《席民家谱》："（席亮）字丽农，号耕阳。"又《重修常昭合志》上："席亮，字耕阳，号药阶，又号丽农。"

续刻灵素序

昔者，黄帝同岐伯、少俞等六臣互相讨论，开医学之源，传《灵枢》《素问》，即《内经》也。《灵枢》所论者，营卫血气之道路，经脉藏府①之贯通，天地四时之变化，音律风野之区分，先立九针，以备病所由治也。《素问》所论者，阴阳寒暑之推迁，饮食居处之得失，五运生制之胜复，六气时序之逆顺，察其脉色，以明病所由生也，然考其治病，针灸最详。自仲景圣著伤寒方论，针灸亦有不可阙者，如刺风池、风府、期门，灸少阴、厥阴之类。嗣②后名家踵③起，方书益盛，而针灸亦兼及焉。今医独事方药，视针灸为小技而忽诸，则《灵》《素》书虽存，而知刺法者鲜矣。学川不揣孤陋，较《灵》《素》《甲乙》经穴之异同，参《伤寒杂病》方书之辨论④，编为《针灸逢源》六卷，所集《灵》《素》，特揭《经脉》《刺法》诸篇，以备⑤医林传诵，所阙其藏象脉要疾病诸论，无针灸者置之弗

---

① 藏府：藏后作"脏（脏）"，"藏""脏"乃原字与区别字关系，即"藏"是"脏"的原字（字根），见王力《同源字论》及《汉语大字典》等。府后作"腑"，"府""腑"亦为原字与区别字关系，即"府"是"腑"的原字（字根）。下同。

② 嗣（sì 寺）：随后。有时亦"嗣后"二字连用。《庸闲斋笔记》："嗣阅洄溪徐灵胎所著《慎疾刍言》……始悟今医重剂之悖乎古也。"

③ 踵（zhǒng 肿）：脚后跟。引申为跟随、随着。《逊志斋集·医原》："无成者相踵。"

④ 辨论：思辨与论述。

⑤ 备：同治本作"补"。

录，盖欲以别集合而读之也，第学者检钞①不便，兹复采录
《灵》《素》四十余篇补②载，集中大要，与汪认③庵《类纂》④
略同而注稍详。今并授诸剞劂⑤，略述原委于卷端，重望世之
高明诲余不逮云尔。

道光壬午春闰三月李学川三源氏题于棣华⑥草堂

---

① 钞：后作"抄"。"钞""抄"乃原字与区别字关系，见王力《同源
字论》及《汉语大字典》等。

② 补：同治本作"并"。

③ 认：通"讱"，说话谨慎。如《荀子·正名》："外是者谓之讱。"
"汪认庵"即"汪讱庵"，清代医家汪昂的字。

④ 类纂：《素问灵枢类纂约注》的简称，清汪昂撰，刊于清康熙二十九
年（1690）。

⑤ 剞劂（jījué 机觉）：原指镂刻的刀具。《楚辞·严忌〈哀时命〉》
"握剞劂而不用兮，操规榘而无所施"洪兴祖补注引应劭："剞，曲刀；劂，
曲凿。"后引申为雕板、刻印。清沉初《西清笔记·纪典故》："内廷有奉诏
编纂《官史》一书，不授剞劂。"

⑥ 华：原作"於"，据牌记页及同治本改。

凡 例

——《灵枢》《素问》论脏府经络表里相应，详列腧穴针法，开医道之原，第全经浩繁。近有《素灵类纂》《医经原旨》① 读本，皆删就简要。兹集《灵》《素》经文，揭针灸之要以便读者，而注解从王氏②、马氏③、吴氏④及张景岳《类经》，参较而约取之。

——《明堂针灸图》⑤ 三卷，论人身腧穴及灼灸禁忌，传自黄帝之书，至宋仁宗诏王维德⑥考订针灸之法，铸铜人为式，分十二经主治，有《铜人针灸图》三卷。王叔雅⑦《资生经》取三百六十穴，背、面、颠、末行分类别，以穴属病，并《千金》《外台》之法，合而为一，滑伯仁《十四经发挥》，详具开阖、流注、交别之要，通考六百五十有七穴，今较正十二经左

---

① 医经原旨：医经研究性著作，清代薛雪撰。

② 王氏：指王冰，唐代学者、医经注家，号启玄子。著有《黄帝内经素问注》等。

③ 马氏：指马莳，明代医家，字玄台，又字仲化，曾任太医院正文。著有《黄帝内经素问注证发微》《黄帝内经灵枢注证发微》。

④ 吴氏：指吴崑，字山甫，号鹤皋，明代医家，新安医学代表人物。著有《黄帝内经素问吴注》《医方考》《针方六集》等。

⑤ 明堂针灸图：唐初官修针灸图谱，由少府监李袭誉等在初唐名医甄权所撰《明堂人形图》基础上修订而成，惜已散佚。参《新唐志》、《旧唐书·甄权传》、《千金翼方》卷二十六《取孔穴法》叙论等文献可窥端倪。

⑥ 王维德：维通"惟"，今多作"王惟一"或"王惟德"。北宋著名针灸医家，仁宗时任过尚药御，其集宋以前针灸学之大成，奉敕铸针灸铜人并编修《铜人腧穴针灸图经》，乃著名针灸学家之一。

⑦ 王叔雅：各书多作"王叔权"，即王执中的字。为南宋著名针灸医家。

右六百一十八穴，任督二脉五十二穴，共计六百七十穴，凡穴名三百六十有一。又奇腧九十六穴，凡穴名三十有五。

——《针灸大成》刻本，其辞繁杂，法有舛误，学者难为考据。兹集首录《灵》《素》，兼采诸家，较正《铜人》经穴，参详论证治法，编次为六卷，较诸《针灸大成》，略同而异。

——小儿体脆神怯，肠胃柔弱，针灸未可遽①试，汤液或不能投，故赘推拿一法，以资所不逮。

——兹集针灸证治悉本前书录就，简要参合指归，以期临症无误病情，无乖古法。集中节目章句不尽详书名姓氏者，省文也，间有附意处，用按字别之，第识见浅陋，惟高明正教之。

邓尉山人李学川识

---

① 遽（jù 具）：匆忙；仓促。《千金翼方·药出州土》："临事忽遽，失其机要，使风烛不救，实可悲哉。"

总　目

参阅姓字

席　亮　号丽农

顾　潮　号心斋

李　汉　号仙槎

马　照　号古愚

华廷仪　号谨斋

目 录

卷三　群书汇粹

卷五 证治参详

卷一　灵枢经文

灵枢九针十二原篇

夫气①之在脉也，邪气在上，贼风邪气之中人，高而在上。浊气在中，《小针解》曰：水谷皆入于胃，其精气上注于肺，独溜于肠胃。若寒温不适，饮食不节，病生于肠胃之间，此浊气在中也。清气在下，言清湿地气之中人，必在下而从足始。故针陷脉则邪气出；诸经孔穴多在陷者之中，故刺各经陷脉，则经气行而邪气出，乃所以针阳邪之在上者。针中脉则浊气出，《小针解》曰：取之阳明合也。足三里穴刺之，可以清肠胃之留滞。此下缺清气在下之义，或有所失。针太深则邪气反沉，病益。言浅病深刺之，则邪气从之入反沉，病益深也。故曰：皮肉筋脉，各有所处，病各有所宜，经络疾病，各有所处。各不同形，各以任其所宜。言九针各不同形，故其任用亦各有所宜也。无实无虚，无实实，无虚虚也。损不足而益有余，是为甚病，病益甚。反而为之，适所以增病。取五脉者死，五脉，五藏五腧也。病在中气不足，而复尽泻其诸阴之脉，虚虚，故必死。取三脉者恇；三脉，手足三阳六府脉也。若不知虚实而尽泻之，令人羸败。恇，衰残也。夺阴者死，《本输》篇曰：尺脉动在五里，五腧②之禁也。言取尺之五里，五往以夺之，则五藏之腧气皆竭也，故曰夺阴者死。夺阳者狂，如上文取三阳之谓。针害毕矣。

刺之而气不至，无问其数；必以气至为度也。刺之而气至，

---

① 夫气：原文漫漶不清，据嘉庆本、同治本补。
② 腧：本书卷一《灵枢·本输》篇名后注文："输腧俞，古通用。"下同。

乃去之，勿复针。气至勿复针，恐其真气脱也。**针各有所宜，各不同形，各任其所为。**皮肉筋骨，病各有处，用针各有所宜也。**刺之要，气至而有效，效之信，若风之吹云，明乎若见苍天，刺之道毕矣。**刺以气为要，以效为信。从其要则效如风之吹云，邪气去，则正气见，故明乎若见苍天也。

五藏五腧，五五二十五腧；六府六腧，六六三十六腧。腧穴之总名。五腧，即各经井荥俞经合穴也；六府复多一原穴，故各有六腧。**经脉十二，络脉十五，凡二十七气以上下。**藏有五，府有六，而复有手厥阴心主一经，是为十二经。十二经各有络脉，如手太阴别络在列缺之类，又有任脉之络曰屏翳①，督脉之络曰长强，脾之大络曰大包，共为十五络。总二十七气以通周身上下也。**所出为井，所溜为荥，**急流曰溜。**所注为腧，**注，灌溉也。**所行为经，所入为合，**二十七气所行，皆在五腧也。按张景岳解井、荥、俞、经、合云：井，如水源出井，其气正深，北方水也。荥，小水也，脉气尚微，东方春也。腧，输运也。脉由此而输，彼其气方盛，南方夏也。经者，脉气大行，正盛于此，应长夏也。合者，脉气由此内行，归合于府藏，西方金也。合于《本输》《水热穴》等篇之旨。余如《六十五难》曰：井主春，合主冬。项氏曰：井象水之泉，荥象水之陂，俞象水之窬②，经象水之流，合象水之归。与《灵》《素》经旨不合。**节之交，三百六十五会。**络脉之渗灌诸节者也。**所言节者，神气之所游行出入也，非皮肉筋骨也。**节者，即神气之所游行出入，

---

① 屏翳（yì易）：此指鸠尾穴。《灵枢·经脉》："任脉之别，名曰尾翳，下鸠尾，散于腹。"另，《针灸甲乙经·腹自鸠尾寻循任脉下行至会阴凡十五穴》："会阴，一名屏翳。"翳，用羽毛制作的舞具。《山海经·海外西经》："左手操翳。"

② 窬（yú鱼）：门边像圭形的小洞。唐·僧玄应《一切经音义》引《说文·穴部》："窬，门旁穿木户也。"此喻作经脉之气像水流过的孔窦。

以穴腧为言也。

凡将用针，必先诊脉，视气之剧易，乃可以治也。五藏之气已绝于内，而用针者反实其外，是谓重竭。重竭必死，其死也静。藏气已绝于内，阴虚也。反实其外，误益阳也。益阳则愈损其阴，是重竭也。阴竭必死，死则静也。**治之者，辄反其气，取腋与膺**①。腋与膺皆藏脉所出。气绝于内而复取之，则致气于外而阴愈竭矣。**五藏之气已绝于外，而用针者反实其内，是谓逆厥。逆厥则必死，其死也躁。**藏气已绝于外，阳虚也。反实其内，误补阴也，助阴则阳气愈竭，故致四逆而厥逆，厥必死，死必躁也。**治之者反取四末。**四末为诸阳之本，气绝于外，而取其本，则阴气至而阳愈陷矣。

四关主治五藏，五藏有疾，当取之十二原。四关者，即两肘、两膝，乃周身骨节之大关也。故凡井荥俞原经合穴，皆手不过肘，足不过膝也。十二原者，本篇言：肺原太渊，心原即心主俞太陵，肝原太冲，脾原太白，肾原太溪，左右各二穴。并膏之原鸠尾，肓之原脖胦②，共为十二原穴，而藏府表里之气，皆通于此，故可以治五藏之疾。及考《六十六难》，又有心原神门，胆原丘墟，胃原冲阳，三焦原阳池，膀胱原京骨，大肠③原合谷，小肠原腕骨，合共肺心主肝脾肾之原，总为十二原。而膏之原、肓之原，不在其中。**胀取**

---

① 膺（yīng 英）：胸，胸大肌的部位。训诂书证如《说文·肉部》："膺，胸也。"古籍用例如《素问·藏气法时论》："膺臂肩甲间痛。"

② 脖胦（yāng 央）：任脉"气海"穴别名。各书均注"胦"音 yāng，而李学川后文（见后《群书汇粹·十二原解》）则引注为音"恶平声"，姑存疑待考。"脖胦"原指脐，训诂书证如《玉篇·肉部》："脖胦，胅脐也。"又《集韵·没韵》："脖胦，齐也。"后亦指气海穴。《素问·腹中论》："其气溢于大肠而著于肓，肓之原在脐下。"张介宾类经释："肓之原在脐下，即下气海也，一名下肓，《九针十二原》篇谓之脖胦者即此。"

③ 肠：原作"阳"，据《难经·六十六难》改。

三阳，胃胆膀胱。飧泄①取三阴。脾肝肾。

灵枢本输篇_{输腧俞，古通用}

春取络脉诸荥，大经分肉之间。甚者深取之，间者浅取之。春以少阳之令，将升未升，其气在中。故刺可深可浅。络脉，十二经之大络，如列缺之类。诸荥，如鱼际之类。**夏取诸腧，孙络肌肉皮肤之上。**夏以老阳之令，阳盛于外，故宜浅刺诸腧，如太渊之类。孙络详在后经脉篇中。**秋取诸合，如尺泽之类。余如春法。**秋以少阴之令，将降未降，其气在中，故亦宜中取于大经分肉之间，可浅可深也。**冬取诸井诸腧之分，欲深而留之。**冬以老阴之令，阳气伏藏。诸井，如少商之类。诸腧，谓藏府之腧，如肺腧之类。其气深，皆主冬气，故曰欲深而留之也。**此四时之序，气之所处，病之所舍，藏之所宜。**此节言经络浅深，兼诸腧而分主四时也。宜与《素问·水热穴论》②参其义。

灵枢邪气藏府病形篇

诸急者多寒；紧急之脉多风寒，而气化从乎肝也。**缓者多热。**纵缓之脉多中热，而气化从乎脾胃也。**大者多气少血；**脉大为阳有余，气实血虚，而气化从乎心也。**小者血气皆少。**小者，近于微细。在阳为阳虚，在阴为阴弱。脉体属阴，而气化从乎肾也。**滑者阳气盛，微有热；**滑脉为阳，从乎胃也。**涩者多血少气，微有寒。**涩为气滞，为血少。气血俱虚，则阳气不足，故微有寒也。仲景曰：涩者荣气不足。亦血少之谓，而此曰多血，必有误。观下文刺涩者，无

---

① 飧（sūn 孙）泄：大便泄泻清稀，并有不消化的食物残渣。《素问·四气调神大论》："逆之则伤肺，冬为飧泄。"

② 素问水热穴论篇：同治本作《素问·四时刺逆从论》篇。

令其血出，血少可知矣。涩脉近毛，故气化从乎肺也。是故刺急者，深内而久留之。刺缓者，浅内而疾发针，以去其热。刺大者，微泻其气，无出其血。刺滑者，疾发针而浅内之，以泻其阳气而去其热。刺涩者，必中其脉，随其逆顺而久留之，必先按而循之，已发针，疾按其痏①，无令其血出，以和其脉。诸小者，阴阳形气俱不足，勿取以针，而调以甘药也。

荣输治外经，合治内府。荣俞气脉浮浅，可治外经之病。合则气脉深入，可治内府之病。胃合于三里，胃，足阳明也，三里为合。大肠合于巨墟上廉②，大肠，手阳明也，合在曲池，其下俞则合于足阳明之巨墟上廉。小肠合于巨墟下廉，小肠，手太阳也，合在小海，其下俞则合于足阳明之巨墟下廉。三焦合入于委阳，三焦，手少阳也，合在天井，其下俞则合于足太阳之委阳③。膀胱合入于委中央，膀胱，足太阳也，委中为合，胆合于阳陵泉。胆，足少阳也，阳陵泉为合。

面热者，足阳明病；其脉行于面。鱼络血，手阳明病；其脉行于手鱼之表。两跗④上脉竖陷者，足阳明病，此胃脉也。两跗之上脉，即冲阳也。竖者，坚而实陷者。弱而虚，皆足阳明胃脉之

---

① 痏（wěi 尾）：瘢伤。训诂书证如《说文通训定声·解部》："有创瘢曰痏。"古籍用例如《章太炎医论·论肠窒扶斯即太阳岁经瘀热在里并治法》："《本经》言其主治恶疮火疡，则肠中疮痏自除矣。"此指针刺后的针孔。

② 廉：厅堂的侧边。训诂书证如《说文·厂部》："廉，仄也。"引申为泛指边、侧边。《仪礼·乡饮礼》"设席于堂廉东上。"郑玄注："侧边曰廉。"古籍用例如《灵枢·经脉》："肺手太阴之脉……上骨下廉，入寸口。"

③ 委阳：原作"委中"，据上文改。

④ 跗（fū 肤）：脚背。《素问·刺疟》："刺足阳明跗上。"

病。此胃脉也，兼下文手阳明而言。大肠病者，肠中切痛，而鸣濯濯①。冬月重感于寒即泄，当脐而痛，不能久立，与胃同候，取巨墟上廉。大肠属胃，故取足阳明之穴。胃病者，腹膜②胀，胃脘当心而痛，上支③两胁膈咽不通，食饮不下，取之三里也。小肠病者，小腹痛，腰脊控睾音"髙"，阴丸也而痛，时窘之后，当耳前热，若寒甚，若独肩上热，甚及手小指、次指之间热，若脉陷者，此其候也。其候则脉有陷者。手太阳病也，取之巨虚下廉。三焦病者，腹气满，小腹尤坚，不得小便，窘急，溢则水留，即为胀，候在足太阳之外大络，大络在太阳、少阳之间，亦见于脉，取委阳。膀胱病者，小腹偏肿而痛，以手按之，即欲小便而不得，肩上热，若脉陷，凡大杼等穴，脉有陷者。及足小指外廉及胫踝后皆热，若脉陷，义如上。取委中央。胆病者，善太息口苦，呕宿汁。心下澹澹④，恐人将捕之，嗌中吤吤⑤然，有声。数唾，在足少阳之本末，亦视其脉之陷下者灸之，其寒热者，取阳陵泉。刺此者，必中气穴，经气所至。无中肉节。中气穴则针游⑥于巷，巷，街也。气脉相通之义。中肉节即皮肤痛。补泻反则病益笃。中筋则筋缓，邪气不出，与其真相搏，乱而不去，反还内著。用针不审，以顺为逆也。

---

① 濯濯（zhuózhuó 镯镯）：水声，形容肠鸣音。《素问·气厥论》："水气客于大肠，疾行则鸣濯濯，如囊裹浆。"又，清俞正燮《癸巳类稿·持素证篇》："大肠病，肠中切痛，而鸣濯濯。"

② 膜（chēn 琛）：饱满膨胀。《广韵·真韵》："膜，肉胀起也。"《素问·阴阳应象大论》："浊气在上，则生膜胀。"

③ 支：后作"肢"，下同。

④ 澹澹："澹"通"惮"，畏惧；害怕。"澹澹"即"惮惮"，心虚恐惧之病苦状。《脉经·胆足少阳经病证》："心澹澹，恐如人将捕之。"

⑤ 吤吤（jièjiè 介介）：喉中哽塞所出声。《集韵·怪韵》："吤，声也。"

⑥ 游：《黄帝内经灵枢注证发微》作"染"。

灵枢根结篇

太阳为开，谓阳气发于外，为三阳之表也。开折则肉节渎而暴病起矣。折，损伤也。渎者，皮肉宛膲①而弱也。消瘦干苦之谓。阳明为阖，谓阳气蓄于内，为三阳之里也。阖折则气无所止息而痿疾起矣。无所止息者，真气稽留，谓胃气不行。邪气居之矣。少阳为枢，谓阳气在表里之间，可出可入，如枢机也。枢折即骨繇②而不安于地。骨繇者，节缓而不收也。太阴为开，居阴分之表也。开折则仓廪无所输，不运行也。膈洞。膈，隔塞。洞者，食不化，下嗌还出也。厥阴为阖，居阴分之里也。阖折即气绝而喜悲。肝伤，则肺气乘之也。少阴为枢，居阴分之中也。枢折则脉有所结而不通。下焦不通也。《素问·阴阳离合篇》与此略同。

王公大人，血食之君，身体柔脆，肌肉软弱，血气慓悍③滑利，其刺之徐疾浅深多少者，气滑则出疾，言其出针宜速。其气涩则出迟，气悍则针小而入浅，气涩则针大而入深。深则欲

---

① 宛膲：膲，《太素·经脉根结》作"燋"。"宛膲"医界迄今无正解、详解，众说无徵证而难信服。宛，凹陷或缩伏。《灵枢·刺节真邪》篇有"倾则宛伏"，《千金》则有"肌肉文（纹）理节解缝会宛陷之中"。引申为消瘦。亦指死气无活力的样子。《诗·唐风·山有枢》"宛其死矣"毛亨传："宛，死貌。"膲，通"焦"。枯焦；干枯。《集韵·宵韵》："膲，通作焦。"燋，通"焦"或通"憔"（憔悴）。《说文字通》："燋，通焦。"又，《庄子·天地》"其色燋然"成玄英疏："燋然，憔悴貌。"《淮南子·氾论训》"燋而不呕"高诱注："燋，悴也。"综上可知，"宛膲"无论从何角度考量，释作"消瘦干枯无活力"更为允当。

② 繇（yáo 摇）：通"摇"。《说文通训定声·孚部》："繇，叚（假）借为摇。"《针灸甲乙经·经脉根结》正作"摇"，乃异文相证。古籍用例如《素问·气交变大论》"筋骨繇复"王冰注："繇，摇也。"《灵枢·根结》："所谓骨繇者，摇故也。"

③ 慓悍（piāohàn 漂汉）：迅疾而刚烈，引申为迅猛的（疾病等）。《素问·阴阳应象大论》："其慓悍者，按而收之。"

留，浅则欲疾。以此观之，刺布衣者，深以留之；刺大人者，微以徐之，此皆因气慓悍滑利也。形气不足，病气有余，是邪胜也，急泻之；形气有余，病气不足，正气衰也。急补之；形气不足，病气不足，此阴阳俱不足也，不可刺之，刺之则重不足。重不足则阴阳俱竭，血气皆尽，五藏空虚，筋骨髓枯，老者绝灭，壮者不复矣。形气有余，病气有余，此谓阴阳俱有余也，急泻其邪，调其虚实。既刺之后，防其骤虚，故宜调之也。故曰：有余者泻之，不足者补之，此之谓也。故曰：刺不知逆顺，真邪相搏。补泻反施，乃为之逆。不知逆顺，则真气与邪气相搏，病必甚也。满而补之，则阴阳四溢，肠胃充郭，肝肺内膜，阴阳相错。虚①而泻之，则经脉空虚，血气竭枯，肠胃偮辟②，皮肤薄著，毛腠夭膲③，予之死期。偮，丑涉切，畏怯也。辟邪，僻，不正也。薄著，瘦而涩也。夭，短折也。故曰：用针之要，在于知调阴与阳。调阴与阳，精气乃光，合形与气，使神内藏。故曰：上工平气，中工乱脉，下工绝气危生。故曰：下工不可不慎也，必审五藏变化之病、五脉之应、经络之实虚、皮之柔粗，而后取之也。

灵枢寿夭刚柔篇

阴中有阴，阳中有阳，审知阴阳，刺之有方。得病所始，刺之有理，谨度病端，与时相应。内合于五藏六府，外合于筋骨皮肤。是故内有阴阳，外亦有阴阳。在内者，五藏为阴，六

---

① 虚：原文漫漶不清，据嘉庆本、同治本补。

② 偮辟：偮，通"慑"。畏惧，引申为弱而无力。训诂书证如《广雅疏证·释诂二》："偮与慑通。"古籍用例如《太素》杨上善注："偮辟，肠胃无气也。"

③ 膲：《太素·刺法》《针灸甲乙经·针道自然逆顺》并作"焦"。

府为阳；在外者，筋骨为阴，皮肤为阳。故曰：病在阴之阴者，<small>阴病在阴分。</small>刺阴之荥输；<small>如手太阴经鱼际、大渊也。</small>病在阳之阳者，<small>阳病在阳分。</small>刺阳之合；<small>如手阳明经曲池也。</small>病在阳之阴者，<small>阳病在阴分。</small>刺阴之经；<small>如手太阴经经渠，其气正盛，即阴中之阳也。</small>病在阴之阳者，<small>阴病在阳分。</small>刺络脉。<small>如手阳明偏历也。</small>故曰：病在阳者名曰风，病在阴者名曰痹，病①阴阳俱病命曰风痹。病有形而不痛者，阳之类也；<small>病浅在外。</small>无形而痛者，阴之类也。<small>病深在内。</small>无形而痛者，其阳完固也而阴伤之也，急治其阴，无攻其阳。有形而不痛者，其阴完而阳伤之也，急治其阳，无攻其阴。<small>凡表里虚实，其治皆然。</small>阴阳俱动，<small>表里皆病。</small>乍有形，乍无形，<small>往来不常。</small>加以烦心，命曰阴胜其阳。<small>阴病甚于阳也。</small>此谓不表不里，其形不久。<small>若求其在表，而里亦病；求其在里，而表亦病。此以阴阳并伤，故曰：不表不里，治之为难，形将不久矣。</small>风寒伤形，忧恐忿怒伤气。<small>气伤藏，乃病藏；寒伤形，乃应形；风伤筋脉，筋脉乃应。此形气内外之相应也。</small>病九日者，三刺而已；病一月者，十刺而已。多少远近，以此衰之。久痹不去身者，视其血络，尽出其血。

刺营者出血，刺卫者出气，刺寒痹者内热。<small>寒痹之留于经者，必使内热。</small>营之生病也，寒热少气，血上下行。卫之生病也，气痛时来时去，怫忾②<small>音凯</small>，贲响，<small>肠胃雷鸣。风寒客于肠胃之中。</small>寒痹之为病也，留而不去，时痛而皮不仁。刺布衣者，以火焠之；刺大人者，以药熨之。

---

① 病：《灵枢·寿夭刚柔》无。
② 怫忾（fúkài 符慨）：郁闷；愁闷。《灵枢·寿夭刚柔》："气痛时来时去，怫忾贲响。"《太素》杨上善注："怫忾，气盛满貌。"

灵枢官针篇官者，任也，任九针之所宜也

九针之宜，各有所为，长短大小，各有所施也。病在皮肤无常处者，取以镵针①于病所，肤白勿取。病在分肉间，取以圆针于病所。病在经络痼痹者，取以锋针。病在脉，气少当补之者，取之鍉针于井荥分输。病为大脓者，取以铍针②。病痹气暴发者，取以圆利针，病痹气痛而不去者，取以毫针。病在中者，取以长针。病水肿不能通关节者，取以大针。病在五藏固痹者，取以锋针，泻于井荥分输，取以四时。前言病在经络痼痹，取以锋针者，止取经络，此则泻其井荥与俞也。四时义见《本输》篇。凡刺有十二节，以应十二经。一曰偶刺。偶刺者，以手直心若背，直痛所，一刺前，一刺后，以治心痹。刺此者，傍针之也。二曰报刺。重刺也。报刺者，刺痛无常处也，上下行者，直内无拔针，以左手随病所按之，乃出针复刺之也。三曰恢刺。恢刺者，刺傍之举之，前后恢筋急，以治筋痹也。恢，恢廓也。筋急者，必刺其傍数，举其针，或前或后，以恢其气，则筋痹可舒也。四曰齐刺。齐刺者，直入一，傍入二，三针齐用也。以治寒气小深者。或曰三刺，三刺者，治痹气小深者也。五曰扬刺。扬刺者，正内一，傍内四而浮之，以治寒气之博大者也。扬，散也。中傍共五针，而用在浮泛，以祛散寒气。六曰直针刺。

---

① 镵（chán 缠）针："九针"之一，头大末尖，形如箭头。《灵枢·九针十二原》："九针之名，各不同形：一曰镵针。"镵：砭（biān 边）石；石针。《素问·汤液醪醴论》："当今之世，必齐毒药攻其中，镵石针艾治其外也。"

② 铍（pī 批）针：医用"九针"之一，形如剑。训诂书证如《说文·金部》："铍，大针也。"段玉裁注引唐僧玄应曰："医家用以破痈。"古籍用例如《灵枢·九针十二原》："铍针者，末如剑锋，以取大脓。"

直针刺者，引皮乃刺之，_{直入不深。}以治寒气之浅者也。七曰输刺。输刺者，直入直出，_{输泻其邪，用其锐也。}稀发针而深之，_{留之久也。}以治气盛而热者也。八曰短刺。短刺者，刺骨痹，稍摇而深之，_{人之渐也。}致针骨所，以上下摩骨也。_{摩迫切也。}九曰浮刺。浮刺者，傍入而浮之，以治肌急而寒者也。十曰阴刺。阴刺者，左右_{率统也}刺之，以治寒厥；中寒厥，刺足踝后少阴也。_{刺阴邪也。}十一曰傍针刺。傍针刺者，直刺、傍刺各一，以治留痹久居者也。_{正刺其经，傍刺其络。}十二曰赞刺。赞刺者，直入直出，数发针而浅之出血，是为治痈肿也。_{赞，助也。数发针而浅之，以后助前可使之出血。}

　　脉之所居深不见者刺之，微内针而久留之，以致其空脉气也。脉浅者勿刺，按绝其脉乃刺之，无含^①精出，独出其邪气耳。

　　凡刺有五，以应五藏。一曰半刺：半刺者，浅内而疾发针，无针伤肉，如拔毛状，以取皮气，此肺之应也。二曰豹文刺：_{言其多也。}豹文刺者，左右前后针之，中脉为故，以取经络之血者，此心之应也。三曰关刺：关刺者，直刺左右尽筋上，以取筋痹，慎无出血，_{血以养筋也。}此肝之应也。_{或曰渊刺，一曰岂刺。渊刺、岂刺，皆古名。}四曰合谷刺：合谷刺者，左右鸡足，针于分肉之间，以取肌痹，此脾之应也。_{合谷刺者，言三四攒合如鸡足刺之，邪在肉间，所以应脾。}五曰输刺：输刺者，直入直出，_{义见前。}深内之至骨，以取骨痹，此肾之应也。

---

① 含：《黄帝内经灵枢注证发微》作"令"，义胜。

灵枢终始篇

凡刺之道，气调而止，补阴泻阳，音气益彰，耳目聪明。此阴阳以表里言，正气在中，故当补阴，邪自外入，故当泻阳。阳邪去而真气复，故音气益彰，耳目聪明也。反此者血气不行。所谓气至而有效者，泻则益虚，虚者脉大如其故而不坚也。泻者，欲其虚也。既泻之后，虽其脉大如旧，但得和软不坚，即其效也。坚如其故者，适虽言故，病未去也。脉坚如旧，虽言病去复旧，而病实未除也。补则益实，实者脉大如其故而益坚也。补者欲其实，实则脉坚。夫如其故而不坚者，适虽言快，病未去也。既补之后，而脉之大小如旧，虽言身体已快，病未除也。二节云大者，概指脉体进退而言也。故补则实，泻则虚，痛虽不随针，病必衰去。补则脉坚，泻则脉不坚者，若或有痛，虽未随针即愈，亦必以渐而去矣。必先通十二经脉之所生病，而后可得传于终始矣。必治其病所从生，而后可得终始之义。终始，即本末之谓。

故阴阳不相移，虚实不相倾，取之其经。或阴或阳，无所改易，不相移也。虚者自虚，实者自实，亦不相伤。此则无所从生，而各病其病，但求其经而取之。凡刺之属，三刺至谷气。义如下文。邪辟①妄合，阴阳易居，逆顺相反，沉浮异处，四时不得，稽留淫泆②。六句言病变也，凡此者，皆须用针，治以三刺之法，则诸病可去也。

故一刺则阳邪出，初刺之在于浅近，故可出阳分之邪。再刺则

---

① 邪辟：指不正之气，即邪气。辟，后作"僻"。古籍用例如《史记·范雎传》："秦国辟远。"

② 淫泆（yì亿）：（造成）邪气充盛、变化复杂（的情况）。《灵枢·百病始生》："至于其淫泆，不可胜数。"

阴邪出，再刺之在于深远，故可出阴分之邪。三刺则谷气至，谷气至而止。所为①谷气至者，已补而实，已泻而虚，故以知谷气至也。三刺之在候谷气，即元气也。止，出针也。盖邪气来也，紧而疾。谷气来也，徐而和。必邪气去而后谷气至，故已补而实，则虚者坚。已泻而虚，则坚者软。是以知谷气之至也。

邪气独去者，阴与阳未能调而病知愈也。故曰：补则实，泻则虚，痛虽不随针，病必衰去矣，谷气至者，知邪气之去也，虽阴阳经气未见即调，而病则已愈，故上文曰补则实，泻则虚，病必衰去。阴盛而阳虚，脉口盛也。先补其阳，后泻其阴而和之。阴虚而阳盛，人迎盛也。先补其阴，后泻其阳而和之。治病皆宜先顾正气，后治邪气。三脉动于足大指之间，三脉谓阳明经厉兑至冲阳，厥阴经大敦至太冲，少阴经自涌泉以上太溪。三者皆在足大指之后也。必审其实虚，虚而泻之，是为重虚，重虚病益甚。凡刺此者，以指按之，脉动而实且疾者，疾泻之，虚而徐者则补之。反此者病益甚，其动也，阳明在上，在足跗上也。厥阴在内，在足跗内也。少阴在下。涌泉穴起于足心，在足跗下也。补当作刺须一方实，深取之，稀按其痏，以极出其邪气。刺法惟二，则补泻而已。一者因其方实，故深刺勿按其痏，以出其邪气，此泻法也。一方虚，浅刺之，以养其脉，疾按其痏，无使邪气得入。一者，因其方虚，故浅刺以养血脉，疾按其穴，以拒邪气，此补法也。

邪气来也紧而疾，谷气来也徐而和。此虽言针下之气，然脉气之至亦如此。脉实者深刺之，以泄其气；脉虚者浅刺之，使精气无得出，以养其脉，独出其邪气。刺诸痛者，其脉皆实。上

---

① 为：通"谓"。叫作；称为。《灵枢·终始》正作"谓"，异文可证。用例则如《荀子·劝学》："兰槐之根是为芷。"

重舌，刺舌柱舌下之筋如柱者以铍针也。手屈而不伸者，其病在筋；伸而不屈者，其病在骨。病生于头者头重，生于手者臂重，生于足者足重。治病者，先刺其病所从生者也。

春气在毛，夏气在皮肤，秋气在分肉，冬气在筋骨。此言病气之中人，随时气而为浅深也。刺此病者，各以其时为齐。同剂，针曰砭齐。故刺肥人者，以秋冬之齐；刺瘦人者，以春夏之齐。痒①痛者，阴也；痛而以手按之不得者，阴也，深刺之。病在上者，阳也。病在下者，阴也。痒者，阳也，浅刺之。邪之在表者，其气外发，或气往来行，则流而为痒。

刺热厥者，二阴一阳；补阴经二次，泻阳经一次。刺寒厥者，二阳一阴。补阳经二次，泻阴经一次。久病者，邪气入深。刺此病者，深内而久留之，间日而复刺之。必先调其左右，去其血脉，刺道毕矣。凡刺之法，必察其形气。形肉未脱，少气而脉又躁，躁厥者，必为缪刺之，散气可收，聚气可布。病少气而形肉未脱，其脉躁急、其病躁而厥逆者，气虚于内，邪实于经也。所刺在络，其用轻浅，则精气之散者可收，邪气之聚者可散也。深居静处，占神往来，闭户塞牖②，魂魄不散，专意一神，精气之分，毋闻人声，以收其精，必一其神，令志在针。言刺此者，必清必静，聚精会神，详察秋毫，令志在针，庶于虚实疑似之间无误也。浅而留之，微而浮之，以移其神，气至乃休，言气虚邪热之病，用针宜从容以移其神耳。男内女外，坚拒勿出，谨守勿内，是谓得气。既刺之后，尤当戒慎。男子忌内，女子忌

---

① 痒：下文有"痒者，阳也。"《灵枢·终始》《黄帝内经灵枢集注》并作"病"，当据改。

② 牖（yǒu 有）：窗户。《说文·片部》："牖，穿壁以木为交窗也。""闭户塞牖"乃由《诗·豳风·七月》"塞向墐户"而来，意为关闭门户。

外。忌外者，坚拒勿出。忌内者，谨守勿内。则其邪气必去，正气必复，是为得气。

凡刺之禁：新内勿刺，新刺勿内；已醉勿刺，已刺勿醉；新怒勿刺，已刺勿怒；新劳勿刺，已刺勿劳；已饱勿刺，已刺勿饱；已饥勿刺，已刺勿饥；已渴勿刺，已刺勿渴；大惊大恐，必定其气乃刺之。乘车来者，卧而休之，如食顷，乃刺之。步行来者，坐而休之，如行十里顷，乃刺之。凡此十二禁者，其脉乱气散，逆其营卫，经气不次，因而刺之，则阳病入于阴，阴病出为阳，则邪气复生。粗工勿察，是为伐身，形体淫泆，乃消脑髓，津液不化，脱其五味，是为失气也。

灵枢经脉篇

肺手太阴之脉，起于中焦，当胃中脘，在脐上四寸之分。下络大肠，络，联络也。当任脉水分穴之分，凡在本经者，皆曰属；以此通彼者，皆曰络。还循胃口，循，巡绕也。上膈属肺，膈，膈膜也。人有膈膜，居心肺之下，前齐鸠尾，后齐十一椎，周围相着，所以遮隔，浊气不使上熏心肺也。属者，所部之谓。从肺系横出腋下，肺系，喉咙也。腋下，中府之旁。下循臑内，天府、侠白之次，行少阴心主之前，手之三阴，肺太阴在前，心主厥阴在中，心少阴在后也。下肘中，循臂内从尺泽穴，行孔最、列缺、经渠之次。上骨下廉，入寸口骨，掌后高骨也。下廉，骨下侧也。寸口，即太渊穴处。上鱼，循鱼际，手腕之前，肥肉隆起形如鱼者，统谓之鱼。鱼之后，曰鱼际穴。出大指之端；端，指尖也。手太阴经止于少商穴。其支者，从腕后直出次指内廉，出其端。支者，如木之有枝。此以正经之外，而复有旁通之络也。从列缺穴直出次指之端，交少商穴而接手阳明经也。

是动则病，肺胀满，膨膨而喘咳，动，言变也。缺盆中痛，缺盆虽十二经之道路，而肺为尤近也。甚则交两手而瞀①，音茂。此为臂厥。瞀，木痛不仁也。是主肺所生病者，本篇凡在五藏，则各言藏所生病。凡在六府，则或言气，或言血，或脉，或筋，或骨，或津液。其所生病，本各有所主。咳，上气喘渴，烦心，胸满，臑臂②内前廉痛厥，掌中热。渴，当作喝，声粗急也。太阴之别，直入掌中，故为痛厥掌热。气盛有余，则肩背痛，风寒，汗出中风，风寒在表也。小便数而欠。邪伤其气也。气虚则肩背痛寒，少气不足以息，溺色变。金衰则水涸也。为此诸病，盛则泻之，虚则补之，热则疾之，气至速也。寒则留之，气至迟也。陷下则灸之，阳气内衰，脉不起也。不盛不虚，以经取之。病有不因血气之虚实，而惟逆于经者，则当随经所在，或饮药，或刺灸以取之也。盛者寸口大三倍于人迎；虚者则寸口反小于人迎也。寸口主阴，故肺气盛者，寸口大三倍于人迎，虚则反小也。人迎在结喉旁一寸五分，乃三阳脉气所至也。

大肠手阳明之脉，起于大指次指之端，穴名商阳。循指上廉，二间、三间也。出合谷两骨之间，合谷在大指、次指后歧骨间。上入两筋之中，阳溪穴也。循臂上廉，入肘外廉，行曲池穴处。上臑外前廉，行肘髎、五里、臂臑穴处。上肩，出髃③骨之前廉，肩髃、巨骨穴处。上出于柱骨之会上，肩背之上，颈项之根为

---

① 瞀（mào冒）：眼睛昏花。《庄子·徐无鬼》："予适有瞀病。"后渐次引申为烦乱、愚昧、麻木。此即指麻木不仁而发痛的症状。

② 臑（nào闹）臂：肩臂下赤白肉处。臑本指臂之羊矢穴，后引申为泛指臂部。《说文·肉部》："臑，臂羊矢也。"《灵枢·痈疽》："发于肩及臑，名曰疵痈。"

③ 髃（yú余）：肩前骨，亦"髃骨"连用。《素问·水热穴论》："刺髃骨，以泻四肢之热也。"

天柱骨，六阳皆会于督脉之大椎，是为会上。下入缺盆，络肺，下膈属大肠；当脐旁天枢之分，属于大肠与肺为表里也。其支者，从缺盆上颈贯颊，天鼎、扶突穴处。入下齿中，还出挟口，交人中，左之右、右之左，由人中而左右互交。上挟鼻孔。自禾髎①以交于迎香穴也。

是动则病，齿痛颈肿。是主津液所生病者，凡大肠之或泄或秘，皆津液所生之病。目黄，口干，鼽②衄，喉痹，肩前臑痛，大指次指痛不用。手阳明之别者，合于宗脉，故目黄。其他诸病，皆本经之脉所及。气有余，则当脉所过者热肿；虚则寒栗不复。不易温也。为此诸病，盛则泻之，虚则补之，热则疾之，寒则留之，陷下则灸之，不盛不虚，以经取之。义如前。盛者人迎大三倍于寸口；虚者人迎反小于寸口也。人迎主阳，故手阳明脉候在人迎。

胃足阳明之脉，起于鼻之交頞③中，其脉左右互交。頞，鼻根也。旁纳太阳之脉，纳，入也。下循鼻外，即承泣、四白、巨髎之分。入上齿中，还出挟口环唇，下交承浆，任脉穴名。却循颐后下廉，出大迎，由地仓以下大迎也。循颊车，上耳前，下关穴也。过客主人，足少阳经穴名。循发际，头维穴也。至额颅；发际前督脉之神庭穴也。其支者，从大迎前下人迎，本经穴名。循喉咙，入缺盆，下膈属胃络脾；此支自缺盆穴入内下膈，当上脘，中脘之分，属于胃，与脾为表里也。其直者，从缺盆下乳内廉，直下而外

---

① 髎（liáo 聊）：骨节空隙处。李时珍《奇经八脉考·释音》："髎，音寥。骨空处也。"禾髎，经穴名。

② 鼽（qiú 求）：鼻孔堵塞。《素问·气交变大论》："民病肩背瞀重鼽嚏。"

③ 頞（è 饿）：鼻梁。张介宾《类经》释："頞，音遏，鼻梁。亦名下极，即山根也。"

行者，从缺盆下行气户等穴，以至乳中、乳根也。**下挟脐**，天枢等穴。**入气街中**；自外陵等穴，下入气街也。**其支者，起于胃口，下脘之分。下循腹里，过足少阴肓俞之外。下至气街中而合**，与直者复合于气街之中。**以下髀**①**关，抵伏兔，下膝膑中，下循胫外廉，下足跗，入中指内间**；髀关、伏兔皆膝上穴名。自此由阴市诸穴，下犊鼻、巨虚、冲阳等穴之次，乃循内庭，入中指内间而出厉兑，足阳明经止此。**其支者，下廉三寸而别，下入中指外间**；其支自丰隆穴，别行入中指外间。**其支者，别跗上，入大指间出其端。**又其支自跗上冲阳穴次，别行入大指间，斜出足厥阴行间之次，循大指出其端，而接足太阴经也。

是动则病，洒洒振寒，风之胜也。**善呻，数欠**，胃之郁也。**颜黑**，土病则水无所畏，故黑色反见于颜面。**病至则恶人与火**，邪客阳明，则热甚也。**闻木声则惕然而惊**，土恶木也。**心欲动，独闭户塞牖而处**。阴阳相薄，阳尽而阴盛，故欲独闭户而处也。**甚则欲上高而歌**，阳盛则四肢实也。**弃衣而走**，热盛于身也。**贲响肠胃雷鸣。腹胀，是为骭**②**厥**。骭，足胫也。阳明之脉所及，故为厥逆。**是主血所生病者**，中焦受谷变化而赤为血，故阳明之经主血所生病。**狂疟温淫，汗出，鼽衄，口㖞**③**，唇胗**④**，颈肿，喉痹**，阳明热胜则狂，风胜则疟，温气淫泆，则汗出，鼽衄，口㖞等症。胗，疮

---

① 髀（bì 必）：股骨。《素问·脉要精微论》："胃脉搏坚而长，其色赤，当病折髀。"引申为股部、大腿，或特指大腿前外侧。《素问·脏气法时论》："尻、股、膝、髀、腨、胻、足皆痛。"髀关，经穴名。

② 骭（gàn 赣）：胫骨。《说文·骨部》："骭，骨交也。"张家山汉简《脉书·阴阳十一脉灸经》丙本：阴阳之脉，戬于骭骨之外廉，循骭而上，穿膊。

③ 㖞（wāi 歪）：歪斜。《金匮要略·中风历节病脉证并治》："正气引邪，㖞僻不遂。"

④ 唇胗（zhēn 真）：唇疮。《说文·肉部》："胗，唇疮也。"

也。大腹水肿，土病则不能制水也。膝膑肿痛，循膺、乳、气街、股、伏兔、骭外廉、足跗上皆痛，中指不用，皆阳明经脉之所及。气盛则身以前皆热，其有余于胃，则消谷善饥，溺色黄；此阳明实热，在经在藏之辨也。气不足，则身以前皆寒栗，胃中寒则胀满。为此诸病，此阳明虚寒在经在藏之辨也。盛则泻之，虚则补之，热则疾之，寒则留之，陷下则灸之，不盛不虚，以经取之。义如前。盛者人迎大三倍于寸口；虚者人迎反小于寸口也。脉之盛衰，见于人迎。

脾足太阴之脉，起于大指之端，隐白穴。循指内侧白肉际，过核骨后，上内踝前廉，行大都、太白等穴。上踹内，循胫骨后，交出厥阴之前，自漏谷上行地机、阴陵泉。上膝股内前廉，股，大腿也。前廉，上侧也，当血海、箕门之次。入腹属脾络胃，自冲门穴入腹内行，当中脘、下脘之分，属脾，络胃也。上膈挟咽，连舌本，散舌下；自胃脘上行至咽，连舌本，散舌下而终。其支者，复从胃别，上膈注心中。足太阴外行者，由腹而上府舍、腹结等穴，散于胸中，止于大包穴。其内行而支者，自胃脘别上膈，注心中，而接手少阴经也。

是动则病，舌本强，食则呕，胃脘痛，腹胀善噫，噫，嗳叹声。得后与气则快然如衰，脾气通也。身体皆重。是主脾所生病者，舌本痛，体不能动摇，食不下，烦心，心下急痛，太阴脉支者，上膈注心中，故为烦心心痛。溏瘕泄①，水闭，黄疸，不能卧，脾寒则为溏泄；脾滞则为瘕②瘕。脾病不能制水，则为泄，为水

---

① 瘕（jiǎ 甲）泄：《灵枢·经脉》作"泄瘕"。《素问·至真要大论》作"瘕泄"。瘕与瘕均为腹中结块的病，坚硬不移，痛有定处为"瘕"；聚散无常，痛无定处为"瘕"。《史记·扁鹊仓公列传》："以此视病，尽见五藏瘕瘕。"

② 瘕：原文漫漶不清，据同治本补。

闭，黄疸，不能卧。强立，股膝内肿厥，足大指不用。为此诸病，皆足太阴经脉之所及。盛则泻之，虚则补之，热则疾之，寒则留之，陷下则灸之，不盛不虚①，以经取之。义如前。盛者寸口大三倍于人迎；虚者寸口反小于人迎。脉之盛衰候于气口。

心手少阴之脉，起于心中，出属心系，必当五椎之下，其系有五，上系连肺，肺下系心。心下三系，连脾肝肾。故心通五藏之气而为之主也。下膈络小肠；当脐上二寸，下脘之分络，小肠也。其支者，从心系上挟咽，系目系；支者从心系出任脉之外，上行挟咽，系目系，合于内眦。其直者，复从心系，却上肺，下出腋下，直者，经之正脉也。此自心系复上肺，由足少阳渊腋之次出腋下，上行极泉穴。手少阴经行于外者始此。下循臑内后廉，青灵穴也。行太阴心主之后，手之三阴，少阴居太阴、厥阴之后。下肘内，循臂内后廉，少海、灵道等穴。抵掌后锐骨之端，神门穴也。入掌内后廉，少府穴。循小指之内出其端。少冲穴，手少阴经止此。乃交小指外侧而接手太阳经也。

是动则病，嗌干心痛，本经支者，从心系上挟咽也。渴而欲饮，心火炎则心液耗也。是为臂厥。是主心所生病者，目黄，胁痛，少阴之脉，系目系。出腋下也。臑臂内后廉痛厥，掌中热痛。为此诸病，皆手少阴经脉之所及。盛则泻之，虚则补之，热则疾之，寒则留之，陷下则灸之，不盛不虚，以经取之。义如前。盛者寸口大，再倍于人迎；虚者寸口反小于人迎也。脉之盛衰，候在寸口。

小肠手太阳之脉，起于小指之端，小指外侧少泽穴。循手外侧上腕，出踝中，前谷、后溪、腕骨穴也。直上循臂骨下廉，阳

---

① 虚：原文漫漶不清，据同治本补。

谷等穴。出肘内侧两筋之间，<small>小海穴也。</small>上循臑外后廉，<small>行手阳明、少阳之外。</small>出肩解，<small>肩贞穴。</small>绕肩胛，<small>臑俞、天宗之处。</small>交肩上，<small>秉风、曲垣等穴，左右交于两肩之上，会于督脉之大椎。</small>入缺盆，络心行于内者，<small>自缺盆由胸下行入膻中络心。</small>循咽，下膈抵胃，属小肠；<small>当脐上二寸之分，属小肠也。</small>其支者，从缺盆循颈上颊，<small>其支行于外者，出缺盆抵颈中天窗穴，而上颊后天容穴。</small>至目锐眦，却入耳中；<small>由颧髎入听宫穴，手太阳经止此。</small>其支者，别颊上䪼①，抵鼻至目内眦，斜络于颧。<small>又其支自颧髎穴交目内眦，而接足太阳经也。</small>

是动则病，嗌痛颔肿，不可以顾，肩似拔，臑似折。<small>肩臑之痛，如拔如折。</small>是主液所生病者，<small>小肠主泌②别清浊。</small>耳聋目黄，颊肿，颈颔肩臑肘臂外后廉痛。<small>为此诸病，皆小肠经脉之所及。</small>盛则泻之，虚则补之，热则疾之，寒则留之，陷下则灸之，不盛不虚，以经取之。<small>义如前。</small>盛者人迎大再倍于寸口；虚者人迎反小于寸口也。<small>脉之盛衰，候在人迎。</small>

膀胱足太阳之脉，起于目内眦，<small>睛明穴。</small>上额，交巅；<small>由攒竹上额，历曲差、五处等穴。自络却穴左右斜行，交于顶巅之百会穴。</small>其支者，从巅至耳上角；<small>由百会旁行，过足少阳之曲鬓、率谷、天冲、浮白、窍阴、完骨穴处。</small>其直者，从巅入络脑，<small>自百会</small>

---

① 䪼（zhuō 桌）：颧骨。亦说颧上目下的部位。卷四《周身骨部名目》："䪼，音拙，目下为䪼"。如《急就篇》第三章"头颔颈䪼眉目耳"颜师古注："䪼，两颊之权也。"又，《太素》卷八"齿痛䪼肿"杨上善注："䪼，谓面颧秀高骨也。"

② 泌：底本原为"沁"，据文义改。

行通天、络却、玉枕，入络于脑中也。还出别下项，循肩髆①内，挟脊，抵腰中，自脑复出别下项，由天柱而下会于督脉之大椎、陶道，却循肩髆内，分四行而下，此节言内两行，夹脊两旁，各去一寸半。自大杼行风门，及藏府诸俞，而抵腰中等穴也。入循膂②，络肾属膀胱；自腰中入膂络肾，前属膀胱。其支者，从腰中下挟脊，历四髎穴。贯臀，入腘中；贯臀之会阳穴下行，承扶、殷门、浮郄③、委阳，入委中也。其支者，从髆内左右，别下贯胛，挟脊内，此支言肩髆内大杼下外两行也，左右贯胛，去脊各三寸，别行历附分、魄户、膏肓等穴，下至秩边而过髀枢也。过髀枢，循髀外，从后廉下合腘中，过髀枢，会于足少阳之环跳，循髀外后廉，去承扶一寸五分之间下行，复与前之入腘中者相合。以下贯腨④内，由合阳以下承筋、承山等穴。出外踝之后，昆仑、仆参等穴。循京骨，即穴名。至小指外侧。至阴穴也，足太阳经止此，乃交于小指之下，而接足少阴经也。

是动则病，冲头痛，邪气上冲而为头痛。目似脱，项如拔，脊痛，腰似折，髀不可以曲，腘如结，腨如裂，是为踝厥。足太阳筋结于外踝。是主筋所生病者，周身筋脉惟足太阳为多，凡为挛、为弛、为反张戴眼之类，皆足太阳之水亏，而主筋所生病。痔疟狂癫疾，脉入肛，故为痔。经属表，故为疟。邪入于阳，故为狂癫

① 髆（bó 博）："膊"的古字。上肢近肩部分。章炳麟《新方言·释形体》："今谓臂曰臂髆，或曰胳膊，语稍异古，然相引申也。"又，《诸病源候论·咳嗽病诸候·咳逆候》："其状咳而胸满而气逆、髆臂痛。"

② 膂（lǚ 吕）：卷四《周身骨部名目》："膂骨，脊骨也。"又："膂吕同，脊骨曰吕，象形也。又曰夹脊，两旁肉也"。

③ 郄：原作"却"，据《灵枢·经脉》改。

④ 腨（shuàn 涮）：小腿肚子，又称"腓"。《灵枢·寒热》："腓者，腨也。"卷三《周身骨部名目》："腨音篆，一名腓肠，下腿肚也。"

疾。头囟项痛，目黄泪出，鼽衄，项、背、腰、尻、腘、踹、脚皆痛，小指不用。为此诸病，皆足太阳经脉之所及。**盛则泻之，虚则补之，热则疾之，寒则留之，陷下则灸之，不盛不虚，以经取之。**义如前。**盛者人迎大再倍于寸口；虚者人迎反小于寸口也。**脉之盛衰候在人迎。

肾足少阴之脉，起于小指之下，邪走足心，涌泉穴。出于然谷①之下，循内踝之后，别入跟中，太溪、大钟等穴。以上踹内，出腘内廉，自复溜、交信，过足太阴之三阴交，以上踹内之筑宾，出腘内廉之阴谷。上股内后廉，贯脊属肾，络膀胱；上股内后廉，结于督脉之长强，贯脊中，而后属于肾，前当关元、中极之分络于膀胱。其直者，从肾上贯肝膈，入肺中，循喉咙，挟舌本；直行者，从肓俞穴属肾处上行，循商曲、石关、阴都、通谷诸穴，贯肝，上循幽门，上膈历步廊，入肺中，循神封、灵墟、神藏、彧中、俞府，上循喉咙，并人迎，挟舌本而终也。其支者，从肺出络心，注胸中。其支自神藏之际，从肺络心注胸中，以上俞府诸穴，足少阴经止于此，而接手厥阴经也。

是动则病，饥不欲食，肾虽阴藏，元阳所居，水中有火，为脾胃之母，阴动则阳衰，阳衰则脾困，故病虽饥而不欲食。**面如漆柴，**水色黑，阴邪色见于面，故如漆。肾藏精，精衰则枯，故如柴。**咳唾则有血，喝喝而喘，**真阴损及其母也。**坐而欲起，**阴虚不能静也。**目䀮䀮②如无所见，**凡目多昏黑者，必真水亏于肾也。**心如悬，若饥状。**心肾不交则精神离散，故心如悬。阴虚则内馁，故常若饥状。

---

① 然谷："谷"通"骨"，"然谷"即"然骨"。据《素问》王冰注、《太素·经脉之一》等均为骨名。"谷""骨"因音同而可互通。

② 䀮䀮（huāng huāng 慌慌）：眼目视物不明。《玉篇·目部》："䀮，目不明也。"《素问·刺腰痛》："目䀮䀮然，时遗溲。"《太素·经脉之一》作"盳盳"。

气不足则善恐，心惕惕如人将捕之，肾气怯也。是为骨厥。厥逆
在骨。是主肾所生病者，口热舌干，咽肿上气，嗌干及痛，烦
心，心痛，黄疸，肠澼①，脊股内后廉痛，痿厥，嗜卧，足下
热而痛。为此诸病，皆足少阴经脉之所及。盛则泻之，虚则补之，
热则疾之，寒则留之，陷下则灸之，不盛不虚，以经取之。义
如前。灸则强食生肉，缓带披发，大杖重履而步。味厚所以补精，
节劳安静所以养气，诸经不言此法，而唯肾经言之者，以真阴所在，
精为元气之根也。盛者寸口大再倍于人迎；虚者寸口反小于人迎
也。脉之盛衰候在寸口。

　　心主手厥阴心包络之脉，起于胸中，心主者，心之所主也。
心本手少阴，而复有手厥阴者，心包络之经也。出属心包络，即包
心之膜络也。下膈，历络三焦；包络为心主之外卫，三焦为藏府之
外卫，故为表里而相络。诸经皆无历字，独此有之。盖指上中下而
言，上即膻中，中即中脘，下即脐下之阴交穴，为三焦膜也。其支
者，循胸出胁，下腋三寸，天池穴。上抵腋下，天泉穴。循臑
内，行太阴少阴之间，手之三阴厥阴在中也。入肘中，下臂，行
两筋之间，入曲泽穴，至郄门、间使、内关、太陵也。入掌中，劳
宫穴。循中指出其端；中冲穴，手厥阴经止于此。其支者，别掌
中，循小指次指出其端。其支自劳宫别行无名指端，而接手少阳
经也。

　　是动则病，手心热，臂肘挛急，腋肿，甚则胸胁支满，心
中憺憺②大动，手厥阴出属心包络，循胸出胁故也。憺憺，动而不宁

---

　　① 肠澼（pì 屁）：《太素·阴阳·调阴阳》杨上善注："澼，音僻，泄
脓血也。"又："肾主下焦，下焦大肠不和，故为肠澼。"
　　② 憺憺（dàndàn 但但）："憺"通"澹"，"憺憺"即"澹澹"，水摇
动，引申为动而不安宁。《灵枢·经脉》本句《太素》正作"澹澹"，乃异文
可证。杨上善注："澹，水摇又动也。"张介宾《类经》释义："动而不宁也。"

之貌。面赤目黄，心之华在面，目者，心之使故也。喜笑不休。心在声为笑。是主脉所生病者，心主脉也。烦心，心痛，掌中热。为此诸病，脉起心胸，入掌中也。盛则泻之，虚则补之，热则疾之，寒则留之，陷下则灸之，不盛不虚，以经取之。义如前。盛者寸口大一倍于人迎；虚者寸口反小于人迎也。脉之盛衰候在寸口①。

三焦手少阳之脉，起于小指次指之端，关冲穴。上出两指之间，即小指次指之间，液门、中渚穴也。循手表腕，阳池。出臂外两骨之间，外关、支沟等穴。上贯肘，天井。循臑外上肩，而交出足少阳之后，循臑外行手太阳之前、手阳明之后，历清冷渊、消泺、臑会，上肩髎，过足少阳之肩井，自天髎而交出足少阳之后也。入缺盆，布膻中，散络心包，下膈循属三焦；其内行者，入缺盆，复由足阳明之外，下布膻中，散络心包，相为表里，乃自上焦下膈，循中焦下行，并足太阳之正，入络膀胱以约下焦，故足太阳经委阳穴，为三焦下辅俞也。其支者，从膻中上出缺盆，上项，系耳后，直上出耳上角，以屈下颊至𬱃；其支行于外者，自膻中上行出缺盆，循天髎上项，会于督脉之大椎，循天牖，系耳后之翳风、瘈脉、卢囟②，出角孙，过足少阳之悬厘、颔厌，下行耳颊至𬱃，会于手太阳颧髎之分。其支者，从耳后入耳中，出走耳前，过客主人，前交颊，至目锐眦。此支从耳后翳风入耳中，过手太阳之听宫，出走耳前之耳门，过足少阳之客主人，交颊，循和髎，上丝竹空，至目锐眦，会于瞳子髎，而接足少阳经也。

---

① 口：原脱，据嘉庆本、同治本补。

② 卢囟："卢"后作"颅"，本书多处皆使用"颅"的原字"卢"。"卢囟"即"颅囟"，经穴名，又称"颅息"。

是动则病，耳聋浑浑焞焞①，不明貌。嗌肿喉痹，三焦之脉上项系耳后，故为是病。汗出，目锐眦痛，颊痛，耳后肩臑肘臂外皆痛，小指次指不用。为此诸病，三焦出气以温肌肉，充皮肤，故为汗出。盛则泻之，虚则补之，热则疾之，寒则留之，陷下则灸之，不盛不虚，以经取之。义如前。盛者人迎大一倍于寸口；虚者人迎反小于寸口也。脉之盛衰候在人迎。

胆足少阳之脉，起于目锐眦，上抵头角，下耳后，自瞳子髎，由听会、客主人上抵头角，循颔厌，下悬颅、悬厘，入曲宾②、率谷，历手少阳之角孙，外折下耳后，行天冲、浮白、窍阴、完骨，外折上行循本神，前至阳白，复内折上行，循临泣、目窗、正营、承灵、脑空，出风池而下行也。循颈，行手少阳之前，至肩上，却交出手少阳之后，入缺盆；自风池循颈，过手少阳之天牖，行少阳之前，下至肩上，循肩井，复交出手少阳之后，过督脉之大椎，会于手太阳之秉风，而前入于足阳明缺盆之外。其支者，从耳后入耳中，出走耳前，至目锐眦后；其支者，从耳后颞颥③间，过手少阳之翳风，入耳中，过手太阳之听宫，出走耳前，复自听会至目锐眦后，瞳子髎之分。其支者，别锐眦，下大迎，合于手少阳，抵于頔，其支者，别自目外眦瞳子髎，下足阳明大迎之次，由手少阳之丝竹、和髎而下抵于頔也。下加颊车，下颈，合缺盆，其下于足阳明

---

① 焞焞（tūntūn 吞吞）：听觉不清。《针灸甲乙经·手太阳少阳脉动发耳病》："耳焞焞浑浑聋无所闻，外关主之。"《素问·至真要大论》亦有"耳聋浑浑焞焞，嗌肿喉痹"句，一说"焞焞"应训暗弱不明。亦通。但据上《甲乙经》"耳焞焞浑浑聋无所闻"句，则训听觉不清更合于"耳"。

② 宾：后作"髌"，本书多处皆使用"髌"的原字"宾"，正是其异文相证。"曲宾"即"曲髌"。

③ 颞颥（nièrú 聂如）：头部两侧靠近耳朵上方的部位。本书卷四《周身骨部名目》："颞，柔涉切。颥，音如。耳前动处，盖即俗所云两太阳也。一曰髌骨。"

者，合于下关，乃自颊车，下颈，循本经之前，与前之入缺盆者相合。以下胸中，贯膈，络肝属胆，循胁里，出气街，绕毛际，横入髀厌①中；其内行者，由缺盆下胸，当手厥阴天池之分，贯膈，足厥阴期门之分络肝，本经日月之分属胆，而相为表里，乃循胁里，由足厥阴之章门下行，出足阳明之气街，绕毛际，合于足厥阴以横入髀厌中之环跳穴也。其直者，从缺盆下腋，循胸，过季胁，下合髀厌中，其直下而行于外者，从缺盆下腋，循胸，历渊腋、辄筋、日月，过季胁循京门、带脉等穴下行，由居髎入足太阳之上髎、中髎、下髎、下行，复与前之入髀厌者相合。以下循髀阳，出膝外廉，下外辅骨之前，由髀之外侧，行太阳、阳明之中，历中渎、阳关出膝外廉，自阳陵泉以下阳交等穴。直下抵绝骨之端，阳辅穴。下出外踝之前，下行悬钟。循足跗上，入小指次指之间；循丘墟、临泣等穴，乃入小指次指之间，至窍阴穴。其支者，别跗上，入大指之间，循大指歧骨内出其端，还贯爪甲，出三毛。其支者，自足跗上别行，入大指，循歧骨内，出大指端，还贯入爪甲，出三毛，而接足厥阴经也。

是动则病，口苦，善太息，心胁痛，不能转侧，足少阳之别，贯心，循胁里也。甚则面微有尘，体无膏泽，胆木为病，燥金胜之，故面微有尘，体无膏泽。足外反热，是为阳厥。木病从火，故为阳厥。是主骨所生病者，胆病则失其刚，故病及于骨。头痛颔痛，目锐眦痛，缺盆中肿痛，腋下肿，马刀侠瘿②，马

---

① 髀（bì 必）厌：髀枢，即髋关节。《灵枢·经别》《素问·脉要精微论》等篇均有异文可证。

② 瘿（yǐng 影）：病名，多因郁怒忧思过度致使气郁痰凝血瘀而结于颈部的一类疾病，又分为"气瘿""肉瘿""石瘿"等。《说文·疒部》："瘿，颈瘤也。"今多与甲状腺疾病有关。

刀，瘰疬①也。侠瘿，侠颈之瘤属也。**汗出振寒疟**，少阳居三阳之中，半表半里者也，故阳胜则汗出，风胜则振寒为疟。**胸、胁、肋、髀、膝外至胫、绝骨、外踝前及诸节皆痛，小指、次指不用。为此诸病**，皆足少阳经脉之所及。**盛则泻之，虚则补之，热则疾之，寒则留之，陷下则灸之，不盛不虚，以经取之**。义如前。**盛者人迎大一倍于寸口；虚者人迎反小于寸口也**。脉之盛衰候在人迎。

肝足厥阴之脉，起于大指丛毛之际，大敦穴。**上循足跗上廉**，行间、太冲。**去内踝一寸**，中封。**上踝八寸，交出太阴之后**，上腘内廉，上踝过足太阴之三阴交，历蠡沟、中都，复上一寸交出太阴之后，上腘内廉，至膝关，曲泉也。**循股阴，入毛中，过阴器**，循股内之阴包、五里、阴廉，上会于足太阴之冲门、府舍，入阴毛中之急脉，遂左右相交，环绕阴器，而会于任脉之曲骨。**抵小腹，挟胃属肝络胆**，自阴上入小腹，会于任脉之中极、关元，循章门至期门之所，挟胃，属肝、下足少阳日月之所络胆也。**循喉咙之后，上入颃颡②，连目系，上出额，与督脉会于巅**；其内行而上者，自胁肋间由足阳明人迎之外，循喉咙之后入颃颡，行足阳明大迎、地仓、四白之外，内连目系，上出足少阳阳白之外，临泣之里，与督脉相会于顶巅之百会。**其支者，从目系下颊里，环唇内**；此支者，从前目系之分，下行任脉之外，本经之里，下颊里，交环于口唇之

---

① 瘰疬（luǒlì 裸立）：病名，颈项或腋窝出现串珠样结节，质地硬，溃烂后流脓，不易愈合。《灵枢·寒热》："此皆鼠瘘寒热之毒气也，留于脉而不去者也"。《医宗金鉴·外科心法要诀·瘰疬》："小瘰大疬三阳经，项前颈后侧旁生，痰湿气筋名虽异，总由恚忿郁热成"。

② 颃颡（hángsǎng 航嗓）：咽喉上部和后鼻道，即鼻咽部。《太素·经脉之一》杨上善注："喉咙上孔名颃颡。"张介宾《类经·经络类·十二经脉》："颃颡，咽颡也。"

内。其支者，复从肝别贯膈，上注肺。又其支者，从前期门属肝所，行足太阴食窦之外，本经之里，别贯膈，上注于肺，下行至中焦，挟中脘之分，复接于手太阴肺经，以尽十二经之一周，终而复始也。

是动则病，腰痛不可以俯仰，足厥阴支别者，与太阴、少阳之脉，同结于腰髁①下，中髎、下髎之间，故为腰痛。丈夫㿗疝②，妇人少腹肿，足厥阴气逆则为睾肿、卒疝，妇人少腹肿，即疝病也。甚则嗌干，面尘脱色。是肝所生病者，胸满，呕逆，飧泄，狐疝，遗溺，闭癃③。足厥阴经上行者，挟胃，贯膈，下行者，过阴器抵小腹也。为此诸病，盛则泻之，虚则补之，热则疾之，寒则留之，陷下则灸之，不盛不虚，以经取之。义如前。盛者寸口大一倍于人迎；虚者寸口反小于人迎也。脉之盛衰候在寸口。

诸络脉皆不能经大节之间，必行绝道而出入，复合于皮中，其会皆见于外。经脉伏行分肉，必由溪谷大节之间，络脉行于阻绝之道，出入联络以相通。然络有大小，大络犹木之干，行有出入，其十二大络生一百八十系络，系络生一百八十缠络，缠络生三万四千孙络，孙络犹木之枝，散于肤腠，故其会皆见于外。故诸刺络脉者，必刺其结上，甚血者虽无结，急取之以泻其邪而出其血，留之发为痹也。此以血之所聚其结，粗突倍常，即常刺处也。若血聚已

---

① 髁（kuà 跨）：髋骨。训诂书证如唐僧慧琳《一切经音义》卷五十八引《字林》："髁，䯏也，谓腰骨也。"古籍用例如《素问·刺腰痛论》"刺腰尻交者两髁胂上"王冰注："髁骨即腰脊两旁起骨也。"

② 㿗（tuí 颓）疝：古病名，疝气的一种。不光"丈夫㿗疝"，妇女也可罹患。《素问·脉解》："厥阴所谓㿗疝，妇人少腹肿者……故曰㿗疝，少腹肿也。"

③ 癃（lóng 龙）：膀胱闭塞不利，排尿困难。《素问·宣明五气》："膀胱不利为癃。"

甚，虽无结络，亦急取之，以去其邪血，否则发为痹①痛之病。凡诊络脉，脉色青则寒且痛，赤则有热。胃中寒，手鱼之络多青矣；胃中有热，鱼际络赤；其暴黑者，留久痹也；其有赤有黑有青者，寒热气也；其青短者，少气也。视各经络脉之色以察病，则鱼际尤为易见。凡刺寒热者皆多血络，必间日而一取之，血尽而止，乃调其虚实；此言邪气客于皮毛，未入于经而为寒热者，病在血络，取候血尽则邪尽止针，而后因其虚实以调治之。其小而短者少气，甚者泻之则闷，虚甚而泻，必致昏闷。闷甚则仆不得言，运仆暴脱，不能出言。闷则急坐之也。须于初闷时急扶静坐，使得气转。若偃卧②则气滞，恐致不救也。

手太阴之别，名曰列缺。起于腕上分间，并太阴之经直入掌中，散入鱼际。其病实则手锐掌热，虚则欠㰦③，音去。小便遗数。取之去腕寸半，别走阳明也。

手少阴之别，名曰通里。去腕一寸，别而上行，循经入于心中，系舌本，属目系。其实则支膈；虚则不能言。取之掌后一寸，别走太阳也。

手心主之别，名曰内关。去腕二寸，出于两筋之间，循经上系于心包，络心系。实则心痛；虚则为头强，皆取之。

手太阳之别，名曰支正。上腕五寸，内注少阴；其别者，上走肘，络肩髃。实则节弛肘废；虚则生疣，小者如指痂疥④，

① 痹：原脱，据嘉庆本、同治本补。
② 偃卧：仰卧。常引申为向后倒。《素问·病能论》："脉大则不得偃卧。"
③ 㰦（qù趣）：张口出气。《玉篇·欠部》："㰦，张口也。"又，《集韵·戈韵》："㰦，出气。"《灵枢·经脉》："虚则欠㰦，小便遗数。"
④ 痂疥（jiājiè家介）：疥疮的皮疹及其结痂，多发生与手指、脚趾的蹼缘，大小如芝麻、谷子。此借以形容疣的大小。

取之所别也。如指间痂疥之类。

手阳明之别，名曰偏历。去腕三寸，别入太阴；其别者，上循臂，乘肩髃，上曲颊偏齿；其别者，入耳合于宗脉。实则龋、聋；虚则齿寒、痹隔，取之所别也。

手少阳之别，名曰外关。去腕二寸，外绕臂，注胸中，合心主。病实则肘挛；虚则不收，取之所别也。

足太阳之别，名曰飞扬。去踝七寸，别走少阴。实则鼽窒、头背痛；虚则鼽衄，取之所别也。

足少阳之别，名曰光明。去踝五寸，别走厥阴，下络足跗。实则厥；虚则痿躄①，坐不能起，取之所别也。

足阳明之别，名曰丰隆。去踝八寸，别走太阴；其别者，循胫骨外廉，上络头项，合诸经之气，下络喉嗌。其病气逆，则喉痹瘁喑，实则狂癫；虚则足不收，胫枯，取之所别也。

足太阴之别，名曰公孙。去本节之后一寸，别走阳明；其别者，入络肠胃，厥气上逆则霍乱。实则肠中切痛；虚则鼓胀，取之所别也。

足少阴之别，名曰大肿②。当踝后绕跟，别走太阳；其别者，并经上走于心包下，外贯腰脊，其病气逆则烦闷，实则闭癃；虚则腰痛，取之所别也。

足厥阴之别，名曰蠡沟。去内踝五寸，别走少阳；其别者，循茎上睾，结于茎。其病气逆则睾肿卒疝，实则挺长；虚则暴

---

① 痿躄（wěibì 萎必）：筋骨软弱不痛不痒曰痿，足弱不能行曰躄。二者常连用。《素问·痿论》："五脏因肺热叶焦，发为痿躄。"参见卷五《手足病》及卷六《痿躄》。

② 肿：通"钟"，"大肿"即"大钟"。经穴名。"肿""钟"古音均属端纽东部，音同可通。此处"肿"及嘉庆本"肿"，同治本作"钟"，正是异文相证。

痒，取之所别也。

任①脉之别，名曰尾翳②。下鸠尾，散于腹。实则腹皮痛；虚则痒搔，取之。尾翳误。任脉之络名屏翳，即会阴穴，此任督冲三脉所起之处。由鸠尾下行散于腹也。

督脉之别，名曰长强。侠膂上项，散头上，下当肩胛左右，别走太阳，入贯膂。实则脊强；虚则头重，高摇之，挟脊之有过者，取之所别也。

脾之大络，名曰大包。出渊液下三寸，布胸胁。实则身尽痛；虚则百节尽皆纵。此脉若罗络之血者，皆取脾之大络脉也。

凡此十五络者，实则必见，虚则必下，视之不见，求之上下，入经不同，络脉异所别也。络满经虚，灸阴刺阳；经满络虚，刺阴灸阳。络主阳，经主阴，灸为补，刺为泻。详在《素问·通评虚实论》。

灵枢经水篇③

足阳明，五藏六府之海也，其脉大血多，气盛热壮。刺此者不深弗散，不留不泻也。

阳明刺深六分，留十呼。

足太阳深五分，留七呼。

足少阳深四分，留五呼。

足太阴深一分，留四呼。

足少阴深二分，留三呼。

---

① 任：原脱，据嘉庆本、同治本补。
② 尾翳：《灵枢·经脉》："任脉之别，名曰尾翳。"《针灸甲乙经》《铜人腧穴针灸图经》均作"鸠尾穴"别名。
③ 篇：原脱，据目录补。

足厥阴深一分，留二呼。

手之阴阳，其受气之道近，其气之来疾，其刺深者，皆无过二分，其留皆无过一呼。其少长大小肥瘦，以心撩之命曰法天之常。灸之一然。灸而过此者，得恶火则骨枯脉涩；刺而过此者则脱气。

灵枢脉度篇①

手之六阳，从手至头，长五尺，五六三丈。手之六阴，从手至胸中，三尺五寸，三六一丈八尺，五六三尺，合二丈一尺。足之六阳，从足上至头，八尺，六八四丈八尺。足之六阴，从足至胸中，六尺五寸，六六三丈六尺，五六三尺，合三丈九尺。跷脉从足至目，七尺五寸，二七一丈四尺，二五一尺，合一丈五尺。督任脉，各四尺五寸，二四八尺，二五一尺，合九尺。凡都合一十六丈二尺，此气之大经隧也。

经脉为里，支而横者为络，络之别者为孙。盛而血者疾诛之，盛者泻之，虚者饮药以补之。

跷脉者，少阴之别，起于然骨之后，上内踝之上，直上循阴股，入阴，上循胸里，入缺盆，上出人迎之前，入頄②，属目内眦，合于太阳阳跷而上行。气并相还则为濡目，气不营，则目不合。男子数其阳，女子数其阴，当数者为经，不当数者为络也。男子以阳跷为经，阴跷为络。女子以阴跷为经，阳跷为络也。

---

① 篇：原脱，据目录补。

② 頄（qiú 求）：颧骨。卷四《周身骨部名目》："頄，音求，颧颊间骨。"《灵枢·寒热病》："臂阳明有入頄遍齿者。"

灵枢四时气篇

飧泄，完谷不化也。补三阴之上，补阴陵泉，皆久留之，热行乃止。

转筋于阳治其阳，转筋于阴治其阴。皆卒刺之。凡手足之外廉，皆属阳。经手足之内廉，皆属阴经。

徒㿉①，水同。先取环谷下三寸，有水无风，故曰徒水②。环谷无所考，或即环跳穴。今曰：环谷下三寸，当作风市穴。以铍针针之。间日一刺之，㿉尽乃止。饮闭药。小便闭，须饮通闭之药以利其水。

着痹不去，久寒不已，卒取其三里。温补胃气，则寒湿散。

肠中不便，取三里，盛泻之，虚补之。言大便不通者，由于邪气之盛，则泻之；由于正气之虚，则补之。

疠风者，素刺其肿上。已刺，以锐针针其处，按出其恶气，肿尽乃止。常食方食，无食他食。疠，音癞，即大风也，《素问·长刺节论》《骨空论》皆有刺法。

腹中常鸣，气上冲胸，喘不能久立。邪在大肠，刺肓之原、气海。巨虚上廉、三里。

小腹控睾，音皋。引腰脊上冲心。邪在小肠者，连睾系，属于脊，贯肝肺，络心系。气盛则厥逆，上冲肠胃，熏肝，散于肓，结于脐。故取之肓原以散之，刺气海，散脐腹之结。刺太阴以予之，补肺经之虚。取厥阴以下之，泻肝经之实。取巨虚下

---

① 㿉（shuì 睡）：水肿病。唐·僧玄应《一切经音义》卷十一："㿉，水肿，肿病也。经文'㿉''水'二形。"《灵枢·四时病》"风㿉肤胀"马莳注证发微："㿉，即'水'。以水为疾，故加以'疾'之首。"

② 水：据上文当作"㿉"。

廉以去之，下巨虚，小肠之所属。按其所过之经以调之。

善呕，呕有苦，长太息，心中憺憺，心虚貌。恐人将捕之。邪在胆，逆在胃，胆液泄则口苦，胃气逆则呕苦，故曰呕胆。取三里以下胃气逆，侧刺少阳血络，以闭胆逆，闭，止也。却调其虚实，以去其邪。其，指胆胃两经。

饮食不下，膈塞不通，邪在胃脘。在上脘则刺抑而下之；在下脘则散而去之。

小腹肿痛，不得小便，邪在三焦约，三焦，下输出于委阳，并足太阳之正，入络膀胱，约下焦也。取之太阳大络，飞扬。视其络脉与厥阴小络，结而血者，肿上及胃脘，取三里。

灵枢五邪篇 此论五藏之邪

邪在肺，则病皮肤痛，寒热，上气喘，汗出，咳动肩臂。一作背。取之膺中外俞，云门、中府等穴。背三节之傍，肺俞。一本三节下有五节二字。以手疾按之，快然乃刺之。按其处觉快爽者是穴。取之缺盆中胃经穴。以越之。

邪在肝，则两胁中痛，寒中，恶血在内，行善掣节，时脚肿。取之行间，以引胁下，补三里以温胃中，取血脉以散恶血，刺肝经血络外见者。取耳间青脉，以去其掣。音彻。

邪在脾胃，则病肌肉痛，阳气有余，阴气不足，则热中善饥；阳气不足，阴气有余，则寒中肠鸣腹痛。阴阳俱有余，脾胃之邪气皆盛。若俱不足，脾胃之正气皆虚。则有寒有热，皆调于三里。

邪在肾，则病骨痛阴痹。阴痹者，按之而不得，腹胀腰痛，大便难，肩背颈项痛，时眩，取之涌泉、昆仑。视有血者，尽取之。

邪在心，则病心痛喜悲，时眩仆，视有余不足，而调之其输也。_{应补应泻，皆当取手厥阴俞太陵、少阴俞神门。}

灵枢寒热病篇<small>此主外感言</small>

皮寒热者，不可附席，<small>邪在外，故畏于近席。</small>毛发焦，鼻槁腊，<small>音昔，干也。</small>不得汗。取三阳之络，<small>太阳经飞扬穴。</small>以补手太阴。<small>太渊。</small>

肌寒热者，肌痛，毛发焦而唇槁腊，不得汗。取三阳于下，以去其血者，<small>俱刺络穴。</small>补足太阴，以出其汗。<small>大都、太白。</small>

骨寒热者，病无所安，汗注不休。齿未槁，取少阴之络；<small>大钟。</small>齿已槁，死不治。骨厥亦然。<small>骨寒而厥。</small>

身有所伤，血出多，及中风寒，若有所堕坠，四支①懈惰不收，名曰体惰。取其小腹脐下三结交。三结交者，阳明太阴也，脐下三寸关元也。

阳迎②头痛，胸满不得息，取之人迎。<small>迎，逆也，阳邪逆于阳经而为头痛。胸满者，当刺足阳明人迎穴。</small>

暴喑气梗③，取扶突与舌本④出血。

---

① 支：后作"肢"。

② 迎：《灵枢·寒热病》《黄帝内经灵枢注证发微》《黄帝内经灵枢集注》作"明"，似当从。但下文又进一步注云"迎，逆也，阳邪逆于阳经而为头痛"，据此可推知作者并非不知"阳迎"异于"阳明"。故不宜臆改。

③ 梗：通"哽"。"梗"义本乃阻扰，如"从中作梗"。气哽，气阻塞不通。《外台秘要》卷三十九"梗"作"哽"，正是异文相证。用例与训诂书证如《管子·四时》"谨祷币梗"王引之经义述闻："梗，祭也。所以御疾殃于未至。"

④ 舌本：任脉"廉泉"穴别名。

暴聋气蒙①，耳目不明，取天牖。

暴挛痫眩，足不任身，取天柱。

暴瘅热也。内逆，肝肺相搏，血溢鼻口，取天府。此为天牖五部。总结上文五穴，天牖五部者，举一穴以统前后上下而言也。

臂阳明有入顿遍齿者，名曰大迎。下齿龋，取之臂。商阳、二间、三间皆治齿痛。恶寒补之，不恶寒泻之。

足太阳有入顿遍齿者，名曰角孙。上齿龋，取之在鼻与顿前。方病之时其脉盛，盛则泻之，虚则补之。一曰取之出鼻外。地仓、巨髎②等穴。

足阳明有挟鼻入于面者，名曰悬颅，属口，对入系目本，视有过者取之。损有余，盖不足，反者益甚。

其足太阳有通项入于脑者，正属目本，名曰眼系。头目苦痛，取之在项中两筋间，玉枕穴。入脑乃别阴跷阳跷，阴阳相交，阳入阴，阴出阳，交于目锐眦，阳气盛则瞋目，阴气盛则瞑目。

热厥，阳邪有余，阴气不足。取足太阴、补。少阳，泻。皆留之；寒厥，阴邪有余，阳气不足。取足阳明、补。少阴，泻。皆留之。此言补脾胃二经以实四肢，泻水火二经以泄邪气。

舌纵、涎下、烦悗③，取足少阴。

———————————————————————————

① 蒙（mēng）：昏糊；眼发黑。此义原作"懵"。《说文·心部》："懵，不明也。"古代"蒙"并无此义，直至清以后方增此义。但"蒙"却是"矇"的原字，即"蒙"后作"矇"，义为眼睛失明，古籍用例如刘禹锡《赠眼医婆罗门僧》："师有金篦术，如何为发蒙。"此义后来写作"矇"。

② 髎（jiào 叫）：通"窌"。骨节空隙处。《奇经八脉考·释音》："髎……骨空处也。""窌"义本为地窖，如《灵枢·淫邪发梦》之"及居深地窌苑中"。

③ 悗（mán 瞒）：烦闷。《灵枢·口问》："下气不足，则乃为痿厥心悗。"

振寒洒洒，鼓颔、不得汗出，腹胀烦悗，取手太阴。此二节，皆兼寒热二厥言。

刺虚者，刺其去也；乘其气之去而随之，如候呼内针也。刺实者，刺其来也。乘其气之来而迎之，如候吸内针也。

五藏身有五部：言五藏在内，要害系于外者有五。伏兔一；腓二，腓者腨也；背三；五藏之腧四；项五。此五部有痈疽者死。此即刺痈之法。

病始手臂者，先取手阳明太阴而汗出。

病始头首者，先取项太阳而汗出。

病始足胫者，先取足阳明而汗出。此三节当与《刺热》篇参看。

臂太阴可汗出，取鱼际、太渊。足阳明可汗出，取内庭、陷谷。故取阴而汗出甚者，止之于阳；取阳而汗出甚者，止之于阴。阴阳平而汗自止也，当与《热病》篇热病而汗且出一节参看。

凡刺之害，中而不去则精泄；针已中病，即当去针。不中而去则致气。针未中病，而去针，邪气仍致。精泄则病甚而恇①，病益甚而恇羸也。致气则生为痈疽也。

灵枢癫狂篇

癫疾始生，先不乐，神志将乱。头重痛，视举目赤厥气上行。甚作极，已而烦心，躁急不宁，癫疾将作之兆。候之于颜。颜，天庭②也，邪色必见于此。取手太阳、支正、小海。阳明、偏历、温

---

① 恇（kuāng 匡）：通"尫（wāng 汪）"。屏弱；虚弱。《灵枢·九针十二原》："病益甚，取五脉者死，取三脉者恇。""恇"义本乃恐惧。《说文·心部》："恇，怯也。"

② 天庭：神庭穴别名。

溜。太阴，太渊、列缺。血变而止。泻去邪血，必得其血色变而后止针。

癫疾始作而引口啼呼喘悸者，候之手阳明、太阳，穴如前。左强者攻其右，右强者攻其左，血变而止。强，坚强，左右牵引。病多在络，故用缪刺之法。

癫疾始作，先反僵，因而脊痛，候之足太阳、取委阳、飞扬、仆参、金门。阳明、三里、解溪。太阴、隐白、公孙。手太阳，支正、小海。血变而止。

治癫疾者，常与之居，察其所当取之处。病至，视之有过者泻之，刺出其血。置其血于瓠壶之中，至其发时，血独动矣，不动灸穷骨二十壮。穷骨者，骶骨也。瓠壶，瓠卢也。若前病发而瓠中之血不动者，乃可灸之。

骨癫疾者，顑①齿诸腧分肉皆满而骨居，汗出烦悗。呕多沃沫，气下泄，不治。病深在骨，其顑、齿诸穴分肉之间，皆邪气壅闭，故为胀满，形则尪②羸，惟骨独居，汗出于外，烦闷于内，已为危证。若呕多沃沫，气泄于下者，脾肾俱败，必不可治。

筋癫疾者，身蜷③挛脉。急大，刺项大经之大杼脉。呕多沃沫，气下泄，不治。

脉癫疾者，暴仆，四肢之脉，皆胀而纵。弛，纵也。脉满，尽刺之出血；脉满胀，当刺之。不满，灸之挟项太阳，天柱、大

---

① 顑（kǎn 坎）：通"颔"。下巴颏。后《灵枢杂病篇》注"顑"与"颔"同为书证。《太素·癫疾》《针灸甲乙经·阳厥大惊发狂病》均作"颔"为异文相证。"顑"义本为因饥饿而面黄肌瘦的样子。《说文·页部》："顑，食不饱，面黄起行也。"

② 尪（wāng 汪）：屏弱；虚弱。《千金要方·妇人方下》："治产后虚羸劳冷，身体尪瘦方"。亦常"尪羸"连用，义为瘦弱。

③ 蜷：《灵枢·癫狂》作"倦"，《太素·癫狂》作"卷"，《圣济总录·治风癫灸刺法》作"拳"，义皆通，为"蜷曲"之义。

杼。灸带脉于腰，少阳经穴。**诸分肉本输。**诸经分肉之间及四肢之俞，凡胀纵之所，皆当取也。**呕多沃沫，气下泄，不治。**

癫疾者，疾发如狂者，死不治。癫疾发于阴，狂病发于阳，阳多有余，故狂，发无时，其状疾而暴。阴多不足，故癫发有时，其状静而徐。此癫狂之辨也。今以癫疾而如狂者，阳邪盛极而阴之竭也，故死不治。以上皆言癫病。

狂始生，先自悲也，神不足。喜忘，志伤。苦怒，肝乘脾。善恐血不足。者，得之忧饥。致伤藏气。治之取手足①太阴、阳明，肺经太渊、列缺，脾经隐白、公孙，大肠经偏历、温溜，胃经三里、解溪。血变而止。②

狂始发，少卧不饥，自高贤也，自辨智也，自尊贵也，善骂詈③，日夜不休。治之取手阳明、太阳、太阴、各经穴如前。舌下、廉泉。少阴，心经神门。视之盛者皆取之，其血脉盛。不盛释之也。诸治皆然。

狂言，惊善笑，好歌乐，妄行不休者，得之大恐。恐伤志，故病如上。治之取手阳明、太阳、太阴。各经穴如前。

狂，目妄见、耳妄闻、善呼者，少气之所生也。气衰则神怯，故妄见妄闻而惊呼也。治之取手太阳、太阴、阳明，足太阴各经穴如前。头两颡。义如骨癫疾者。

狂者多食，善见鬼神，善笑而不发于外者，得之有所大喜。见鬼善暗笑，皆伤神所致。治之取足太阴、太阳、阳明，后取手

---

① 足：疑衍。据《灵枢·癫狂》《黄帝内经灵枢注证发微》《针灸甲乙经》当删。

② 血变而止：据《灵枢·癫狂》《黄帝内经灵枢注证发微》《针灸甲乙经》此下当补"及取足太阴、阳明"。

③ 骂詈（lì 利）：骂，用粗野或带恶意的话侮辱人。《素问·阳明脉解》："阳盛则使人妄言骂詈，不避亲疏而不欲食。"

太阴、太阳、阳明。各经穴如前。

狂而新发，未应如此者，先取曲泉左右动脉，及盛者见血，有顷已；不已，以法取之，灸骨骶二十壮。若狂病新起，未有如上文五节之见症，宜先取足厥阴经曲泉穴，左右皆刺之。及诸经之脉有盛者，皆出其血，病当自已。如不已，则当照前五节求法以取之，仍灸督脉之长强穴。以上皆言狂病。

风逆，风感于外，厥气内逆。暴四肢肿，身漯漯①，皮毛寒栗。唏然时寒，气咽抽息而喋也。饥则烦，饱则善变。寒变也，俗云嗳腹气。取手太阴表里，肺与大肠。足少阴、阳明之经，肉清②音倩，寒冷也。取荥，鱼际、二间、然谷、内庭。骨清取井、经也。少商、经渠、商阳、阳溪、涌泉、复溜、厉兑、解溪。

厥逆为病也，足暴清，胸若将裂，肠若将以刀切之，懊㦬③，痛楚也。烦而不能食，气逆于中也。暖，身体温暖。取足少阴；马注④：筑宾穴。清，身体清冷。取足阳明。清则补之，温则泻之。张景岳曰：足少阴则涌泉、然谷，足阳明则厉兑、内庭、解溪、丰隆，皆主厥逆。

厥逆腹胀满，肠鸣，胸满不得息。取之下胸二胁，咳而动手者，足厥阴之期门、章门。与背腧以手按之，立快者是也。又当取足太阳之肺俞、膈俞。以上皆言厥逆之病。

---

① 漯漯（luòluò 洛洛）：汗出寒冷貌。下文"少气，身漯漯也，言吸吸也，骨酸体重，懈惰不能动，补足少阴。"张介宾《类经释义》："漯漯，寒栗也。"又《素问·刺腰痛》："会阴之脉，令人腰痛，痛上，漯漯然汗出。"

② 清（qìng 庆）：冷；凉；使凉。如《玉篇·冫部》："清，冷也。"《墨子·节用中》："（夏服）轻且清则止。"又，《礼记·曲礼上》"冬温而夏清"郑玄注："清以致其凉。"

③ 懊㦬（ào nào 傲挠）：烦乱、懊恼而痛楚的样子。《伤寒论·辨阳明病脉证并治》："反复颠倒，心中懊㦬。"

④ 马注：即元马莳《黄帝内经灵枢注证发微》。下同。

内闭不得溲，病在水藏。刺足少阴、涌泉、筑宾。太阳，委阳、飞扬、仆参、金门等穴。与骶上以长针。督脉长强穴。长针，第八针也，义未详。

气逆则取其太阴、脾经隐白、公孙。阳明、胃经三里、解溪。厥阴，肝经期门、章门。甚取少阴、阳明动者之经也。谓察其所病之经而刺之也。

少气，身漯漯也，言吸吸也，气怯。骨酸体重，懈惰不能动，补足少阴。此皆精虚不能化气，当刺复溜穴。

短气，息短不属，动作气索，补足少阴，去血络也。刺亦如上，但察有血络，则当去之。以上皆言厥逆兼症也，后二节皆属气虚，不补手太阴而补足少阴者，阳根于阴，气化于精也，治必求本。于此可见用针用药，其道皆然。

灵枢热病篇

偏枯，身偏不用而痛，言不变，志不乱，病在分腠之间，巨针取之。益其不足，损其有余，乃可复也。

痱①之为病也，身无痛者，四肢不收，痱亦风属，犹言废也。上节言身偏不用而痛，此言身不知痛，而四肢不收。此偏枯，痱病之辨也。痱，肥，沸二音。智乱不甚，其言微，知可治；其言微有知者，神气未为全去。甚则不能言，不可治也。神失则无能为矣。病先起于阳，后入于阴者，先取其阳，后取其阴，浮而取之。当刺其表也，若病始于阴直中藏也，多不可治。故不复言之。

风痉强直也。身反折，反张向后，此风症在膀胱经也。先取足太阳及腘中京骨、束骨及委中。及血络出血。又刺浮浅之络，皆出

---

① 痱（fèi费）：偏瘫一类的病证。《奇效良方·风门·附论》："痱之状，舌喑不能语，足废不为用。"

其血。**中有寒，取三里。**若中气有寒，当取足阳明之三里，温补胃气而风寒可除也。此节本在后。

　　热病三日，而气口静，人迎躁者，病在三阳。**取之诸阳，五十九刺，以泻其热而出其汗，实其阴以补其不足者。**泻阳邪之实，仍补三阴之不足也。五十九刺法如下文。**身热甚，阴阳皆静者，勿刺也；其可刺者，急取之，不汗出则泄。所谓勿刺者，有死征也。**阳症得阴脉，故不宜刺。若察其可刺者，当急取之，虽不汗出，则邪亦从而泄矣。此言勿刺者，以其脉症相反有死征也。下文皆然。

　　热病七日八日，脉口动，喘而弦①者，急刺之，汗且自出，浅刺手大指间。少商穴。弦，一本作短。**热病七日八日，脉微小，**正气虚也。**病者溲血，口中干，**伤其阴也。**一日半而死。脉代者，一日死。**《脉要精微论》吴氏注：五来一止，七来一止，曰代脉。

　　热病已得汗出，而脉尚躁，气。**喘且复热，勿刺其肤，**刺则重伤其气。**喘甚者死。**

　　热病七日八日，脉不躁，躁不散数，后三日中有汗；三日不汗，四日死。未曾汗者，勿腠刺之。脉躁盛，为将汗之兆。今热病七日、八日，而脉犹不躁，即有躁意而力不散大，至不数②疾，皆正气衰微，不能鼓动，故当再俟三日，庶得有汗。若三日不汗，又逾四日，阴阳不应期，当死也。凡若此者，既不得汗，其气必虚，故勿为肤腠之刺。

　　热病先肤痛，窒鼻充面，取之皮，以第一针五十九，邪在肤腠，肺经病也。当用镵针以刺五十九穴之皮部。**苛轸鼻，索皮于肺；不得，索之火。火者，心也。**苛，疥也。轸，当作疹。鼻上生疹，皆属于肺，求之于皮，即所以求于肺也，如刺此而不得效，则当求之

---

①　弦：《灵枢·热病》《黄帝内经灵枢集注》作“短”，义胜。

②　数：原缺，据嘉庆本、同治本补。

于火。按：旧释为补心经火以制金，则肺热自退。然以上诸症，皆属邪火烁金，治肺不应，故泻心火以泄热。

热病先身涩，倚而热，烦悗，干唇口嗌，取之脉①，以第一针五十九。肤胀口干，寒汗出，索脉于心；不得，索之水。水者，肾也。涩，燥涩也。倚身，无力也。兼之热而烦闷，唇口与嗌俱干者，邪在血脉，心经病也，故当用镵针以刺五十九穴之脉分。肤胀、口干、冷汗出，亦皆脉病，求之于脉，即所以求于心也。如刺此而不得效，则当求之于水，水旺足以制火，而心热自退矣。

热病嗌干多饮，善惊，卧不能起，取之肤肉，以第六针五十九。目眦青，索肉于脾；不得，索之木。木者，肝也。邪在肤肉，脾经病也，当用员利针以刺五十九穴之肉分也。若目眦青者，木气乘土，亦为脾病，求之于肉即所以求于脾也。如刺此而不得效，则当补其肝木，木能胜土而脾热当自平矣。

热病面青肝色。脑痛，厥阴肝经与督脉会于巅。手足躁，木病在四末。取之筋间，筋结之间。以第四针于四逆。针②泻其四逆等症。筋躄、足不能行。目浸，泪出不收。索筋于肝；不得，索之金。金者，肺也。此皆肝病，其合在筋，故但求之于筋，即所以求于肝也。如刺此而不得效，则当补其肺金，金能胜木，而肝热可平矣。

热病数惊，瘛疭③而狂，取之脉，以第四针锋针急泻有余者，癫疾毛发去，索血于心；不得，索之水。水者，肾也。此皆心经病也。若阳极阴虚而病癫疾，发为血余，故毛发亦去，心主血脉，求之于血即所以求于心也。如刺此而不得效，当补肾水以制火，

---

① 脉：《灵枢·热病》作"皮"。

② 针：同治本作"用锋针"。

③ 瘛疭（chìzòng 翅纵）：本指小儿惊风，后泛指一切抽风，即手脚痉挛、筋脉拘急的症状。《说文·疒部》："瘛，小儿瘛疭病也。"段玉裁注："今小儿惊病也。"《灵枢·邪气脏腑病形》："心脉急甚者，为瘛疭。"

真阴自复矣。

热病身重骨痛，耳聋而好瞑①，取之骨，以第四针五十九刺。骨病不食，啮齿耳青，索骨于肾；不得，索之土。土者脾也。肾经之病，故当用锋针以刺五十九穴之骨分。其不食者，阴邪盛也。啮齿、耳青皆为肾病。肾属水，其合在骨，故但求之于骨，即所以求于肾也。如刺此而不得效，当补脾气之肉分，则土能胜水，而肾邪可平矣。

热病不知所痛，耳聋不能自收、口干，阳热甚，阴颇寒者，阴胜之时。热在髓，死不可治。

热病头痛，颞颥目瘈，脉痛②，足少阳脉连目，脉抽掣而痛。善衄，鼻血。厥热病也，热逆于上。取之以第三针，锃针也。视有余不足。

热病体重，肠中热，取之以第四针于其腧，脾胃二经之俞，太白、陷谷。及下诸指间，又如膀胱束骨、胆临泣，详在后。索气于胃胳，得气也。胳，当作络。阳明之络曰丰隆，别走太阴，故取此可以得气。

热病挟脐急痛，肾经所行。胸胁满，脾经所行。取之涌泉与阴陵泉，取以第四针针嗌里。少阴、太阴之脉俱上络咽嗌③，即下支所谓廉泉也。

热病而汗且出，及脉顺可汗者，取之鱼际、太渊、大都、

① 瞑（míng 明）：通"眠"。睡觉；打瞌睡。《庄子·知北游》："神农隐几阖户昼瞑。"嵇康《养生论》："内怀殷忧，则达旦不瞑。"

② 目瘈（chì 翅）脉痛：《太素·热病说》"瘈"作"瘛"，"痛"字无。瘈：牵引；牵瘈。训诂书证如《说文·手部》："引纵曰瘈。"又，《玉篇·手部》："瘈，牵也。"古籍用例如《灵枢·热病》："热病头痛，颞颥目瘈，脉痛。"亦作"瘛"。《集韵·祭韵》："瘈，亦作瘛。"

③ 嗌（yì 易）：咽喉。《释名·释形体》："咽，又谓之嗌。气所流通，厄要之处也。"《灵枢·痈疽》："痈发于嗌中，名曰猛疽。"

太白。泻之则热去，补之则汗出。汗出太甚，取内踝上横脉_三阴交。以止之。《寒热病》篇：臂太阴可汗出一节当参看。

热病已得汗而脉尚躁盛，此阴脉之极也，死；其得汗而脉静者，生。

热病者脉尚盛躁而不得汗者，此阳脉之逆也，死；脉盛躁，得汗静者，生。

热病不可刺者有九：

一曰，汗不出，大颧发赤，哕①者死。汗不得出，面戴阳者，皆阴不足也。哕属邪犯阳明，胃虚甚也。

二曰，泄而腹满甚者死；脾衰。

三曰，目不明，热不已者死。目不明，藏府之精气竭也。热不已，表里之阴气竭也。

四曰，老人婴儿热而腹满者死。邪伤脾藏也。

五曰，汗不出，呕下血者死。邪盛阴伤也。

六曰，舌本烂，热不已者死。心肝脾肾之脉，皆系于舌本，舌本烂，加之热不已，三阴俱损也。

七曰，咳而衄，邪在肺。汗不出，或。出不至足者死。真阴溃竭也。

八曰，髓热者死。邪入最深，乃为髓热肾气败竭也。

九曰，热而痉者死。热极生风。腰折瘛疭，抽掣。齿噤齘②也。牙关不开曰噤，切齿曰齘，皆痉之谓也。齘，音解。

所谓五十九刺者，两手外内侧各三，凡十二痏。六经井穴。

---

① 哕（yuě）：呕吐；呃逆。《灵枢·热病》："气并相逆，复出于胃，故为哕。"

② 齘（xiè 谢）：磨牙，牙齿相磨切有声。玄应《一切经音义》："齘，鸣齿也。"《诸病源候论·齘齿候》："齘齿者，是睡眠而齿相磨切也。"

五指间各一，凡八痏。足亦如是。此言本节之后各一穴也，如手经则太阳之后溪，少阳之中渚，阳明之三间，少阴之少府，左右共八痏也。足亦如是者，太阳之束骨，少阳之临泣，阳明之陷谷，太阴之太白，左右又共八穴也。头入发一寸旁三分各三，凡六痏。五处、承光、通天。更入发三寸边五，凡十痏。自上星之次向后，去中三寸两边各五，即足少阳之临泣、目窗、正营、承灵、脑空，左右共十穴也。耳前后口下者各一，听会、完骨、承浆，共五穴。项中一，哑门。凡六痏。巅上一，百会。囟会一，发际一，前发际神庭，后发际风府，凡二痏。廉泉一，风池二，天柱二。按：此篇热病五十九俞，与《素问·水热穴论》热病五十九俞惟十八穴相合，其余皆异。然本篇所言者，多在四肢，盖以泻热之本也。《水热穴论》所言者，多随邪之所在，盖以泻热之标也。当总求二篇之义，各随其宜而取用之。

气满胸中喘息，取足太阴大指之端，隐白。寒则留之，热则疾之，气下乃止。

心疝暴痛，取足太阴厥阴，尽刺去其血络。此二经有血络者，刺去其血。

喉痹，舌卷口中干，烦心，心痛，臂内廉痛，不可及头，取关冲。目中赤痛，从内眦始，取之阴跷。照海穴。

癃，取之阴跷及三毛上肝经大敦。及血络出血。肾与膀胱为表里，肝经行于少腹，故当取此二经。若其有血络者，皆刺出血。

男子如蛊①，女子如怚②，身体腰脊如解，不欲饮食。先取

---

① 蛊（gǔ 古）：原义为腹内的寄生虫病，此指少腹热痛而小便白浊的病证。《说文·虫部》："蛊，腹中虫也。"《素问·玉机真脏论》："少腹冤热而痛，出白，一名曰蛊。"

② 怚（zǔ 租）：通"阻"，此指妊娠恶阻。《针灸甲乙经》《千金要方》作"阻"，为异文相证。张志聪《集注》："怚当做阻，女子如阻者，如月经之阻隔也。"

涌泉见血，视跗上盛者，尽见血也。蛊，如犯蛊毒胀闷也。马注：恒，疑当作疽。《类经》注：恒，当作胎。如蛊如胎，无是病而形相似也。身体腰脊如解，倦散不收也。跗上，足面也，以阳明经为言。凡其盛者，皆当刺出其血。

灵枢厥病篇

厥头痛，面若肿起而烦心。取之足阳明太阴。厥逆也，邪逆于经，上干头脑而为厥头痛也。足阳明之脉上行于面，其悍气上冲头者，循眼系入络脑。足太阴支者注心中，故以头痛而兼面肿烦心者，当取足阳明之解溪、太阴之公孙也。

厥头痛，头脉痛，心悲善泣。视头动脉反盛者，刺尽去血，后调足厥阴。以肝脉会于巅也，可刺曲泉穴。

厥头痛，贞贞坚固貌。头重而痛，泻头上五行①，行五。如上星至后顶及五处至玉枕、临泣至脑空，详在《素问·水热穴论》。先取手少阴，神门。后取足少阴。复溜穴。此即泻南方以去火，补北方以壮水也。

厥头痛，意善忘，按之不得。阳邪在头，无定所也。取头面左右动脉，后取足太阴。大都。

厥头痛，项先痛，腰脊为应。先取天柱，后取足太阳。申脉、委中。

厥头痛，头痛甚，耳前后脉涌，有热。泻出其血，后取足少阳。耳之前后，足少阳经也。有热，一本作有动脉。

真头痛，头痛甚，脑尽痛，手足寒至节，死不治。头为诸阳之会，四肢为诸阳之本。若头痛甚而遍尽于脑，手足寒至节者，以元

---

① 五行：此处指头部的五条经脉，分别为督脉及左右两侧足太阳经、足少阳经。

阳败竭，阴邪直中髓海，故不可治。

头痛不可取于腧者，有所击堕，恶血在于内，若肉伤痛未已，可则刺，不可远取也。此非大经之病，但可刺去。其痛处之血，不可远取荥俞。

头痛不可刺者，大痹为恶，风寒湿三气杂至，合成恶患，令人头痛不可刺也。日作者，犹有间止。可令少愈，不可已。不能全已。

头半寒痛，偏头冷痛。先取手少阳、阳明，刺丝竹空、中渚、合谷。后取足少阳、阳明。刺头临泣、足临泣、头维。

厥心痛，与背相控，善瘛，音记，疭也。如从后触其心，伛偻者，肾心痛。阴邪上冲。先取京骨、昆仑，发狂①不已，取然谷。五藏逆气上干于心而为痛者，谓之厥心痛。下仿此。

厥心痛，腹胀胸满，心尤痛甚，胃心痛也。多由停滞。取之大都、太白。胃与脾为表里，故当取此。

厥心痛，痛如以锥针刺其心，心痛甚者，脾心痛也。寒逆中焦。取之然谷、太溪。脾之支脉注于心中，若脾不能运而逆气攻心，其痛必甚，有如锥刺者，是为脾心痛也。何以取足少阴之荥俞？盖湿因寒滞则相挟乘心，须泄肾邪，当刺此也。

厥心痛，色苍苍如死状，终日不得太息，肝心痛也。多由木火之郁病在血分。取之行间、太冲。

厥心痛，卧若徒居，心痛，间动作痛益甚，色不变，肺心痛也。取之鱼际、太渊。徒，空也。卧若徒居，无倚傍也。间或动作则益甚者，气逆不舒，畏于动也。色不变，不在血也。是皆病在气分，故曰肺心痛也。

真心痛，手足清至节，心痛甚，旦发夕死，夕发旦死。邪

---

① 狂：原作"针"，据《灵枢·厥病》改。

气正犯心主也。

心痛不可刺者，中有盛聚，不可取于腧。或积或血，停聚于中，病在藏而不在经。

肠中有虫瘕结聚也。及蛟蛕①，音回，蛔也。蛟即蛕属。皆不可取以小针。谓力小不能制也。心腹②痛，懥作痛，难忍之状。肿聚，往来上下行，肚腹肿起，或行无定处。痛有休止，虫动则痛，静则不痛。腹热喜渴，涎出者，是蛟蛕也。此皆虫瘕在肠胃中，为心腹痛也。以手聚按而坚持之，无令得移，以大针刺之，久持之，虫不动乃出针。此即治虫瘕、蛟蛕之法。悲③腹懥痛，形中上者。此重言，症之如此，其形自中，自上而渐升者，即当以虫治之也。悲，音烹，满也。

耳聋无闻，取耳中。即手太阳经听宫穴。又取手少阳经关冲穴，及足少阳经窍阴穴。耳鸣，取耳前动脉。即手少阳经耳门穴。又取手厥阴经中冲穴，及足少阳经窍阴穴。足髀不可举，侧而取之，在枢合中，足少阳环跳穴。以员利针，大针不可刺。病注下血，取曲泉。以肝不能纳血，故当刺此。

风痹淫泺④，病不可已者，邪气消烁病难行愈。足如履冰，

---

① 蛟蛕（huí回）：即蛔虫。蛕，"蛔"的古字。《伤寒论·辨厥阴病脉证并治》："饥而不欲食，食则吐蛕。"

② 腹：原作"肠"，据《中藏经·论心脏虚实寒热生死逆顺脉证之法》《脉经·心手少阴经病证》《针灸甲乙经·寒气客于五脏六腑发卒心痛胸痹心疝三虫》改。

③ 悲（pēng烹）："怦"的古字。满；胀满。《康熙字典·心部》："此字字书不载，止《灵枢经》中云：'悲腹懥（脓）痛'，注：'悲，满也。'……当即'怦'字重文。"又，《灵枢·厥病》"悲腹脓痛"张介宾《类经》释："悲，满也。"

④ 淫泺（luò洛）：过度，浸淫深重。《黄帝内经太素·痹论》无"泺"字，《针灸甲乙经·阴受病发痹》"淫泺"作"注"。《素问·骨空论》："淫泺胫酸，不能久立。"

寒。时如入阳中，热。股胫淫泺，似乎酸痛而无力也。烦心头痛，时呕时闷，眩已汗出，久则目眩，悲已喜恐，短气不乐，不出三年，死也。

灵枢杂病篇

厥挟脊而痛至项，头沉沉然，目晄晄然，腰脊强，取足太阳腘中血络。

厥胸满面肿，唇漯漯然，肿起貌。暴言难，甚则不能言，取足阳明。可刺解溪、冲阳、陷谷。

厥气走喉而不能言，手足清，大便不利，取足少阴。可刺涌泉、太溪、交信。

厥而腹响响①然，寒气滞于脾也。多寒气，腹中榖榖②，音斛，水谷不分之声也。便溲难，取足太阴。可刺大都、太白、三阴交、阴陵泉、府舍等穴。

痿厥为四末束悗，乃疾解之，日二。当刺四支之穴，每日二次。不仁者，十日而知，无休，病已止。此节连在后，哕以草刺鼻之上，今从《类经》分列。

嗌干，口中热如胶，取足少阴。刺复溜穴，补肾水则火衰也。

膝中痛，取犊鼻以员利针，发而间之。间，非止一次也。

喉痹不能言，取足阳明；重者，当泻其下，刺三里、下廉、丰隆、内庭、厉兑。能言，取手阳明。轻者，但刺之上，如合谷、阳溪、偏历、温溜、扶突、禾髎等穴。

---

① 响响：《针灸甲乙经·阴衰发热厥阳衰发寒厥》作"膨膨"，形容腹满有声。

② 榖榖（húhú 胡胡）：象声词，水声。如《玉篇·水部》："榖榖，水声也。"用例如《灵枢·杂病》："腹中榖榖，便溲难。"

疟不渴，间日而作，取足阳明；可刺陷谷、内庭、厉兑。《刺疟论》曰刺足太阳。渴而日作，取手阳明。可刺商阳、三间、合谷、阳溪、大迎等穴。

齿痛不恶清饮，取足阳明；内庭、厉兑。恶清饮，取手阳明商阳、三间、合谷、偏历。

聋而不痛者，取足少阳；客主人。聋而痛者，取手阳明。偏历。

衄而不止，衃①血流，取足太阳；委中。衃血，取手太阳。宛骨。不已，刺宛骨下；手少阴通里、阴郄、神门。不已，刺腘中出血。即委中。鼻中出血曰衄，败血凝聚，色紫黑者曰衃。衄血成流，其去多也。下云衃血，其聚而不流者也。

中热而喘，取足少阴腘中血络。刺复溜穴，又刺足太阳。

喜怒而不欲食，言益小，取足太阴；宜刺公孙穴。

怒而多言，刺足少阴。复溜穴。滋水以制火也。一作刺足少阳。

顑②痛，刺足阳明曲周动脉。颊车。见血，立已；不已，按人迎于经，立已。人迎穴浅刺之。顑与颔同，此节本在后。

项痛不可俯仰，刺足太阳；痛在项后，刺天柱、束骨。不可以顾，刺手太阳。痛在颈侧，刺少泽、后溪、天窗。

小腹满大，上走胃至心，淅淅身时寒热，小便不利，取足厥阴。太冲。

腹满，大便不利，腹大，亦上走胸嗌，喘息喝喝然，取足

---

① 衃（pēi 胚）：原指凝结成紫黑晦暗的瘀血，后泛指瘀血。《说文·血部》："衃，凝血也。"《脉经·扁鹊华佗察声色要诀》："病人面黄目赤者，不死，赤如衃血死。"

② 顑：《太素·颔痛》作"颌"，《针灸甲乙经·大寒内薄骨髓阳逆发头痛》作"颔"。

少阴。_{太溪。}

腹满，食不化，腹响响然，不能大便，取足太阴。_{太白。}

心痛引腰脊，欲呕，肾邪上逆。取足少阴。_{太溪。}

心痛，腹胀，啬啬①然，_{涩滞貌。}大便不利，取足太阴。_{太白。}

心痛引背不得息，刺足少阴；不已，取手少阳。_{足少阴之脉贯脊，故痛引于背，当刺大钟穴。手少阳之脉布膻中，故不得息，当刺支沟穴。}

心痛引小腹满，上下无定处，便溲难，刺足厥阴。_{太冲。}

心痛，但短气不足以息，刺手太阴。_{尺泽、太渊。}

心痛，当九节刺之，按已，刺按之，立已；不已，上下求之，得之立已。_{此总言刺心痛之法也。九节，指督脉之筋缩穴。宜先按之，按已而刺，刺后复按之，其痛当立已。如不已，则上而手经、下而足经，求得其故而刺之，则立已也。}

气逆，上刺膺中陷者膺窗。与下胸动脉。_{膻中。}

腹痛，刺脐左右动脉，已刺，按之立已；_{如足阳明之天枢、足少阴之肓俞皆主腹痛。}不已，刺气街，_{即气冲。}已刺，按之立已。

哕，_{即呃逆也。}以草刺鼻嚏，嚏②而已；_{嚏则气达。}无息，而疾迎引之，立已；_{闭口鼻之气，使之无息，乃迎其气而引散之，勿令上逆。}大惊之亦可已。_{言以他事惊之，则亦可已。哕，旧本岁。马注：岁，疑作藏。今从《类经》作哕。}

---

① 啬啬（sèsè 色色）然：滞涩不爽的样子。啬，后作"濇"。"啬啬"即"濇濇"。《针灸甲乙经·寒气客于五脏六腑发卒心痛胸痹心疝三虫》作"濇濇"为异文相证。

② 嚏：疑衍，《太素·疗哕》《针灸甲乙经·欠哕唏振寒噫嚏嚲泣出太息涎下耳鸣啮舌善忘善饥》均无。

灵枢周痹篇

众痹，各在其处，更发更止，更居更起，以右应左，以左应右，非能周也，更发更休也。各在其处，谓随聚而发也，不能周遍上下，但或左或右，更发更休，患无定所，故曰众痹。刺此者，痛虽已止，必刺其处，勿令复起。此言必刺其原痛之处也。

周痹者，在于血脉之中，随脉以上，随脉以下，不能左右，各当其所。能上能下，但随血脉而周遍于身，故曰周痹。痛从上下者，先刺其下以过之，后刺其上以脱之。痛从下上者，先刺其上以过之，后刺其下以脱之。过者，去之之谓，先去其标也。脱者，拔绝之谓，后拔其本也。此风寒湿气，客于外分肉之间，迫切而为沫，沫得寒则聚，聚则排分肉而分裂也，分裂则痛，邪气客于肌表，渐入分肉之间，则迫切津液而为汁沫，沫得寒，则聚而不散，故排裂肉理为痛。痛则神归之，神归之则热，热则痛解，痛解则厥，厥则他痹发，发则如是。痛则心注其处，故神归之，神归即气归，故热，热则寒散而痛暂解，其气尚逆而为厥，厥则三气随血脉以上下者，或痛从上而下，或痛从下而上，则彼之为痹，发于血脉之中，非若众痹之左右移易也。此内不在藏而外未发于皮，独居分肉之间，真气不能周，即气闭不行也。故命曰周痹。痹者闭也。故刺痹者，必先切循①其下之六经。足六经也。及大络之血，结而不通，宜泻之。及虚而脉陷空者而调之，宜补之。熨而通之。寒凝而气不周者宜之。其瘛坚，转瘛，急转筋之谓。引而行之。针引其气，而行之也。

---

① 循：原缺，据《灵枢·周痹》补。

灵枢海论

人亦有四海，十二经水。经水者，皆注于海。四海者，百川之宗。

胃者，水谷之海，其输上在气街，下至三里。水谷入口，藏于胃以养五藏气，其胃气运行之输上者在气街，下者在三里。

冲脉者，为十二经之海，其输上在于大杼，下出于巨虚之上下廉。此即血海也。冲脉起于胞中，其前行者，并足少阴之经侠脐上行，至胸中而散。其后行者，上循背里，为经络之海。故其输上在于足太阳之大杼，下在于足阳明之巨虚上下廉。水谷之海者，言水谷盛贮于此，营卫由之而化生也。血海者，言受纳诸经之灌注，精血于此而蓄藏也。

膻中者，为气之海，其输上在于柱骨之上下，前在于人迎。膻中，胸中也。宗气积于胸中，出于喉咙，以贯心脉而行呼吸，故膻中谓之气海。气海运行之输一在颃颡之后，即柱骨之上下，谓督脉之喑①、大椎也。一在颃颡之前，谓足阳明之人迎也。

脑为髓之海，其输上在于其盖，下在风府。诸髓皆属于脑，脑为髓之海。盖，脑盖骨也，即督脉之囟会、风府，此皆髓海之上下输也。

气海有余者，气满胸中，悗息面赤；邪气实也。气海不足，则气少不足以言。正气虚也。

血海有余，则常想其身大，怫然不知其所病；怫，郁也，重滞不舒之貌。血海不足，亦常想其身小，狭然不知其所病。狭，隘狭也，索然不广之貌。病在血者，徐而不显，故茫然不觉其所病。

---

① 喑（yīn 因）门：即"哑门"穴。《针灸甲乙经·头自发际中央傍行凡五穴》："喑门，一名舌横，一名舌厌，在后发际宛宛中，入系舌本，督脉、阳维之会，仰头取之。刺入四分，不可灸，灸之令人喑。"

水谷之海有余，则腹满；水谷留滞于中，故腹为胀满。水谷之海不足，则饥不受谷食。胃虚则不能纳，故虽饥不受谷食。

髓海有余，则轻劲多力，自过其度；骨髓充足之征。髓海不足，则脑转耳鸣，胫酸眩冒，目无所见，懈怠安卧。髓为精类，精衰则气去而诸症见矣。审守其输，而调其虚实，无犯其害，顺者得复，逆者必败。凡此四海，俱有顺逆。顺者，知所养者也，不知所养则逆矣。故审察其俞穴，如上文无犯其害，无盛盛，无虚虚也。

灵枢五乱

清气在阴，浊气在阳，营气顺脉，卫气逆行，清浊相干，乱于胸中，是谓大悗。清气属阳而升，在阴则乱。浊气属阴而降，在阳则乱。营气阴性，精专，行常顺脉。卫气阳性，慓悍，昼当行阳，夜当行阴。若卫气逆行，则阴阳相犯，乱于胸中而为悗闷，总由卫气之为乱耳。

故气乱于心则烦心密嘿，俯首静伏，取手少阴，心主之输。神门、太陵。

乱于肺则俯仰喘喝，接手以呼，取手太阴荥、足少阴输。鱼际、太溪。

乱于肠胃，则为霍乱，取足太阴、阳明，太白、陷谷。不下者，取之三里。气乱于内者，上则在心肺，下则在肠胃也。

乱于臂胫，则为四厥，取之先去血脉，臂足之有血络者，刺去其血。后取其阳明、少阳之荥、输。在臂取二间、三间、液门、中渚，在足取内庭、陷谷、侠溪、临泣。

乱于头，则为厥逆，头重眩仆，取之天柱、大杼，足太阳经穴。不知，取足太阳荥、输。通谷、束骨。气乱于外者，下则在四肢，上则在头也。

徐入徐出，谓之导气。补泻无形，谓之同精。凡行针补泻，皆贵和缓，故当徐入徐出，导气复元而已。然补者导其正气，泻者导其邪气，总在保其精气，故曰：补泻无形，谓之同精。是非有余不足也，乱气之相逆也。言此非为有余不足而设，特以乱气相逆，宜导治之如是耳。

灵枢逆顺肥瘦

年质壮大，血气充盈，肤革坚固，因加以邪，刺之者，深而留之。此肥人也。气血正盛，故与肥壮之人同其法。广肩腋，项肉薄，厚皮而黑色，唇临临然，唇厚质浊之谓。其血黑以浊，其气涩以迟。为人贪于取与，刺此者，深而留之，多益其数也。久留针。

瘦人者，皮薄色少，肉廉廉然，薄也。薄唇轻言。肉瘦气少。其血清气滑，易脱于气，易损于血，刺此者，浅而疾之。

刺常人，视其白黑，各为调之，白者同瘦人，黑者同肥人，当调其深浅之数也。端正敦厚者，其血气和调，即常人之度。刺此者，无失常数也。如《经水》篇：足阳明刺深六分，留十呼之类。

婴儿者，其肉脆，血少气弱，刺此者以毫针，浅刺而疾发针，日再可也。若邪有未尽，亭日加再刺。

少阴之脉独下行何也？夫冲脉者，五藏六府之海也，五藏六府皆禀焉。其上者，出于颃颡渗诸阳，灌诸精；其上行者，输于大杼，故出于颃颡，渗灌诸阳之精。其下者，注少阴之大络，出于气街，循阴股内廉入腘中，伏行骱①骨内，下至内踝之后，

----

① 骱（héng横）：《灵枢·逆顺肥瘦》作"骭"，义同，参前"骭"注。骱，"胻"的古字。"骱骨"即"胻骨"。小腿胫、腓骨的统称，亦专指胫骨上部，引申为脚胫。清沈彤《释骨》："在膝以下者曰骱骨。"原注："骱，亦作胻。"

属而别。其下者，并于少阴之经，渗三阴；自少阴以渗及肝脾二经，所以下行也。其前者，伏行出跗，属下足掌属也。循跗，入大指间，渗诸络而温肌肉。皆冲脉之气也。故别络结，则跗上不动，不动则厥，厥则寒矣。若冲脉之络因邪而结，则跗上之经不动而为厥寒矣。足三阴脉从足走腹，而独有足少阴肾脉绕而下行者，以冲脉与之并行故耳。

灵枢血络论

脉气盛而血虚者，刺之则脱气，脱气则仆。苦泻其气则阴阳俱脱，故为仆倒。血气俱盛而阴气多者，其血滑，刺之则射；阳气蓄积久留而不泻者，其血黑以浊，故不能射。阳气久留不泻，阴血日枯。新饮而液渗于络，未合和于血也，故血出而汁别焉；血汁相半。其不新饮者，身中有水，久则为肿。阴气积于阳，其气因于络，故刺之血未出而气先行，故肿。阴滞于阳，而不易散。阴阳之气，其新相得而未和合，血气初调。因而泻之，则阴阳俱脱，表里相离，故脱色而苍苍然。衰危之色。刺之血出多，色不变而烦悗者，刺络而虚及。经，虚经之属于阴者，阴脱故烦悗。阴阳相得而合为痹者，此为内溢于经，外注于络。如是者，阴阳俱有余，虽多出血，而弗能虚也。

热气因于针，则针热，热则肉著于针，故坚焉。肉著者，即针入而紧涩难转，坚不可拔也。

灵枢淫邪发梦

阴气盛，则梦涉大水而恐惧。以阴胜阳，故梦多阴象。阳气盛，则梦大火而燔焫①。以阳胜阴，故梦多阳象。阴阳俱盛，则梦相杀。俱盛则争。上盛则梦飞。阳胜者，亲乎上也。下盛则梦堕。阴胜者，亲乎下也。甚饥则梦取，因不足也。甚饱则梦予。与同因，有余也。肝气盛则梦怒。肝在志为怒也。肺气盛则梦恐惧、哭泣、飞扬。肺在志为忧，故梦恐惧、哭泣。肺主气，故梦飞扬。心气盛则梦喜笑、恐畏。心在志为喜，在变动为忧也。脾气盛则梦歌乐，身体重不举。脾在声为歌，喜音乐，主肌肉也。肾气盛则梦腰脊两解不属。腰为肾之府，故若腰脊不相连属。凡此十二盛者，至而泻之，立已。阳盛则有余于府，阴盛则有余于藏，但察其邪之所在，而以针泻之则已。

厥气客于心，则梦见丘山烟火。厥之在人也，谓其为阳，则本非阳盛；谓其为阴，则又非阴盛。盖以五藏隔绝，精神散越，故为妄梦。心属火，故梦烟火。客于肺，则梦飞扬，见金铁之奇物。肺属金也。客于肝，则梦山林树木。肝属木也。客于脾，则梦见丘陵大泽，坏屋风雨。脾属土，其主湿也。客于肾，则梦临渊，没居水中。肾属水也。客于膀胱，则梦游行。膀胱属三阳之表也。客于胃，则梦饮食。胃为水谷之海也。客于大肠，则梦田野。大肠为传导之官，其曲折纳汙类田野也。客于小肠，则梦聚邑冲衢。小肠为受盛之官，物之所聚，类邑衢也。客于胆，则梦斗讼自刳②。胆主决断，其气刚也。客于阴器，则梦接内。欲念之所注也。客于顶，则梦斩首。恐怖之所及也。客于胫，则梦行走而不能前，及居深地窌苑中。厥逆之邪在下也。客于股肱，则梦礼节拜起。劳

---

① 燔焫（fánruò 凡弱）：燃烧，后泛指烧灼。《列子·周穆王》："阳气壮，则梦涉大火而燔焫。"《素问·五常政大论》："火见燔焫，革金且耗。"

② 刳（kū 枯）：解剖；剖开。《礼记·内则》："刲之刳之。"

倦之所致也。客于胞腫①，则梦泄②便。胞，溲脬③也，腫，大肠也。在前则梦泄，在后则梦便。凡此十五不足者，至而补之，立已也。当各随其经，以针补之。

灵枢顺气一日分为四时

春生夏长，秋收冬藏，是气之常也，皆以阳气为言。人亦应之。以一日分为四时，朝则为春，日中为夏，日入为秋，夜半为冬。自子之后，太阳从左而升，升则为阳。自午之后，太阳从右而降，降则为阴，大而一岁小而一日，无不皆然，故一日亦分四时也。朝则人气始生，病气衰，故旦慧；日中人气长，长则胜邪，故安；夕则人气始衰，邪气始生，故加；夜半人气入藏，邪气独居于身，故甚也。其时有反者，是不应四时之气，藏独主其病，是必以藏气之所不胜时者甚，如脾病畏木之类，值其时日，故病必甚。以其所胜时者起也。如脾病喜火土，肺病喜土金，肾病喜金水，肝病喜水木，心病喜木火，值其时日，故病当起。

人有五藏，五藏有五变，五变有五输，故五五二十五输，以应五时。病在藏者，取之井；藏主冬，冬刺井。病变于色者，取之荥；色主春，春刺荥。病时间时甚者，取之输；时主夏，夏刺俞。病变于音者，取之经；经满而血者，音主长夏，长夏刺经。病在胃及以饮食不节得病者，取之于合，故命曰味主合。味主

---

① 腫（zhí 直）：肥肠；直肠。训诂书证如《广韵·职韵》："腫，肥肠。"古籍用例如《灵枢·淫邪发梦》："客于胞腫，则梦溲便。"

② 泄（xiè 谢）：同"泄"。《灵枢·淫邪发梦》《针灸甲乙经·正邪袭内生梦大论》均作"溲"，泄、溲在此均指小便。

③ 溲脬（pāo 抛）："脬""溲脬"均指膀胱。《说文·肉部》："脬，旁光也。"日本丹波元简《素问识》："《灵枢》云膀胱之胞薄以濡，音抛，以溲脬为言也。"

秋，秋刺合。按：本篇五时之刺，以应五俞。谓冬刺井、春刺荣、夏刺俞、长夏刺经、秋刺合者，以井应冬、荣应春、俞应夏、经应长夏、合应秋也。考他篇文义，皆与此同。及《六十六难》①曰：井者，东方春也，万物之始生。合者，北方冬也，阳气入藏。《七十四难》曰：经言春刺井，夏刺荣，季夏刺俞，秋刺经，冬刺合，与本篇不合，必《难经》之误也。

灵枢五变

人之有常病也，亦因其骨节皮肤腠理之不坚固者，邪之所舍也，故常为病也。

灵枢论勇

大忍痛与不忍痛者，皮肤之薄厚，肌肉之坚脆，缓急之分也，非勇怯之谓也。

灵枢论痛

人之骨强、筋弱、肉缓、皮肤厚者，耐痛，其于针石之痛，火焫亦然。焫，音泄，艾火烧灼。坚肉薄皮者，不耐针石之痛，于火焫亦然。

灵枢背腧

背中大腧②，在杼骨之端，肺腧在三焦之间，心腧在五焦之间，膈腧在七焦之间，肝腧在九焦之间，脾腧在十一焦之间，

---

① 六十六难：此下两句分别引自《难经·六十三难》《难经·六十五难》，当据改。

② 大腧：大杼穴。马莳《注证发微》："五脏之俞皆在于背，故背中大腧在杼骨之端，大腧者，大杼穴也。"

肾腧在十四焦之间。皆挟脊相去三寸所，则欲得而验之，按其处，应在中而痛解，乃其腧也。灸之则可，刺之则不可。气盛则泻之，虚则补之。以火补者，毋吹其火，须自灭也；以火泻者，疾吹其火，传其艾，须其火灭也。

灵枢逆顺

气之逆顺者，所以应天地、阴阳、四时、五行也；脉之盛衰者，所以候血气之虚实有余不足也；刺之大约者，必明知病之可刺，与其未可刺，与其已不可刺也。已者，言病既已也。

灵枢①贼风篇

贼风邪气之伤人也，令人病焉。尝有所伤于湿气，藏于血脉之中，分肉之间，久留而不去。若有所堕坠，恶血在内而不去。卒然喜怒不节，饮食不适，寒温不时，腠理闭而不通。其开而遇风寒，则血气凝结，与故邪相袭，则为寒痹。其有热则汗出，汗出则受风，虽不遇贼风邪气，必有因加而发焉。

灵枢卫气失常篇

卫气之留于腹中，稸②积不行，菀蕴不得常所，使人肢胁胃中满，喘呼逆息者，何以去之？卫气者，水谷之悍气也，循皮肤之中，分肉之间，熏于肓膜，散于胸腹，此卫气之常也。失其常则随邪内陷，留于腹中，稸积不行而菀蕴为病。其气积于胸中者，上

① 灵枢：原脱，据目录补。

② 稸（xù序）："蓄"的古字。如《集韵·屋韵》："蓄，《说文》积也。或作稸。"古籍用例如《文选·宋玉〈高唐赋〉》："临大阺之稸水"李善注引《字林》："稸，积也。"

针灸逢源

六二

取之；积于腹中者，下取之；上下皆满者，傍取之。俱如下文。积于上，泻大迎、足阳明经。天突、任脉。喉中；即廉泉穴。积于胸中，病喘呼逆息，故常泻之于上。积于下者，泻三里、气街。积于腹中，病胃中满，故当泻其下。上下皆满者，上下取之，与季胁之下一寸；重者，鸡足取之。上下皆病，胸中与腹中俱满，当取上五穴，又旁取季胁之章门穴。其积重者，即攒针以刺之如鸡足之状。诊视其脉，大而弦急，及绝不至者，及腹皮急甚者，不可刺也。

何以知皮、肉、气、血、筋、骨之病也？色起两眉薄泽者，病在皮；其应主肺。唇色青黄赤白黑者，病在肌肉；脾气通于唇。营气濡然者，病在血气；营本无形，若肤腠之汗，肌肉之胀，二便之泄利，皆濡然之谓，其病在营则气血也。目色青黄赤白黑者，病在筋；目为肝窍，肝主筋也。耳焦枯受尘垢，病在骨。耳为肾窍，肾主骨也。

人年五十已上为老，二十已上为壮，十八已下为少，六岁已下为小。此言人之老、壮、少、小以年而别。已下之下，旧本上。

膏者多气，多气者热，热者耐寒。膏者，油也。人有多膏者，其肉淖①。粗理者身寒，细理者身热，故能耐寒，而多气皮缓，故能纵腹垂腴也。肉者多血，多血则充形，充形则平。人有多肉者，皮肉不相离，身体容大而寒热和平也。脂者，其血清，气滑少，故不能大。此别于众人者也。脂者，骨中髓也。多脂者肉坚，其血必清，气滑且少。故身形不大，而必能耐寒也。此言人之有膏、有肉、有脂、其气血各有多少，若众人皮肉脂膏之不加多，各自称其身也。

---

① 淖（nào 闹）：原指烂泥、泥沼。后引申为皮肉柔润。《说文·水部》："淖，泥也。"《灵枢·邪气脏腑病形》："其阴皮薄，其肉淖泽。"

灵枢玉版①篇

病之生时，有喜怒不测，饮食不节，阴气不足，阳气有余，营气不行，乃发为痈疽。阴阳不通，两热相搏，乃化为脓。夫痈疽之生，脓血之成也，积微之所生也。由微而积。

以小治小者，其功小，以大治大者多害，故其已成脓血者，其惟砭石铍锋之所取也。言治痈脓，小针不适用，大针即可用，砭与铍针、锋针。诸病皆有逆顺，腹胀身热脉大，是一逆也；邪正盛。腹鸣而满，四肢清冷也。泄，其脉大，是二逆也；此阴证得阳脉。衄而不止，脉大，是三逆也；亦阴证得阳脉。咳且溲血脱形，其脉小劲，是四逆也；正气已衰。咳，脱形身热，正衰火盛。脉小以疾，邪亦未衰。是谓五逆也。如是者，不过十五日而死矣。其腹大胀，四末清，脱形泄甚，是一逆也；腹胀便血，其脉大，时绝，是二逆也；以阴证得阳脉，时绝者死脉也。咳，溲血，形肉脱，脉搏，是三逆也；火盛水亏。呕血，胸满引背，脉小而疾，是四逆也；脉小带疾，虚而火盛也。咳呕腹胀且飧泄，病已虚。其脉绝，是五逆也。如是者，不过一时而死矣。工不察此者而刺之，是谓逆治。

人之所受气者谷也。谷之所注者胃也。胃者，水谷气血之海也。海之所行云气者，天下也。胃之所出气血者，经隧也。经隧者，五藏六府之大络也，迎而夺之而已矣。上下有数乎？问手足经也。迎之五里，中道而止，五至而已，五往而藏之气尽矣，故五五二十五而竭其输矣，此所谓夺其天气者也。五里，手阳明经穴，阴气之所在也。若迎而夺之，则藏气败绝，必致中道而

---

① 版：原作"版"，据同治本、《针灸逢源目录》卷一、《灵枢·玉版》改。

止。且一藏之气，大约五至而已，针凡五往以夺之，则一藏之气已尽。若夺至二十五至，则五藏之输气皆竭，此所谓夺其天真之气也。

灵枢五禁

刺有五禁，禁其不可刺也。甲乙日自乘，无刺头，无发朦①于耳内。丙丁日自乘，无振埃②于肩喉廉泉。戊己日自乘四季，戊己为手足四肢，合辰戌丑未之四季。无刺腹去爪③泻水。庚辛日自乘，无刺关节与④股膝。壬癸日自乘，无刺足胫，是为五禁。此言天干应于人身，故凡天干自乘之日，皆无刺之发朦等名，见《刺节真邪》篇。

灵枢阴阳二十五人篇

本篇云：二十五，人之形，血气之所生别，而阴阳和平之人，不与。金木水火土，别其五色五形之人，各有其五，故名篇。

形胜色，色胜形者，至其胜时年加，感则病行，失则忧矣。

① 朦：通"蒙"。《灵枢·五禁》作"蒙"，为异文相证。如《素问·五脏生成》"徇蒙招尤，目冥耳聋"王冰注："蒙，不明也。"又，《文选·扬雄〈长杨赋〉》"乃今日发朦"李善注："朦与蒙古字通。""发朦"即"发蒙"，乃治疗耳目头面的一种刺法名称，属《灵枢·刺节真邪》中"五节"刺法之一。

② 振埃：振落尘埃，《灵枢·刺节真邪》中治疗阳气逆于胸中，喘咳胸满、上气等疾病的一种刺法名，为"五节"刺法之一。用振埃以比喻疗效显现很快，犹如振落尘埃那样一振即落。

③ 去爪：除去爪甲，《灵枢·刺节真邪》中治疗关节脉络四肢病及阴囊水肿的一种刺法名，为"五节"刺法之一。用去爪以比喻驱邪犹如除去爪甲、赘疣那样坚定与干净利落。《灵枢·刺节真邪》："（刺有五节）去爪者，刺关节肢络也。"张介宾《类经》释："治之者当察在何经，以取其关节肢络，故命曰去爪者，犹去其赘疣也。"

④ 与：通"于"。"与""于"之古音在李学川时期的辨音标准音韵工具书中声韵均同，故音同可通。《灵枢·五禁》《古今医统大全·刺宜从时》等作"于"，乃其异文相证。

形色相得者，富贵大乐。形与色必有相得，如木形人苍色，火形人赤色，土形人黄色，金形人白色，水形人黑色也。人有形胜色者，如得木形而黄色现也。色胜形者，如得木形而白色现也。但此等之人，不以本形本色相见，而有他色来见，至其形色相胜之时，值有年忌相加，此感则病行，失则忧也。凡年忌下上之人，大忌常加年忌者：忌，有常数也。下上义，详全篇五行之人中。七岁、十六岁、二十五岁、三十四岁、四十三岁、五十二岁、六十一岁，皆人之大忌，不可不自安也。年忌始于七岁，七为阳之少，九为阳之老。阳数极于九，而极必变，故自七岁以后，凡遇九年皆为年忌。

按其寸口人迎，以调阴阳，切深也。循察也。其经络之凝涩，结而不通者，此于身皆为痛痹，甚则不行，故凝涩。凝涩者，致气以温之，留针。血和乃止。其结络者，脉结血不行，决之乃行。开泄之谓。故曰：气有余于上者，导而下之；刺其在下之穴，以引而下之。气不足于上者，推而休之；刺其在上之穴，推转其针，久留以待气。其稽留不至者，因而迎之。因气未来，当引之而使其必来。必明于经隧，经脉之道路。乃能持之。寒与热争者，导而行之；其宛陈血不结者，则而予之。则度也。

灵枢五音五味篇

冲脉、任脉皆起于胞中，上循背里，为经络之海。其浮而外者，循腹右上行，会于咽喉，别而络唇口。血气盛则充肤热肉，血独盛则澹渗①皮肤，生毫毛。妇人有余于气，不足于血，

---

① 澹渗：指血液慢慢渗渍皮肤。"澹"通"淡"。明·屠隆《考槃馀事·帖笺》"（戏鱼堂帖）澹墨拓尤佳"，《遵生八笺·燕闲清赏笺·论历代碑帖》作"淡墨拓尤佳"，为异文相证。淡，义为味道不浓，引申为色彩淡等；而澹则义为水波起伏貌，并无淡的义项，故仅古音相同而通假。"澹渗"即"淡渗"。

以其数脱血也。冲任之脉，不荣口唇，故须髭①不生。

灵枢行针篇

阴阳和调，而血气淖泽滑利，故针入而气出，疾而相逢也。

多阴而少阳，其气沉而气往难，故数刺乃知也。

其气逆，与其数刺病益甚者，非阴阳之气，浮沉之势也。此皆粗之所败，工之所失。营气主沉，卫气主浮，刺卫当浅，刺营当深，针入而气逆者，特以宜浅反深，宜深反浅也。

灵枢上膈篇

气为上膈者，食饮入而还出。因于气，则病在上，故食饮一入，实时还出。夫气有虚实，实而气壅，则食无所容。虚而气寒，则食不得化，皆令食入即出也。虫为下膈，下膈者，食晬②时乃出。因于虫，则病在下，下文详言之。喜怒不适，食饮不节，寒温不时，则寒汁流于肠中。流于肠中则虫寒，虫寒则积聚，守于下管，脘同。则肠胃充廓，卫气不营，邪气居之。凡伤胃气，则阳虚而寒汁流于肠中，虫寒不行，则聚于下脘，而肠胃充满也。卫气，脾气也。脾气不能营运，故邪得聚而居之。人食则虫上食，虫上食则下管虚，下管虚则邪气胜之，积聚以留，留则痈壅同。成，痈成则下管约。邪气乘虚留聚，以致壅于下脘，要约不行，则亦因阳气之虚于下，故食入，周时复出也。其痈在管内者，即而痛深，其痈在外者，则痈外而痛浮，痈上皮热。管之内外，即言下脘也。

---

① 髭（zī 资）：嘴上边的胡子。《灵枢·阴阳二十五人》："血气盛，则髭美。"

② 晬（zuì 最）：一昼夜；一整日。《灵枢·寿夭刚柔》："每渍，必晬其日。"

邪伏于中，故热见于皮肉之上。

微按其痏，视气所行，察其气所，必由以刺之也。先浅刺其傍，稍内益深；还而刺之，毋过三行，先以泄其流行之邪，后刺其所病之正穴，以拔其积聚之本，但至再三而止，不可过也。察其浮沉，以为深浅。已刺必熨，令热入中，日使热内，邪气益衰，大痏乃溃。散也。伍以参禁，以除其内；恬憺①无为，乃能行气。几食息起居，必参伍宜否，守其禁以除内之再伤，又必恬憺无为，以养其气，则正气乃行，而邪气可散。盖膈症最为难愈，故当切戒如此。后以咸苦化谷乃下矣。咸从水化，可以润下软坚。苦从火化，可以温胃，故皆能下谷也。下膈一症，有食入，周日复出，而不止晬时者，有不因虫蜜，而下焦不通者矣。此篇特言虫蜜者，盖亦下膈之一症耳。

灵枢忧恚无言

咽喉者，水谷之道也。喉咙者，气之所以上下者也。人有二喉，一软一硬，软者居后，是谓咽喉。硬者居前，是谓喉咙。喉主天气，咽主地气。会厌者，音声之户也。喉间是薄膜周围会合，上连悬雍。咽喉入息之道得以不乱者，赖其遮厌，故谓之会厌，能开能阖②，声由以出，故谓之户。口唇者，音声之扇也。唇启则声扬，故谓之扇。舌者，音声之机也。舌动则音生，故谓之机。悬雍垂者，音声之关也。此即悬而下垂者，俗谓之小舌，当气道之冲，为喉间要会，故谓之关。颃颡者，分气之所泄也。颃颡，即颈中之喉颡，当咽喉之上，悬雍之后，张口可见者也。颡前有窍，息通于鼻，

---

① 恬憺（tiándàn 田淡）：安然；恬静。《素问·上古天真论》："恬憺虚无，真气从之。"

② 阖（hé 何）：关闭；封闭。《素问·生气通天论》："开阖不得，寒气从之，乃生大偻。"

故为分气之所泄。**横骨者，神气所使，主发舌者也。**横骨即喉上之软骨，下连心肺，故为神气所使。上连舌本，故主举发舌机。**故人之鼻洞涕出不收者，颃颡不开，分气失也。**鼻洞者，涕液流泄于鼻也。颃颡之窍不开，则清气不行，清气不行，则浊液聚而下出，由于分气之失职也。**是故厌小而疾薄，则发气疾；**速也。**其开阖利，其出气易；其厌大而厚，则开阖难，其气出迟，故重言也。**重言，言语蹇涩之谓。**人卒然无音者，寒气客于厌，则厌不能发，发不能下，至其开阖不致，不能也。故无音。**寒气客于会厌，则气道不利，既不能发纵而高，又不能低抑而下，开阖俱有不便，故卒然失音。此下言刺法。**足之少阴，上系于舌，络于横骨，终于会厌。两泻其血脉，**刺两足之太溪穴。**浊气乃辟。**辟，开也。观此节之义，凡有虚劳而渐致失音者，亦属肾经，其治当同此法。**会厌之脉，上络任脉，取之天突，其厌乃发也。**天突为阴维任脉之会，取治暴喑。

灵枢寒热篇

寒热瘰疬在于颈腋者，此皆鼠瘘，有。**寒热之毒气也，留于脉而不去者也。**瘰疬，一名鼠瘘疮，生于颈腋间，乃阳明、少阳两经之所属。**鼠瘘之本，皆在于藏，其末上出于颈腋之间，其浮于脉中，而未内著于肌肉，而外为脓血者，易去也。从其本引其末，**此谓治法，去其致之之本，则外见之末，自可引而衰也。**审按其道以予之，**予，与之针也。**徐往徐来以去之，其小如脉**①**者，**初起也。**一刺知，三刺而已。**《骨空论》曰：刺寒府。

---

① 脉：通"麦"。麦粒儿。"脉""麦"之古音在李学川时期的辨音标准音韵工具书中声韵均同，故音同可通。《灵枢·寒热》《类经》《景岳全书》等均作"麦"，是其异文相证。

灵枢邪客篇

持针纵舍奈何？纵言从缓，舍言弗用也。必先明知十二经脉之本末，皮肤之寒热，脉之盛衰滑涩。其脉滑而盛者，病日进；虚而细者，久以持；大以涩者，为痛痹。此言病气之盛，及元气之虚者，皆难取速效，当从缓治，以渐除之者也。阴阳如一者，病难治。表里俱伤，血气皆败者，是为阴阳如一，刺之必反甚，当舍而勿刺也。其本末尚热者，病尚在；胸腹藏府为本，经络四肢为末。尚热者，余邪未尽也，宜从缓治。其热已衰者，其病亦去矣。可舍针也。持其尺，察其肉之坚脆、小大、滑涩、脉形。寒温、燥湿。体气。因视目之五色，以知五藏而决死生。目为五藏六府之精。视其血脉，视陷下与否。察其色，察血脉之五色。以知其寒热痛痹。如是可以行持针纵舍之法。

持针之道，欲端以正，安以静，先知虚实，而行疾徐。左指执骨，右手循之，无与肉裹①；针入必中其穴，故无与肉裹。泻欲端以正，补必闭肤，辅针导气，邪得淫泆，真气得居。此持针纵舍之道也。

肺心有邪，其气留②于两肘；在肺则尺泽，在心则少海之次。留，当作流，下同。肝有邪，其气留于两腋；期门、渊腋等穴之次。脾有邪，其气留于两髀；脾与胃合，其脉皆自胫股上，出冲门、气冲之间，故邪气留于髀跨者，为脾经之病。肾有邪，其气留于两腘。肾与膀胱为表里，其经皆出膝后阴谷、委中之间，故邪气留

---

① 肉裹：指针刺时不能用力过猛，以致病人肌肤收缩，发生滞针等情况。

② 留：通"流"。《张家山汉墓医简·脉书·阴阳脉死候乙本》："夫留水不腐，户枢不蠹。"《太素·寒热·虫痈》："则寒热流于肠中，流于肠中即虫寒。"

于两胭者，为肾经之病。**凡此八虚者，皆机关之室，真气之所过，血络之所游，邪气恶血，固不得住留，住留则伤经络，骨节机关，不得屈伸，故病①挛也。**两肘、两腋、两髀、两胭，皆筋骨之隙，气血之所流注者，故曰八虚。正气居之则为用，邪气居之则伤经络机关，而屈伸不利，此八虚可候五藏也。机，枢机也。关，要会处也。室，犹房室也。

灵枢论疾诊尺

诊目痛，赤脉从上下者，太阳病；从下上者，阳明病；从外走内者，少阳病。

灵枢刺节真邪篇

刺有五节：一曰振埃，二曰发朦，三曰去爪，四曰彻衣，五曰解惑。

振埃者，刺外去阳病也。振埃，犹振落尘埃，故取其外经，可以去阳病也。**阳气大逆，上满于胸中，愤䐜②肩息，大气逆上，喘喝坐伏，病恶埃烟，饐③**古噎字。**不得息，**皆阳邪在上之症。**取之天容。**手太阳。**其咳上气穷诎**音"屈"。**胸痛者，取之廉泉，**任脉。**血变而止。**

---

① 痀：通"拘"。《针灸甲乙经·八虚受病发拘挛》作"拘"，正是异文相证。"痀"为多音字，又音jū（居），与"拘"同音。稽之古音，于岜亦谓"并谐'句'声（指韵）"，而声纽则分属见纽与溪纽，为旁纽，故完全可通假。

② 䐜（chēn 瞋）：气胀。《素问·阴阳应象大论》："浊气在上，则生䐜胀。"

③ 饐（yē 耶）："饐（噎）"的古讹字。食物等阻塞喉咙。《字汇·食部》："饐，《黄帝灵枢经》：'饐不得息。'"又，《正字通·食部》："饐，饐（噎）字之讹（讹）。"

发朦者，刺府输，去府病也。发朦，如去其蒙蔽也。耳无所闻，目无所见。刺此者，必于日中，阳王[1]气行之时。刺其听宫，中其眸子，听宫，手太阳脉也，与目相通，故能中其眸子，刺之而声应于耳，乃其穴也。刺邪以手坚按其两鼻窍，而疾偃，卧。其声必应于针也。

去爪者，刺关节肢络也。去爪，犹脱去余爪，故取关节肢络，可以去血道不通之病。

腰脊者，身之大关节也。肢胫者，人之管键也。以趋翔也。

茎垂者，前阴宗筋。身中之机，可见命门元气盛衰。阴精之候，精由此泄。津液之道也。故饮食不节，喜怒不时，津液内溢，乃下流于睾，血道不通，日大不休，俯仰不便，趋翔不能。此病荥然有水，不上不下，铍石所取，形不可匿，常不得蔽，不可蔽匿等症，即癫疝之类，常察在何经，以取其关节肢络。故命曰去爪。

彻衣者，尽刺诸阳之奇输也。阴气不足则内热，阳气有余则外热。内热相搏，热于怀炭，外畏绵帛近，不欲衣。不可近身，畏气。又不可近席。憎衣。腠理闭塞，则汗不出，舌焦，唇稿[2]腊干，嗌燥，饮食不让美恶。取之天府、手太阴经。大杼、中膂，俱足太阳。以去其热；补足手太阴，大都、太渊。以出其汗。热去汗稀，此治伤寒邪热之类也。疾于彻衣。言病除之速有如彻去衣服也。

解惑者，尽知调阴阳，补泻有余不足，相倾移也。解惑、犹

<hr>

① 王：后作"旺"。
② 稿：通"槁"。干枯。《灵枢·刺节真邪》《太素·五邪刺》作"槁"正是异文相证。书证如《说文通训定声·小部》："稿，叚（假）借为槁。"用例如《遵生八笺·尘外遐举笺·披衣》："形若稿骸，心若死灰。"

解其迷惑，故在尽知阴阳，调其虚实，可以移易其病也。大风在身，血脉偏虚，轻重不得，颠倒无常，甚于迷惑。此即中风之类。泻其有余，补其不足，阴阳平复。用针若此，疾于解惑。

阴阳者，寒暑也。热则滋雨而在上，地气上蒸。根荄①少汁，物之气亦不在下而在上。人气在外，皮肤缓，腠理开，血气减，汗大泄，皮②淖泽；以人身论之，其气之在表者如此。寒则地冻水冰，天地气寒。人气在中，皮肤致，腠理闭，汗不出，血气强，肉间涩。当是之时，善行水者，不能往水；水成冰，故不能使之往流。善穿地者，不能凿冻；地正冻，故不能凿。善用针者，亦不能取四厥；四肢厥逆。血脉凝结，坚搏不往来者，亦未可即柔。故行水者，必待天温，冰释冻解，而水可行，地可穿也。人脉犹是也。治厥者，必先熨调，和其经，掌与腋、肘与脚、项与脊以调之，火气已通，血脉乃行，然后视其病，脉淖泽者，刺而平之；坚紧者，破而散之，气下乃止。此所谓以解结者也。

上寒下热，阳虚于上，而实于下也。先刺其项太阳，久留之，大杼、天柱等穴，留其针而补之。已刺则熨项与肩胛，令热下合乃止，此所谓推而上之者也。刺后当温熨肩顶之间，候其气至，上热与下相合，乃止其针，此推其下者而使之上也。

上热下寒，阳实于上而虚于下也。视其虚脉而陷之于经络者取之，此所谓引而下之者也。当视其虚陷之经，取而补之，使其阳气下行而后止，此引而下之之谓也。

大热遍身，狂而妄见妄闻妄言，视足阳明及大络取之，虚

---

① 荄（gāi该）：草根，引申为植物的根。《素问·移精变气论》："十日不已，治以草苏草荄之枝。"《文子·符言》："故羽翼美者，伤其骸骨；枝叶茂者，害其根荄；能两美者，天下无之。"

② 皮：《灵枢·刺节真邪》同，而《太素·五邪刺》作"肉"，义同。

者补之，血而实者泻之。因其偃卧，居其头前，以两手四指挟按颈动脉①，即人迎、大迎处。久持之，卷而切推，下至缺盆中，而复止如前，热去乃止。此所谓推而散之也。三阳在头，故可独取人迎而推散其热也。

真气者，所受于天，与谷气并而充身者也。真气，即元气也。

正气者，正风也，从一方来，非实风，又非虚风也。风得时之正者，是为正风故。又曰：正气从一方来者，谓正风、实风，本同一方也。然正风之来，徐而和；实风之来，暴而烈，故与虚风对言也。

邪气者，虚风之贼伤人也，其中人也深，不能自去。从冲后来者为虚风，详九宫八风。

正风者，其中人也浅，合而自去，其气来柔弱，不能胜真气，故自去。谓邪与正合，而正胜之，故自去。

虚邪之中人也，洒淅动形，起毫毛而发腠理。其入深，内搏于骨，则为骨痹；搏于筋，则为筋挛；搏于脉中，则为血闭不通，则为痈；搏于肉，与卫气相搏，阳胜者则为热，阴胜者则为寒。寒则真气去，去则虚，虚则寒搏于皮肤之间，阳胜则热，阴胜则寒，皆邪气也。独曰：寒则真气去。盖气属阳，人以气为主，寒胜则阳虚，所重在气也。其气外发，腠理开，毫毛摇，气往来行则为痒，留而不去则痹。卫气不行，则为不仁。邪之在表者，其气外发，或腠理开，则汗为不敛，或毫毛动摇则毛悴而败，或气往来行，则流而为痒，或邪留不去，则痛而为痹。若卫气受伤，虚而不行，则不知痛痒，是谓不仁。

虚邪偏客于身半，其入深，内居营卫，营卫稍衰，则真气

---

① 动脉：原作"脉动"，据《灵枢·刺节真邪》《太素·五邪刺》等乙正。

去，邪气独留，发为偏枯。其邪气浅者，脉偏痛。

虚邪之入于身也深，寒与热相搏，久留而内着，寒胜其热，则骨疼肉枯；伤于阳也。热胜其寒，则烂肉腐肌为脓，伤于阴也。内伤骨，内伤骨为骨蚀。最深者，内伤于骨，是为骨蚀，谓侵蚀及骨也。有所疾前筋，筋屈不得伸，邪气居其间而不反，发为筋溜①；言疾有始于筋者，筋初着邪，则筋屈不得伸。若久居其间而不退，则发为筋溜，有所流注而结聚于筋也，即赘瘤之属，下仿此。有所结，气归之，卫气留之，不得反，津液久留，合而为肠溜。邪有所结，气必归之，故致卫气失常，留而不反，则稽积于中，流注于肠胃之间，乃结为肠溜。久者数岁乃成，以手按之柔。已有所结，气归之，津液留之，邪气中之，凝结日以易甚，连以聚居，为昔瘤，其始按之虽柔，或上或下，已有所结，及其久也，气渐归之，津液留之，复中邪气，则易于日甚，乃结为昔瘤。昔瘤者非一朝夕之谓。以手按之坚。有所结，深中骨，气因于骨，骨与气并，日以益大，则为骨疽。又有按之而坚者，其结日大，名为附骨疽也。有所结，中于肉，宗气归之，邪留而不去，有热则化而为脓，无热则为肉疽。宗，大也。以阳明之气为言。邪留为热，则溃腐肌肉故为脓，无热则结为粉浆之属，聚而不散是为肉疽。凡此数气者，其发无常处，而有常名也。

灵枢卫气行

岁有十二月，日有十二辰，子午为经，卯酉为纬。天象定者为经，动者为纬，子午当南北二极，居其所而不移，故为经。卯酉常

---

①　筋溜："溜"通"瘤"。"筋溜"即"筋瘤"，类似于现代医学之静脉曲张，好发于下肢。《针灸甲乙经·寒气客于经络之中发痈疽风成发厉浸淫》作"筋瘤"正是异文相证。

东升西降，列宿周旋无已，故为纬。天周二十八宿，而一面七星，四七二十八星。东方：角、亢、氐、房、心、尾、箕，北方：斗、牛、女、虚、危、室、壁，西方：奎、娄、胃、昴、毕、觜、参，南方：井、鬼、柳、星、张、翼、轸，是为四七二十八星。房昴为纬，房在卯，昴在酉。虚张为经。虚在子，张在午。是故房至毕为阳，其位在卯、辰、巳午、未申。昴至心为阴。其位在酉戌、亥子、丑寅。阳主昼，阴主夜。故卫气之行，一日一夜五十周于身，昼日行于阳二十五周，自足太阳经至手阳明经，详见下文。夜行于阴二十五周，周于五脏①。按：经言自足少阴经而行手少阴经、手太阴经、足厥阴经、足太阴经，此独遗手厥阴经，当于他篇参详。岁当作藏，谓天之阳主昼，人之阳主府，故卫气昼则行于阳分二十五周。天之阴主夜，人之阴主藏，故夜则周于五藏。

是故平旦阴尽，阳气出于目。睛明穴。目张则气上行于头，循项下足太阳，循背下至小指之端，至阴穴。其散者，别于目锐眦，下手太阳，下至手小指之间外侧。少泽穴。其散者，别于目锐眦，瞳子髎。下足少阳，注小指次指之间。窍阴穴。以上循手少阳之分侧，下至小指次指。之间。关冲穴。别者以上至耳前，合于颔脉，承泣、颊车之分。注足阳明，以下行至跗上，入次指之间。厉兑穴。其散者，从耳下下手阳明，入大指次指。之间，入掌中。其至于足也，入足心，出内踝，下行阴分，复合于目，故为一周。

灵枢九针篇

夫圣人之起天地之数也、一而九之，故以立九野。九而九

---

① 脏：原作"岁"，据《灵枢·卫气行》《针灸甲乙经·气息周身五十营四时日分漏刻》《黄帝内经太素·卫五十周》及上下文改。

之，九九八十一，以起黄钟数焉，以针应数也。

一者天也。天者阳也。五藏之应天者肺，肺者，五藏六府之盖也。皮者，肺之合也，人之阳也。故为之治针，必以大其头而锐其末，令毋得深入而阳气出。所用在浅，但欲出其阳邪耳。

二者地也。人之所以应土者，肉也。故为之治针，必筩①其身而圆②其末，令毋得伤肉分，伤则气得竭。

三者人也。人之所以成生者，血脉也。故为之治针，必大其身而圆其末，令可以按脉勿陷，以致其气，令邪气独出。用在按脉致气以出其邪，勿得过深陷于血脉之分也。

四者时也。时者，四时八风之客于经络之中，为瘤病者也。瘤，留也。故为之治针，必筩其身而锋其末，令可以泻热出血，而瘤病竭。

五者音也。音者冬夏之分，分于子午。阴与阳别，寒与热争，两气相搏，合为痈脓者也。故为之治针，必令其末如剑锋，可以取大脓③。

六者律也。律者调阴阳四时，而合十二经脉，虚邪客于经络而为暴痹者也。故为之治针，必令尖如牦，毫同。且圆且锐，中身微大，以取暴气。

七者星也。星者人之七窍④。邪之所客于经，而为痛痹，

---

① 筩（tǒng 桶）："筒"的古字。此处引申为使（针身）像竹筒那样圆直。马莳《灵枢注证发微》："筒以竹为主，其体直，故谓直为筒。"

② 圆：为字根"员"的后起区别字，《灵枢·九针》作"员"，乃其异文相证。

③ 脓：此下《针灸甲乙经·九变十二节五刺五邪》有"出血"二字，与《素问·针解》篇王注相合。

④ 人之七窍：《类经·针刺类·九针》注："七以法星，而合于人之七窍，举七窍之大者言，则通身空窍皆所主也"，说本《老子》。

舍于经络者也。故为之治针，令尖如蚊虻喙，静以徐往，微以久留，正气因之，真邪俱往，出针而养者也。用在微细徐缓，渐散其邪，以养真气。

八者风也。风者，人之股肱八节也。八正之虚风①，八风伤人，内舍于骨解腰脊节腠理之间为深痹也。故为之治针，必长其身，锋其末，可以取深邪远痹。

九者野也。野者，人之节解皮肤之间也。淫邪流溢于身，如风水之状，而溜不能过于机关大节者也。故为之治针，令小大如挺。其锋微圆，以取大气之不能过于关节者也。九针图在卷三。

身形之应九野也，左足应立春，其日戊寅己丑。此左足应艮宫，东北方也。立春后，东北节气也。寅丑二日，东北日辰也，故其气皆应于艮宫。然乾坤艮巽，四隅之宫也。震兑坎离，四正之宫也。土王于四季，故四隅之宫皆应戊己，而四震之宫各有所王，后仿此。

左胁应春分，其日乙卯。此左胁应正宫，正东方也。春分后，正东节气也。乙卯日，东方之正也，故其气皆相应。

左手应立夏，其日戊辰己巳。此左手应巽宫，东南方也。立夏后，东南节气也。戊辰己巳，东南日辰也，故其气皆相应。

膺喉首头应夏至，其日丙午。膺喉首头，应离宫正南方也。夏至后，正南节气也。丙午日，南方之正也，故其气皆相应。

右手应立秋，其日戊申己未。此右手应坤宫，西南方也。立秋后，西南节气也。戊申己未，西南日辰也，故其气皆相应。

右胁应秋分，其日辛酉。此右胁应兑宫，正西方也。秋分后，

---

① 八正之虚风：八正，指立春、立夏、立秋、立冬、春分、秋分、夏至、冬至八个节气；虚风，即四时八节反常的气候。

正西节气也。辛酉日，西方之正也，故其气皆相应。

右足应立冬，其日戊戌己亥。此右足应乾宫，西北方也。立冬后，西北节气也。戊戌己亥，西北日辰也，故其气皆相应。

腰尻①下窍应冬至，其日壬子。此腰尻下窍应坎宫，正北方也。冬至后，正北节气也。壬子日，北方之正也，故其气皆相应。

六府膈下三藏应中州，其大禁，大禁太乙②所在之日，及诸戊己。此膈下，应中宫也。膈下，腹中也。三藏，肝脾肾也。六府三藏，俱在膈下腹中，故应中州。其大禁者，在太乙所在之日，及诸戊己日，盖戊己属土，虽寄王于四季，而实为中宫之辰，故其气应亦如太乙，即冬至居叶蛰宫四十六日，立春居天留宫四十六日之类是也。张景岳曰：《九宫八风》篇止言八宫，而不及中宫，此节乃言中宫太乙所在之日，意者于八宫太乙数中，凡值四季土王用专之日，即中宫太乙之期也。惟博者正之。

凡此九者，九宫。善候八正所在之处，八正，即八方王气之所在，太乙之谓也。九宫定则八正之气可候矣。所主左右、上下身体有痈肿者。欲治之，无以其所直之日溃治之，是谓天忌日③也。太乙所在天忌图在卷三。

---

① 尻（kāo）：臀部。《素问·痹论》："尻以代踵。""腰尻下窍"即肛门。

② 乙：通"一"，象数，构成自然界最基本的数之一。"太乙"即"太一"，指宇宙万物的本原、本体（一生二，二生三，三生万物，故称"太一"之象数）。《灵枢·九针论》"乙"作"一"即为异文相证。又《庄子·天下》："建之以常无有，主之以太一。"成玄英疏："太者广大之名，一以不二为称。言大道旷荡，无不制围，括囊万有，通而为一，故谓之太一也。"此处"太乙所在之日"是指四时交换八节那一天，即太一移居于各宫之日。

③ 天忌日：指根据节气、时令所定出的不适宜针刺的日期。据此制作出的图示称为"天忌图"。

灵枢痈疽篇

寒邪客于经络之中则血涩①，血涩则不通，不通则卫气归之，不得复反，故痈肿。言其留聚不散也。寒气化为热，热胜则腐肉，肉腐则为脓，脓不泻则烂筋，筋烂则伤骨，骨伤则髓消，不当骨空，不得泄泻，血枯空虚，则筋骨肌肉不相荣，经脉败漏，熏于五藏，藏伤故死矣。痈毒由浅至深，伤藏则死，如下文所云。

痈发于嗌中，名曰猛疽。猛疽不治，化为脓，脓不泻，塞咽，半日死。其化为脓者，泻则合豕膏②，冷食，三日已。猛疽，言为害之急也。若脓已，泻当服豕膏可以愈之，即猪脂之练净者也。

发于颈，前颈也。名曰夭疽。其痈大以赤黑，毒甚也。不急治，则热气下入渊腋，前伤任脉，内熏肝肺，熏肝肺，十余日而死矣。

阳气大发，邪热之甚也。消脑留项，名曰脑烁。其色不乐，伤乎神也。项痛而如刺以针，毒之锐也。烦心者，死不可治。邪犯其藏，故不可治。

发于肩及臑，名曰疵痈③。其状赤黑，急治之，此令人汗

① 涩：《灵枢·痈疽》作"泣"，"泣"通"涩"，指血行凝阻不顺畅。此处"涩"与《灵枢·痈疽》作"泣"正为异文相证。训诂书证如《六书故·地理三》："泣，萱曰又与'涩'通。"用例如《丹溪心法·治病必求于本》："血气凝泣，病生于经脉者，治以熨药。"

② 豕膏：熬制纯净的猪油。张介宾《类经》释："豕膏，即猪油之烁净者也。"

③ 疵（cī）痈：发于肩及臑的毒疮，一般不累及脏腑。《医宗金鉴·外科心法要诀·肩部》"肩疵痈发正肩中，疽硬黑陷痈肿红"原注："此疽生于肩中廉，属三焦、胆二经，红活高肿，一名疵痈，坚硬平塌，为肩中疽。"张志聪灵枢集注释："此痈浮浅如疵，在皮毛而不害五脏。"

出至足，不害五藏。痛发四五日逞焫之。逞，疾也。焫，艾炷也。

发于腋①下赤坚者，名曰米疽。治之以砭石，欲细而长，疏砭之，涂以豕膏，六日已，勿裹之。其痈坚而不溃者，为马刀挟缨，急治之。此即瘰疬也。挟缨，《经脉》篇作侠瘿。

发于胸，名曰井疽。其状如大豆，三四日起，不早治，下入腹，不治，七日死矣。发于胸者，能熏心肺，若不早治，而使之入腹，毒尤甚矣，故死期之速如此。

发于膺，名曰甘疽。色青，其状如谷实栝蒌。即栝楼②也，言痈所结聚，形如谷实之累累，栝楼之软而不溃，中有所蓄如子也。此症延绵难愈，盖即乳痈之属。

发于胁，名曰败疵。败疵者，女子之病也。灸之，其病大痈脓，治之，其中乃有生肉，大如赤小豆，锉蔆𧄍③草根各一升，以水一斗六升煮之，竭为取三升，则强饮，厚衣坐于釜上，令汗出至足已。蔆，芰也。𧄍，连𧄍也。二草之根，俱能解毒，故各用一升，大约古之一升，得今之三合有零。以水一斗六升，煮取三升，俱折数类此。

发于股胫，大股也。名曰股胫疽。其状不甚变亦形不显也。而痈脓搏骨，言脓着于骨，今人所谓贴骨痈也。不急治，三十日死矣。

发于尻，名曰锐疽。其状赤坚大，急治之，不治，三十日

---

① 腋：原作"胁"，据《灵枢·痈疽》《黄帝内经太素》《黄帝内经灵枢集注》等改。

② 栝楼：楼，通"蒌"。"栝楼"即"栝蒌"，中药瓜蒌的异称。异文佐证如《伤寒》《金匮》《圣惠方》方之"楼"，《永类钤方》《普济方》则作"蒌"。

③ 蔆（líng 灵）𧄍：蔆，菱角，根能清热发汗。𧄍，连翘。《类经·疾病类·痈疽》："蔆，菱也；𧄍，连翘也。二草之根，俱能解毒。"

死矣。

发于股阴，名曰赤施。不急治，六十日死。在两股之内，不治，十日而当死。股阴，大股内侧也，当足太阴箕门、血海，及足厥阴五里、阴包之间，皆阴气所聚之处，故不治则死。若两股俱病，则伤阴之极，其死尤速。

发于膝，名曰疵痈。其状大痈，色不变，寒热如坚石，勿石，石之者死，须其柔，乃石之者生。膝痈未成而石之者，伤其筋之府，故致于死。若柔，则脓成矣，砭之无害也。

诸痈疽之发于节而相应者，不可治也。发于阳者百日死；发于阴者三十日死。诸节者，神气之所游行出入也，皆不宜有痈毒之患，若其相应，则发于上而应于下，发于左而应于右，其害尤甚，为不可治。然发于三阳之分者，毒浅在府，其死稍缓。发于三阴之分者，毒深在藏，不能出一月也。

发于胫，名曰兔啮。其状赤至骨，急治之，不治害人也。兔啮，如有所啮伤也。

发于内踝，名曰走缓。其状痈也，色不变，数石其输，而止砭其所肿之处也。其寒热，不死。

发于足上下，名曰四淫。其状大痈，急治之，百日死。阳受气于四末，而大痈淫于其间，阳毒之盛极也，当急治。否则真阴日败，故逾三月而死。

发于足傍，名曰厉痈。其状不大，初如小指发，急治之，去其黑者，不消辄益。谓初如小指而不治，则日以益大也。不治，百日死。

发于足指，名曰脱痈。其状赤黑，死不治，不赤黑不死。不衰，急斩之，不则死矣。痈发于足者，多为凶候。至于足指，皆六井所出，而痈色赤黑，其毒尤甚。若无衰退之状，则急当斩去其指，庶得保生，否则毒气连藏，必至死矣。

荥①卫稽留于经脉之中，则血涩而不行，不行则卫气从之而不通，壅遏而不得行，故热。大热不止，热胜则肉腐，腐则为脓。然不能陷，骨髓不为焦枯，五藏不为伤，故命曰痈。此辨痈之浮浅，在表也。

热气淳盛，下陷肌肤，筋髓枯，内连五藏，血气竭。当其痈下，筋骨良肉皆无余，故命曰疽。此言疽之毒深，故内连五藏，外败筋骨良肉也。疽者，上之皮夭以坚，上如牛领之皮。言皮色黑黯不泽也。痈者，其皮上薄以泽。此其候也。

---

① 荥：通"营"，营气，水谷之精气。《脾胃论·大肠小肠五脏皆属于胃胃虚则俱病论》："大肠小肠受胃之荥气，乃能行津液于上焦。"

卷二　灵素经文

素问生气通天论

阳气者，若天与日，失其所，则折寿而不彰。日不明，则万物不彰。人无阳，则夭折不寿。故天运当以日光明，日，即阳也，阳即明也。是故阳因而上，卫外者也。人以阳为卫。欲如运枢，昼夜五十度营行于身。起居如惊，神气乃浮。若于起居之时，烦扰如惊，则神气浮散而不固。旧本欲如运枢上有因于寒三字今从吴注移在下。因于寒，体若燔炭，汗出而散；伤于寒，则为病热在表者，汗以散之。旧本体若燔炭二句，在静则多言下，今从吴注移此。因于暑，汗，烦则喘喝，静则多言。暑先入心，而热熏肺，故多汗，烦则喘，大声呼喝，静者多言而无次。因于湿，首如裹，昏重也。湿热不攘，除也。大筋緛①音软。短，小筋弛弛同。长。緛短为拘，弛长为痿。湿郁而热，大筋连于骨肉，受热则缩而短，故病拘挛。小筋络于骨外，得湿则引而长，故病痿弱。因于气，为肿，气道壅滞，故为浮肿。四维相代，阳气乃竭。四维，四肢也。相代，更迭而病也。竭，尽也。二句总结上文。阳气者，烦劳则张，精绝辟积于夏，使人煎厥。烦扰乎阳，则气张大而火炎，故令精绝，春令邪辟之气积至夏月火旺，而精益亏，孤阳厥逆，故曰煎厥。上文言阳气不固，外邪伤之，此下言起居不节，致伤阳气也。目盲不可以视，耳闭不可以听，肾之精为瞳子，耳为肾窍，精绝于内，故见证若此。

---

① 緛（ruǎn 软）：拘缩；收缩。《素问·五常政大论》"其动緛戾拘缓"，王冰注："缩短也。"

溃溃乎若坏都，汩汩音骨。乎不可止。都，防水隄①也。阳气者，大怒则形气绝，而血菀音郁。于上，使人薄厥。阳气贵充和，若大怒则伤形气，气逆于旰②，故血妄行，而菀积于上焦也，相迫曰薄气，逆曰厥，气血俱乱，故为薄厥。有伤于筋，纵，其若不容。纵缓不收，若难为容止。汗出偏沮，湿也。使人偏枯；身常汗出半边者，气血有所偏沮，久则卫气不固，营气失守，故为偏枯，即半身不遂也。汗出见湿，乃生痤痱。音锄沸。汗出则玄府开，若湿留肤腠，甚者为痤，微者为痱。痤，小疖也。痱，瘾疹也。高梁膏粱同。之变，足主③大丁，疔同。受如持虚。足，能也。膏粱美食，内多滞热，其变能生大丁，感发最易，如持空器以受物也。劳汗当风，寒薄为皶，音渣。郁乃痤。形劳汗出，凄风寒气薄之，液凝于肤腠为皶，即粉刺也。若郁而稍重，乃或痤。阳气者，精则养神，柔则养筋。内化精微养于神，外为津液柔于筋。开阖不得，寒气从之，乃生大偻。音吕。开，谓皮肤发泄。阖，谓玄府封闭。若为寒所袭，阳气受伤，不能柔筋，形为偻俯矣。陷脉为瘘，音陋。留连肉腠。寒气自筋络而陷入脉中，发为疡瘘，留结腠理。俞气化薄，传为善畏，及为惊骇。寒气流于经俞，气化薄于藏府，则为恐畏惊骇。此阳气被伤，不能养神也。营气不从，逆于肉理，乃生痈肿。营行脉中，邪气陷脉，则不顺而逆于肉理，血郁热聚，故为痈肿。魄汗未尽，形弱而气烁，穴俞已闭，发为风疟。魄，阴也，汗由阴液，故曰魄汗。汗出未止，形弱气消，风寒薄之，穴俞随闭，邪留为疟，以所病在风，故名风疟。故风者，百病之始也。清静则肉腠闭拒，

---

① 隄（dī 低）：同"堤"。堤坝，挡水的高岸。《温病条辨·杂说》："有用塞者，崇隄防也。"

② 旰（gàn 赣）：晚；天晚。《说文·日部》："旰，晚也。"

③ 主：《素问》作"生"，义长。

虽有大风苛毒，弗之能害，此因时之序也。清静之道，在因四时之气序，而为调摄。

是以春伤于风，邪气留连，乃为洞泄。风摇木胜，即病者为外感。若邪气留连日久，克制脾土，故为洞泄。夏伤于暑，秋为痎疟。暑邪伏而不发，延至秋凉外束，则寒热交争而为痎疟。秋伤于湿，上逆而咳，发为痿厥。湿土用事于长夏之末，故秋伤于湿也。然秋气通于肺，湿郁成热，则气逆而为咳嗽。湿伤筋，筋弛长则为痿，阳不能胜湿则为厥。冬伤于寒，春必温病。冬伤寒邪，不即病者，寒毒藏于阴分，至春时阳气上升，则变为温病。四时之气，更伤五藏。风暑寒湿迭相胜负，故四时之气，更伤五藏之和也。然五藏内隐阴气也，惟内不守，而后外邪得以犯之。

素问金匮真言论

平旦至日中，天之阳，阳中之阳也；日中至黄昏，天之阳，阳中之阴也；合夜至鸡鸣，天之阴，阴中之阴也；鸡鸣至平旦，天之阴，阴中之阳也。一日之气，自卯时日出地上为昼，天之阳也。自酉时日入地中为夜，天之阴也。然于阴阳之中，复有阴阳如此。故人亦应之。夫言人之阴阳，则外为阳，内为阴；言人身之阴阳，则背为阳，腹为阴；言人身之藏府中阴阳，则藏者为阴，府者为阳：肝、心、脾、肺、肾，五藏皆为阴，胆、胃、大肠、小肠、膀胱、三焦，六府皆为阳。故背为阳，阳中之阳，心也；背为阳，阳中之阴，肺也；腹为阴，阴中之阴，肾也；腹为阴，阴中之阳，肝也；腹为阴，阴中之至阴，脾也。此皆阴阳、表里、内外、雌雄相输应也，故以应天之阴阳也。

素问阴阳应象大论

阴阳者，天地之道也，天生于动，地生于静。万物之纲纪，总之为纲，周之为纪。**变化之父母，**物生谓之化，物极谓之变，皆阴阳之所生，故为父母。**生杀之本始，**本，根本。始，终始也。**神明之府也。**神，变化不测也。明，三光著象也。府所以藏物也，神明出于阴阳，故阴阳为神明之府。**治病必求于本。**天地万物，变化生杀，而神明者，皆本于阴阳，病所从生，皆不外阴阳二气，或本于阴，或本于阳，必求其故而施治也。

故积阳为天，积阴为地。**阴静阳躁，阳生阴长，阳杀阴藏。**阳不独立，必得阴而后成，如阳和发生，雨露长养，是阳生阴长也。阴不自专，必因阳而后行，如寒列闭藏，风霜肃杀，是阳杀阴藏也。**阳化气，**阳动而散。**阴成形。**阴静而疑。**寒极生热，热极生寒。**阴极则阳生，阳极则阴生。**寒气生浊，热气生清。**寒气凝滞，故生浊阴。热气升散，故生清阳。**清气在下，则生飧泄；浊气在上，则生䐜胀。**清阳陷于下而不能升，故为飧泄。浊阴逆于上而不能降，故为䐜胀，由膻中不化气胸膈满也。**此阴阳反作，病之逆从也。**阴阳相反，清浊易位，则为逆，顺则为从也。

故清阳为天，浊阴为地；地气上为云，天气下为雨；雨出地气，云出天气。天地者，阴阳之形体也。云雨者，天地之精气也。阴在下为精，即水也。精升则化为气，阳在上者为气，即云也。气降则化为精，故又曰：雨出地气，云出天气。出，通也。**故清阳出上窍，浊阴出下窍；**本乎天者，亲上；本乎地者，亲下。**清阳发腠理，浊阴走五藏；清阳实四肢，浊阴归六府。**阳主外，阴主内。

水为阴，火为阳。人身之水火。**阳为气，阴为味。**药食气味。**味归形，形归气，气归精，精归化。**形食味，故味归形。气生形，故形归气。精食气，故气归精。化生精，故精归化。**精食气，形食味，**气和精生，味和形长。**化生精，气生形。**精生于运化之神，形生于无形之气。前言精归化者，未化之前，由精为化也。此言化生精者，既化之后，由化生精也。**味伤形，气伤精**，味太过则偏胜，故伤形。气有余便是火，故伤精。**精化为气**，元气由精而化。**气伤于味**，食伤则气怠。**阴味出下窍**，味有质，故下流。**阳气出上窍**。气无形，故上达。**味厚者为阴，薄为阴之阳；气厚者为阳，薄为阳之阴**。味为阴，气为阳。**味厚则泄，薄则通**。味厚者能泄于下，味薄者能通利。**气薄则发泄，厚则发热**。气薄者能发散，气厚者能发热。

壮火之气衰，少火之气壮；壮已必衰，少已必壮。**壮火食气，气食少火；壮火散气，少火生气**。火，即气也。火壮则耗散元气，故壮火食气，少火则生长元气，故气食少火。**气味辛甘，发散为阳，酸苦涌泄为阴**。此言正味之阴阳。**阴胜则阳病，阳胜则阴病。阳胜则热，阴胜则寒**。阴阳偏胜之为病。**重寒则热，重热则寒**。物极则变。**寒伤形，热伤气。气伤痛，形伤肿。故先痛而后肿者，气伤形也**；气先病而伤及于形。**先肿而后痛者，形伤气也**。形先病而伤及于气。**风胜则动**，振、掉、摇动之病。**热胜则肿**，丹毒痈肿之病。**燥胜则干**，津液枯涸，内外干涩之病。**寒胜则浮**，寒胜则阳气不运，故胀满虚浮。**湿胜则濡泻**。土不能制水，故为注泄。濡，音如，湿滞也。**喜怒伤气**，言喜怒则悲忧恐同矣。**寒暑伤形**。言寒暑则燥湿风同矣。

素问[①]阴阳别论

二阳之病发心脾，有不得隐曲，女子不月。二阳，阳明也。胃与心，母子也。人之情欲，本以伤心，母伤则害及其子。胃与脾，

---

① 素问：二字原脱，据《针灸逢源》目录卷二补。

表里也，人之劳倦，本以伤脾，藏伤则病连于府，故凡内伤精，外伤形，皆能病及于胃，此二阳之病，所以发心脾也，不得隐曲，阳道衰也。不月，月事不下也。隐曲，隐蔽委曲之事，又俯首谓之隐，鞠躬谓之曲。**其传为风消，其传为息贲者，死不治。**传，日久传变也。风，木气也。消，枯瘦也。肝木乘脾，而肌肉日见消削，名曰风消。肺受火邪，息气不利而奔迫，名曰息奔。由精亏于下，败及五藏，皆不治之证。

三阳为病发寒热，**下为痈肿，及为痿厥腨㾓。**三阳，太阳也。膀胱水化，小肠火化，故为病发寒热，火病则糜烂为痈，水病则凝结为肿，故或在下部为痈肿也。热胜则痿，寒胜则厥，寒热争则腨㾓。㾓，音渊，酸疼也。**其传为索泽，其传为㿉疝。**膀胱、小肠主津液，津枯而色泽消索。索泽，吴氏改索睪。注曰：索，引也。睪，肾丸也。㿉疝，肾丸大而不疼，言三阳为病，或传为痛引肾丸，或传为㿉疝。又曰：痛者，为火为小肠；不痛者，为水为膀胱。

一阳发病，少气、善咳、善泄。一阳，少阳也。三焦，胆二经，皆有相火，壮火食气伤肺，故少气善咳。大肠燥金受克，故善泄也。**其传为心掣，其传为膈。**心为君火，而相火上炎，则同气相求。邪归于心，心动而若有所引，名曰心掣。火结于内，上焦不行，下脘不通，隔塞于中，名曰隔也。

二阳一阴发病，主惊骇、背痛、善噫、善欠，名曰风厥。二阳，胃大肠也。一阴，肝心主也。心主为火，肝为风，风火相搏，故惊骇。背痛者，手足阳明之筋皆夹脊也。噫，嗳气也。欠，呵欠也。是皆风火逆而为病，故名风厥。吴注作：一阴发病。

二阴一阳发病，善胀、心满、善气。二阴，心、肾也。一阳，三焦、胆也。心肾俱病，则水火不交。三焦病，则上下不行，故胀满善气。善气，气逆也。

三阳三阴发病，为偏枯、痿易，四肢不举。三阳，小肠、膀胱，三阴，脾、肺也。小肠经行手，主液。膀胱经行足，主筋。脾主四支①，肺主诸气，四经俱病如此。痿易者，痿弱变常也。

素问灵兰秘典论

心者，君主之官也，神明出焉。心为一身之主。

肺者，相傅之官，治节出焉。肺与心皆居隔上，故曰相傅。肺主气，气调则荣卫藏府无所不治，故曰治节出焉。

肝者，将军之官，谋虑②出焉。肝性③急而志怒，故为将军之官，木主发生，故为谋虑所出。

胆者，中正之官，决断出焉。胆性刚直，为中正之官，主决断。

膻中者，臣使之官，喜乐出焉。膻中，亦名气海，主化气而承治节，宣神明者也，是行君相之令，故曰臣使。然膻中气舒则喜乐，气不舒则悲愁，故为喜乐所出。膻中，即包络也。

脾胃者，仓廪之官，五味出焉。脾主运化，胃司受纳，故为仓廪之官。脾胃和则知五味，不和则诸物无味，故曰五味出焉。

大肠者，传道之官，变化出焉。主出糟粕。

小肠者，受盛之官，化物出焉。小肠居胃之下，受盛水谷，分清浊而下降，故曰化物出焉。

---

① 支：后作"肢"。

② 虑：原作"肤"，据《素问·灵兰秘典论》《黄帝内经灵枢注证发微》《类经》等改。

③ 性：《黄帝内经素问吴注·灵兰秘典论》作"气"。

肾者，作强之官，伎技同。巧①出焉。肾藏精，精盛形成，则作用强力。水能化生万物，故出伎巧。

三焦者，决渎之官，水道出焉。决，通也。渎，水道也。上焦不治，水溢高原。中焦不治，水停中脘。下焦不治，水蓄膀胱。三焦气治，则水道刺。

膀胱者，州都之官，津液藏焉，气化则能出矣。三焦水液俱出膀胱，是为都会之地。津液所藏，膀胱有下口而无上口，津液之入者为水，水之化者由气，有化而入，而后有出，是谓气化则能出矣。入气不化，则水归大肠而为泄泻。出气不化，则闭塞下窍而为癃肿。

凡此十二官者，不得相失也。

素问六节藏象论

天食人以五气，吴注：风气入肝，暑气入心，湿气入脾，燥气入肺，寒气入肾。当其不亢不害，则能养人矣。地食人以五味。酸苦甘辛咸。五气入鼻，藏于心肺，上使五色修明，音声能彰。心肺得受天气，入通五藏，生五色而发音声。五味入口，藏于肠胃，味有所藏，以养五气。酸入肝，苦入心，甘入脾，辛入肺，咸入肾。五味各有所藏，五藏则以之养，而气从矣。气和而生，津液相成，神乃自生。气得乎味，味以养气，为阴阳和而化生，津液相以成精，精充而神自生矣。

心者，生之本，心属阳，阳主生万物，系之以存亡。神之变也。心藏神，变化由之。其华在面，其充在血脉，心主血脉，血足

---

① 伎巧：伎，后作"技"，"伎巧"即"技巧"。此指肾的生理功能。王冰注："强于作用，故曰伎强。造化形容，故云伎巧。在女则当其伎巧，在男则正曰作强。"张志聪《集注》："肾藏志，志立则强于作用，能作用于内，则技巧施于外矣。"马莳《注证发微》："惟肾为能作强，而男女构精，人物化生，伎巧从是而出。"

则面容光彩，脉络满盈。为阳中之太阳，通于夏气。心，王于夏，气合太阳。肺者，气之本，魄之处也。肺主气而藏魄。其华在毛，其充在皮，肺主身之皮毛。为阳中之太阴，通于秋气。肺，王于秋，以太阴之气而居阳分，故为阳中之太阴。肾者，主蛰，封藏之本，肾藏志，主闭藏。精之处也。藏精。其华在发，肾主脑髓。其充在骨，肾合骨也。为阴中之少阴，通于冬气。肾，王于冬，又为阴藏。肝者，罢疲同。极之本，肝主筋，运动过劳，筋必罢极。魂之居也。肝藏魂。其华在爪，其充在筋，爪者，筋之余。以生血气，肝属木，王于春，为发生之始。其味酸，其色苍，此为阳中之少阳，通于春气。肝位居东，故为阳。脾、胃、大肠、小肠、三焦、膀胱者，仓廪之本，盛受水谷。营之居也，营出中焦。名曰器，能化糟粕，转味而入出者也。其华在唇四白，唇者，脾之荣。其充在肌肉，肌肉，脾之合。其味甘，其色黄，此至阴之类，通于土气。此总结六府。凡十一藏取决于胆也。胆能通达阴阳。

素问五藏生成论

面黄目青、面黄目赤、面黄目白、面黄目黑者，皆不死也。面黄为有胃气。面青目赤、面赤目白、面青目黑、面黑目白、面赤目青，皆死也。无黄色，则胃气已绝。

素问五藏别论

脑、髓、骨、脉、胆、女子胞，子宫也。此六者，地气之所生也，皆藏于阴而象于地，故藏而不泻，名曰奇恒之府。主藏蓄阴精，与他府之传化者为异。胃、大肠、小肠、三焦、膀胱，此五者，天气之所生也，其气象天，故泻而不藏。此受五藏浊气，名曰传化之府。此不能久留，输泻者也。转输运动。魄门亦为五藏使，水谷不得久藏。肺藏魄而主气，大肠通肺，故肛门曰魄门，使为之传送也。所谓五藏者，藏精气而不泻也，故满而不能实。精气质清，故有充满而无积实。六府者，传化物而不藏，故实而不能满也。水谷质浊，故实则传化，不能满也。

素问异法方宜论

一病，而治各不同，皆愈者，地势使然也。

故东方之域，天地之所始生也。鱼盐之地，海滨傍水，其民食鱼而嗜咸，皆安其处，美其食。鱼者使人热中，盐者胜血，故其民皆黑色疏理，其病皆为痈疡，其治宜砭石，《山海经》曰：高氏之山，有石如玉，可以为针，即砭石也。故砭石者，亦从东方来。来，起见也。

西方者，金玉之域，沙石之处，天地之所收引也。其民陵居而多风，水土刚强，其民不衣而褐荐，华①食而脂肥，故邪不能伤其形体。其病生于内，其治宜毒药，故毒药者，亦从西方来。

北方者，天地所闭藏之域也。其地高陵居，风寒冰冽，其民乐野处而乳食。藏寒生满病，其治宜灸焫。音泄，艾火烧灼。故灸焫者，亦从北方来。

南方者，天地所长养，阳之所盛处也。其地下，水土弱，雾露之所聚也。其民嗜酸而食胕，腐同。故其民皆致理而赤色，其病挛痹，其治宜微针，故九针者，亦从南方来。

中央者，其地平以湿，天地所以生万物也众。其民食杂而

---

① 华：美。《素问·异法方宜论》王冰注："华谓鲜美，酥酪骨肉之类也。"

不劳，故其病多痿厥寒热，其治宜导引按跷，导引，谓摇筋骨，动支节。按，谓捏按皮肉。跷，谓捷举手足。故导引按跷者，亦从中央出也。

故圣人杂合以治，各得其所宜。故治所以异而病皆愈者，得病之情，知治之大体也。

素问诊要经终论

正月、二月，天气始方，地气始发，人气在肝。方，正也。言天地气正发生其万物也。

三月、四月，天气正方，阳气明盛。地气定发，万物华而欲实。人气在脾。季终，土寄而王。

五月、六月，天气盛，天阳赫盛。地气高，地焰高升。人气在头。火性炎上，故人气在头。

七月、八月，阴气始杀，人气在肺。阴气肃杀，类合于金，故人气在肺。

九月、十月，阴气始冰，地气始闭，人气在心。随阳而入，故人气在心。

十一、十二月，冰复，地气合，人气在肾。阳气深复，故人气在肾。夫气之变也，发土于木，长茂于土，盛高而上，肃杀于金，避寒于火，伏藏于水，斯皆随顺阴阳，气之升沉也。下文四季，言气之浅深。

故春刺散俞，及与分理，血出而止，散俞，即诸经之散穴也。甚者传气，间者环也。传，布散也。病甚者，宜久留待其传气。环，周也。病稍间者，但候其气行一周于身约二刻，可止针也。

夏刺络俞，见血而止，尽气闭环，痛病必下。夏宜宣泄，故必见血而止。尽气，谓去其邪血、邪气也。闭环，谓去针闭穴，须气行一周之顷也。凡有痛病，必退下矣。

秋刺皮肤，循理，上下同法，神变而止。上言手经，下言足经，刺皆同法，邪犹未深，故但察其脉，气变易异于未刺之前，可止针也。脉者，神之变，故曰神变。

冬刺俞窍于分理，孔穴之深者曰窍。甚者直下，察邪所在而直取其深处。间者散下。或左右、上下散布其针，而稍宜缓也。

春夏秋冬，各有所刺，法其所在。

素问平人气象论

胃之大络，名曰虚里，贯鬲①络肺，出于左乳下，其动应衣，脉宗气也。此言胃之大络，其脉微动于左乳之下，似乎应衣，可验虚里之胃气。盛喘数绝者则病在中；若虚里动甚而如喘，或数急而兼断绝者，由中气不守也。结而横，有积矣；虚里之脉时一止，或横格于指下，因胃气之积滞也。绝不至曰死。虚里脉绝者必死。乳之下其动应衣，宗气泄也。此言虚里之脉大动，真有若与衣俱振者，是宗气不固而大泄于外，中虚之候也。凡患阴虚劳怯，则心下多有跳动，及为惊悸慌张者，是即虚里之动也。但动之微者，病尚微；动之甚者，病则甚。亦可因此以察病之轻重，夫谷入于胃以传于肺，五藏六府皆以传气，是由胃气而上为宗气也。气为水母，气聚则水生，是由肺气而下生肾水也。今胃气传之肺，而肾虚不能纳，故宗气泄于上，则肾水竭于下，肾愈虚则气愈无所归，气不归则阴愈虚矣。故欲纳气归原者，宜纯甘之剂填补真阴为法。

素问藏气法时论

肝病者，两胁下痛引少腹，令人善怒；此肝之实邪也。虚则

---

① 鬲：后作"膈"。下同。

目眍眍无所见，耳无所闻，善恐，如人将捕之。取其经，厥阴与少阳。虚者当补，可刺曲泉、侠溪；实者当泻，可刺行间、阳辅。下仿此。气逆则头痛，耳聋不聪，颊肿。取血者。取其经血盛之处，下仿此。

心病者，胸中痛，胁支满，胁下痛，膺背肩胛间痛，两臂内痛；此心经之实邪也。虚则胸腹大，胁下与腰相引而痛。取其经，少阴、太阳，舌下血者。舌本下刺出血。其变病，刺郄中血者。变病，谓病属少阴而症异者，刺阴郄穴，血去则邪随而泻矣。

脾病者，身重，善饥，肉痿，足不收，行善瘛，脚下痛；此脾经之实邪也。虚则腹满，肠鸣，飧泄食不化。取其经，太阴、阳明、少阴血者。脾虚则失其健运之用，而中气不治，脾与胃为表里，肾主水，水能助湿伤脾也，故当取足太阴、阳明之经，又取足少阴之血，以泻其寒实。如脾心痛，刺然谷、太溪之类。

肺病者，喘咳逆气，肩背痛，汗出，此肺经之实邪也。尻、阴、股、膝、髀、腨、胻、足皆痛；此病皆足少阴经以气陷下部而母病及子也，故下文兼取足少阴以治之。虚则少气不能报息，耳聋嗌干。取其经，太阴、足太阳之外，厥阴内血者。外言前、内言后，乃足少阴脉也。视左右足脉，凡少阴部分有血满异于常处者，取而去之，以泻其实。

肾病者，腹大，胫肿，喘咳，身重，寝汗出，憎风；此肾经之实邪也。虚则胸中痛，肾脉注胸中也。大腹、小腹痛，肾脉上自幽门，下至横骨，挟腹中，行两旁各半寸，循腹里也。清厥，意不乐。四末之阳，受气于胸腹，胸腹病则阳气不宣于四末，故清冷而四末厥逆。胸中，即膻中，喜乐出焉，故痛则意不乐也。取其经，少阴、太阳血者。凡刺之道，自当虚补实泻然，经络有血，犹当先去血脉，而后平其有余不足焉。故五藏虚实之病，治法如上。

素问血气形志篇

夫人之常数，太阳常多血少气，少阳常少血多气，阳明常多气多血，后天之数，从太而少。少阴常少血多气，厥阴常多血少气，太阴常多气少血。先天之数，自少而太。

足太阳与少阴为表里，少阳与厥阴为表里，阳明与太阴为表里。手太阳与少阴为表里，少阳与心主为表里，阳明与太阴为表里。

今知手足阴阳所苦，凡治病必先去其血，乃去其所苦，伺之所欲，窥伺其欲散、欲耎①、欲缓、欲收、欲坚之意。然后泻有余，补不足。

形乐志苦，病生于脉，治之以灸刺。形乐，身无劳也。志苦，心多虑也。心主脉，深思过虑，则脉病矣。当治经络，故宜灸刺之。

形乐志乐，病生于肉，治之以针石。饱食终日，无所运用，多伤于脾。脾主肌肉，病则或为卫气留，或为脓血聚，故当用针石以取之。

形苦志乐，病生于筋，治之以熨引。劳则伤筋，宜用药熨导引之法。

形苦志苦，病生于咽嗌，治之以甘药。形苦志苦，必多忧思。忧伤肺，思伤脾，脾肺之脉，上循咽嗌，如人之悲忧过度，则喉咙哽咽，食饮难进，思虑过度，则上焦痞隔，咽中核塞是也。因损于藏，当以甘药调之。**形数惊恐，经络不通，病生于不仁，治之以按摩醪药。**不仁，顽痹耎弱也。按摩者，导气行血也。醪药，药酒也。《灵枢·九针论》同。

---

① 耎（ruǎn 软）："软"的古字。柔；弱。《汉书·司马迁传》："数以柔耎之玉体，犯勤劳之烦毒。"颜师古注："耎，柔也。"

素问宝命全形论

凡刺之真，必先治神。正气也。五藏已定，九候已备，后乃存针。众脉不见，众凶弗闻。外内相得，无以形先，可玩往来，乃施于人。人有虚实，五虚勿近，五实勿远，虚病不利于针，实邪最所当用。至其当发，间不容瞚。发，出针也。瞚，瞬同。言针发有期，或迟或速，在气机之顷，不可以瞬息误也。手动若务，动，用针也。务，专其务而心无二也。针耀而匀，耀，精洁也。匀，举措从容也。静意视义，观适之变，适，至也。变，虚实之变也。观之以静，察变之道也。是谓冥冥，幽隐也。莫知其形。言血气之变，不形于外，惟明者能察有与无。

刺虚者须其实，补虚须纳其气而实之。刺实者须其虚，泻实须泄其气而虚之。经气已至，慎守勿失，深浅在志，远近若一，如临深渊，手如握虎，神无营于众物。详在《针解篇》。

素问八正神明论

凡刺之法，必候日月星辰，四时八正之气，气定乃刺之。言针者，必察日之寒温，月之空满，二十八宿之分，应水漏刻及四时正气八节之风，义如下文，气定，定其所宜也。是故天温日明，阳盛阴衰。则人血淖液而卫气浮，故血易泻，气易行；血淖液则易写；气浮则易行。天寒日阴，阳衰阴胜。则人血凝泣，者涩。而卫气沉。凝则难写，沉则难行。月始生，则血气始精，卫气始行；精，正也。流①，利也。月郭满，则血气实，肌肉坚；月郭空，则肌肉减，经络虚，卫气去，形独居：是以因天时而调血气也。

---

① 流：同治本作"行"，当从。

是以天寒无刺，营卫疑涩也。天温无凝，血气易行也。月生无泻，恐伐其生气。月满无补，恐助其邪气。月郭空无治。此以阴气虚，邪不能去也。

故曰：月生而泻，是为藏虚；虚，其虚也。月满而补，血气扬溢，络有留血，命曰重实；实，其实也。月郭空而治，是为乱经；阴阳相错，真邪不别，沉以留止，邪气沉留。外虚内乱，淫邪乃起。

星辰者，所以制日月之行也。八正者，所以候八风之虚邪，以时至者也。四正四隅，谓之八正，即八官也。八方之气，以时而至，谓之八风。从所居之乡来者为实风；从所冲之方来者为虚风。实风主生长；虚风主杀害。察八正之位，则邪之伤人，虚实可知矣。四时者，所以分春秋冬夏之气所在，以时调之也，八正之虚邪，避之勿犯。人身之气，分四时而调之。天地之气，候虚风而避之。以身之虚，而逢天之虚，两虚相感，其气至骨，入则伤五藏，人之虚，血气虚也。天之虚，如《岁露论》所云：乘年之衰，逢月之空，失时之和。因为贼风所伤，是谓三虚是也。以虚感虚，故邪气深入至骨而伤五藏。工候救之，弗能伤也。故曰：天忌不可不知也。工能知而勿犯，犯而能救，故可弗伤。凡太乙所居之乡，气有邪正虚实，出乎天道，所当避忌，故曰天忌。详见《九针论》，有图在卷三。

泻必用方，正也。方者，以气方盛也，以月方满也，以日方温也，以身方定也，以息方吸而内针，气之来也。乃复候其方吸而转针，此即先补真气也。乃复候其方呼而徐引针，引，犹出也。故曰：泻必用方，其气易行焉。补必用员，员，活也。员者行也，行者移也，行者，行其气。移者，导其滞。凡正气不足，则营卫不行，血气留滞，故用员，以行之补之。刺必中其营，深入血脉。**复以吸排之也。**排，除去也。即下篇候吸引针之谓。**故员与方，非针也。**非针之形，言针之用也。按《官能》篇曰：泻必用员，补必用方。详求其意，《灵枢》言：员者，流利也，用针员活而迎夺之，故可以泻。方，即端正安静之谓，微留疾出，防护真气，故可以补，与本篇似乎相反，然方员义各有发明，不可执一也。**故养神者，必知形之肥瘦，荣卫血气之盛衰。血气者，人之神，不可不谨养。**形者，神之体。神者，形之用。故欲养神者，不可不谨养其形。

素问离合真邪论

夫圣人之起度数，必应于天地，故天有宿度，二十八宿，三百六十五度。**地有经水，人有经脉。**清、渭、海、湖、汝、渑、淮、漯、江、河、济、漳，以合人之十二经脉。**天地温和，则经水安静；天寒地冻，则经水凝泣；**不行也。**天暑地热，则经水沸溢；**汛滥①也。**卒风暴起，则经水波涌而陇②起。**阴阳不和也。**夫邪之入于脉也，寒则血凝泣，暑则气淖泽。**皆由于寒热之变。**虚邪因而入客，亦如经水之得风也，经之动脉，其至也亦时陇起，其行于脉中循循然，**其因虚而入客于经，亦如经水之得风，即血脉之得气也，故致经脉亦时陇起。盖邪在脉中，随正气往来，以为之动静耳。循循，随顺貌。**至其寸口中手也，时大时小，大则邪至，小则平，其行无常处，**邪气随脉，必至寸口，有邪则陇起而大，无邪则平和而小，随其所在，而为形见，故行无常处。**在阴与阳，不可为度，从而察之，三部九候，卒然逢之，早遏其路。**遏者，

---

① 汛（fàn 饭）滥：即"泛滥"。"汛"为"泛"的古字。精抄本《医藏书目·指归函》："医书汛滥，诸书互有得失。"

② 陇（lǒng 垄）：通"隆"，形容波涛汹涌的样子。张志聪《集注》："陇，隆同。涌起貌。"

制也。

吸则内针，无令气忤，吸则气至，刺实者，去其逆气，故令无忤。静以久留，无令邪布，前气未除，后气将至，故当静留其针，俟而泻之，无令邪气复布也。吸则转针，以得气为度，邪气未泄，候病者再吸，乃搓转其针，以针下得气之故为度。候呼引针，呼尽乃去；大气皆出，故命曰泻。引，引退也。入气曰吸，出气曰呼，呼尽则次其吸，吸至则不兼呼，此言泻法，吸则内针，下言补法，呼尽内针，可知泻法，中原有先补之义。

不足者补之，必先扪而循之，先以左手扪摸循按者，欲得其穴也。切而散之，以指切捺其穴，欲其气之行散也。推而按之，再以指揉，按其肌肤，欲针道之流利也。弹而怒之，以指弹其穴，欲其意有所注，则气必随之，故脉络䐜满如怒起也。抓音爪。而下之，用法如前，然后以左手爪甲掐其正穴，方下针也。通而取之。下针之后，必候气通以取病邪。外引其门，以闭其神，门，穴门也。此得气出针之法。呼尽内针，静以久留，以气至为故，如待所贵，不知日暮，即静以久留，候气至也。其气以已同。至，适而自护，调适，爱护。候吸引针，气不得出，各在其处，候吸引针，则气充于内。推阖其门，令神气存，大气留止，故命曰补。推阖其门，则气固于外，神气存留，故谓之补。呼尽内针以下，详言补法。

素问通评虚实论

腹暴满，按之不下，取太阳经络者，胃之募也。手太阳经之络，即任脉之中脘，中脘为手太阳、少阳、足阳明脉所生，故云：太阳经络者，胃之募也。少阴俞去脊椎三寸傍五，又取肾俞穴，脊椎两旁共为三寸，各五痏也。用员利针。

霍乱，刺俞傍五，即肾俞旁志室穴，各刺五痏。足阳明及上傍三。又刺胃俞及脾俞之外意舍，各三痏。

刺痫惊脉五，五脉如下支。针手太阴各五。左右各五痏。刺经经渠。太阳五，阳谷穴各五痏。刺手少阴经络傍者一，手少阴之经灵道穴，在络穴通里之旁一，各一痏也。足阳明一，亦言经穴解溪也。上踝五寸刺三针。足少阳之络光明穴，各刺三痏。

素问刺热论

肝热病者，小便先黄，腹痛，多卧，身热。热争则狂言及惊，胁满痛，手足躁，不得安卧。庚辛甚，甲乙大汗，气逆则庚辛死。庚辛属金，克肝木也。甲乙属木，肝当王也，逆为邪胜藏也。刺足厥阴、少阳。少阳为厥阴之表，故皆当刺之。其逆则头痛员员①，靡定貌。脉引冲头也。

心热病者，先不乐，数日乃热。热争则卒心痛，烦闷，善呕，头痛，面赤，无汗。壬癸甚，丙丁大汗，气逆则壬癸死。壬癸属水，克心火也。丙丁属火，心当王也。刺手少阴、太阳。太阳为少阴之表，故皆当刺之。

脾热病者，先头重，颊痛，烦心，颜青，欲呕，身热。热争则腰痛，不可用俯仰，腹满泄，两颔痛。甲乙甚，戊己大汗，气逆则甲乙死。甲乙属木，克脾土也。戊己属土，脾当王也。刺足太阴、阳明。阳明为太阴之表，故皆当刺之。

肺热病者，先淅然厥，起毫毛，恶风寒，舌上黄，身热。热争则喘咳，痛走胸膺背，不得大息，头痛不堪，汗出而寒。丙丁甚，庚辛大汗，气逆则丙丁死。丙丁属火，克肺金也。庚辛属金，肺当王也。刺手太阴、阳明，肺、大肠二经。出血如豆大，

---

① 员员：晕转；眩晕。"员"通"晕"。张志聪《集注》："员员，周转也。"

立已。取其络脉之盛者。

肾热病者，先腰痛骱酸，苦渴数饮，身热。热争则项痛而强，骱寒且酸，足下热，不欲言，其逆则项痛员员淡淡然。精神短少貌。戊己甚，壬癸大汗，气逆则戊己死。戊己属土，克肾水也，壬癸属水，肾当王也。刺足少阴、太阳。肾、膀胱二经。

肝热病者，左颊先赤；心热病者，颜先赤；脾热病者，鼻先赤；肺热病者，右颊先赤；肾热病者，颐先赤。病虽未发，见赤色者刺之，名曰治未病。赤色见于五部，则为病之先兆，当求其藏而预治之。

热病从部所起者，至期而已；至其王日，如肝病则甲乙是也。其刺之反者，三周而已；反，谓泻虚补实也。三周，三日也。重逆则死。一误者，尚待三周。再误者，邪益深而正益散，故死。

诸治热病，以饮之寒水，乃刺之，必寒衣之，居止寒处，身寒而止也。欲其阴气自内达表，热泄于外也。热病先胸胁痛，手足躁，刺足少阳，补足太阴，胸胁痛，丘虚①主之，补足太阴者，当于井、荥取也。病甚者为五十九刺。见《灵枢·热病》篇。热病始手臂痛者，刺手阳明、太阴，而汗出止。商阳、列缺等穴。热病始于头首者，刺项太阳天柱。而汗出止。热病始于足胫者，刺足阳明而汗出止。足阳明可汗出，当刺内庭、陷谷。热病先身重，骨痛，耳聋，好瞑，刺足少阴，病甚为五十九刺。刺足少阴者，据经无正主穴，当取井荥耳。若其病甚，则当用五十九刺。热病先眩冒而热，胸胁满，刺足少阴、少阳。头脑运转曰眩，眼目蒙昧曰冒，骨之充为脑，骨之精为瞳子，皆主于肾。又足少阳之脉起目锐眦，循胁里，皆为此症，故当在二经酌取之，亦井荥耳。

① 虚：后作"墟"。如《灵枢》别称《九虚》，后又作《九墟》。

热病气穴：三椎下间魄户。主胸中热，四椎下间膏肓俞。主膈中热，五椎下间神堂。主肝热，六椎下间譩譆。主脾热，七椎下间膈关。主肾热，荣在骶也。此总言治热之藏俞也，独刺上之七节，主疗阳邪。椎，脊骨节也。荣，阴气也。骶，尾骶也。阳邪治在上，若刺下之七椎，则虚其阴，故戒之。曰荣在骶也。项上三椎陷者中也。取脊骨之法，项骨三节之下陷者中，穴名"大椎"，由此而下数之，则循序可得矣。

素问刺疟论<small>疟有六经五藏之不同，刺法因之以异</small>

足太阳之疟，令人腰痛头重，寒从背起，先寒后热，熇熇①暍暍②然，热止汗出，难已。刺委中。

足少阳之疟，令人身体解㑊③，寒不甚，热不甚，恶见人，见人心惕惕然，热多汗出甚④。刺侠溪。

足阳明之疟，令人先寒，洒淅洒淅，寒甚久乃热，热去汗出，喜见日月光火气，乃决然。刺冲阳。

足太阴之疟，令人不乐，好太息，不嗜食，多寒热汗出，病至则善呕，呕已乃衰。刺隐白、太白、公孙。

足少阴之疟，令人呕吐甚，多寒热，热多寒少，欲开户牖

---

① 熇熇（hèhè 贺贺）：形容如火势炽盛的样子。王冰注："熇熇，甚热状。"

② 暍暍（yēyē 椰椰）：形容极热。王冰注："暍暍，亦热盛也。"

③ 解㑊（xièyì 谢亦）：懈怠；困弱。解，后作"懈"，"解㑊"即"懈㑊"。《素问·平人气象论》："尺脉缓涩，谓之解㑊。"

④ 热多汗出甚：此下《素问·刺疟》为"刺足少阳"。下文至"胃疟者，令人且病……"条文，《素问·刺疟》其治疗均描述至某经脉，而李学川撰此时则以具体穴位代之，李氏撰述乃系摘录经文而发挥之，究竟拟摘到何句何字止，以及如何辑编撰述，其自有考虑。故不宜臆断其"脱"或"讹"。

而处，其病虽已。<small>宜刺太溪、大钟，经不言刺，缺文。</small>

足厥阴之疟，令人腰痛，少腹满，小便不利如癃状，非癃也，数便，意恐惧，气不足，腹中悒悒①。<small>刺太冲。</small>

肺疟者，令人心寒，寒甚热，热间善惊，如有所见者。<small>刺列缺、合谷。</small>

心疟者，令人烦心甚，欲得清水，反寒多，不甚热。<small>刺神门。</small>

肝疟者，令人色苍苍然，太息，其状若死者。<small>刺中封。</small>

脾疟者，令人寒，腹中痛，热则肠中鸣，鸣已汗出。<small>刺商丘。</small>

肾疟者，令人洒洒寒，腰脊痛宛转，大便难，目眴眴②然，手足寒。<small>刺金门、太溪。</small>

胃疟者，令人且病，善饥而不能食，食而支满腹大③。<small>刺厉兑、解溪、三里、太阴之商丘。</small>

疟发身方热，刺跗上动脉，<small>足阳明经冲阳。</small>开其孔，出其血，立寒；疟方欲寒，刺手足阳明、太阴。<small>疟之将发未发，当随此四经之井俞而刺之。</small>疟脉满大急，刺背俞，用中针，傍五胠④俞各一，适肥瘦出其血也。<small>满大急，阳邪之实也。背为诸阳之府，故当刺魄户、神堂、譩譆、鬲关、魂门等穴。《水热穴论》五藏俞旁五，以泻五藏之热，与此大同。胠，胁也。其穴旁间近胁，故曰：旁五胠俞。适肥瘦出血者，谓瘦者浅刺少出血，肥者深刺多出血也。疟</small>

---

① 悒悒（yìyì 义义）：原指郁闷，引申为郁结、不通畅。王冰注："悒悒，不畅之貌。"

② 眴眴（xuànxuàn 炫炫）：眴，"眩"的古字，形容眼花。《素问·脉要精微论》："浮而散者，为眴仆。"

③ 食而支满腹大：此下《素问·刺疟》《类经·诸经疟刺》尚有"刺足阳明太阴横脉出血"。

④ 胠（qū 驱）：卷四《周身骨部名目》："腋之下，胁之上也。"《素问·咳论》："甚则不可以转，转则两胠下满。"

脉小实急，灸胫少阴，刺诸井。脉小实急，阴邪胜也。阴盛者生内寒，故当灸足少阴复溜以散寒，又刺足太阳至阴以补阳也。

疟脉缓大虚，便宜用药，不宜用针。诸疟而脉不见，刺十指间出血，血去必已。先视身之赤如小豆者，尽取之。阳亢而脉反伏，故如是刺之，以泻阳。十二疟者，其发各不同时，察其病形，以知其何脉之病也。先其发时，如食顷而刺之，一刺则衰，二刺则知，三刺则已；不已，刺舌下两脉出血；左金津，右玉液。不已，刺郄中盛经出血，委中。又刺项已下侠脊者必已。大杼、风门。舌下两脉者，廉泉也。其穴在舌根下左右泉脉，故曰廉泉。刺疟者，必先问其病之所先发者，先刺之。先头痛及重者，刺头上百会、上星。及两额、员卢①。两眉间攒竹。出血。先项背痛者②，刺风池、风府、大杼、神道。先腰脊痛者，刺郄中出血。先手臂痛者，先刺手少阴、少冲。阳明、商阳。十指间。各随其所病之经，亦取井穴。先刺足阳明、厉兑。十指间出血。各因其邪居之所，泻其井穴。风疟者，疟发则汗出恶风，刺三阳经背俞之血者。足太阳经膀胱俞、胃俞、胆俞，刺浮络出血。

骱酸痛甚，按之不可，痛益甚也。名曰"附髓病"，其邪深伏，故名。以镵针针绝骨出血，立已。身体小痛，刺至阴。诸阴之井无出血，间日一刺。邪气微，故刺太阳至阴穴，与诸阴经井穴同法，无令出血，但间日一刺之，则邪气自泄矣。疟不渴，间日而作，刺足太阳；邪在表也。《杂病》篇曰：取足阳明。渴而间日作，刺足少阳。邪在表里之间。《杂病》篇曰：渴而日作，取手阳明。温

---

① 员卢：即"悬颅"，指足少阳经的悬颅穴。员，通"悬"。卢，后作"颅"。参前注。

② 先项背痛者：《素问·刺疟》《类经·诸经疟刺》此下有"先刺之"三字。然李学川撰此系摘录经文，究竟拟摘到何句何字止，其自有考虑。故不宜臆断其"脱"。

疟，汗不出，为五十九刺。先热后寒，汗不出，表实也，故为五十九刺，以泻表实，见《热病》篇。

素问刺咳论

五藏六府皆令人咳，非独肺也。皮毛者，肺之合也，皮毛先受邪气，邪气以从其合也。其寒饮食入胃，从肺脉上至于肺则肺寒，肺寒则外内合邪，因而客之，则为肺咳。五藏各以其时受病，非其时，各传以与之。

乘秋则肺先受邪，乘春则肝先受之，乘夏则心先受之，乘至阴则脾先受之，乘冬则肾先受之。

肺咳之状，咳而喘息有音，甚则唾血。肺络逆也。

心咳之状，咳则心痛，喉中介介如梗状，甚则咽肿、喉痹。

肝咳之状，咳则两胁下痛，甚则不可以转，转则两胠下满。

脾咳之状，咳则右胠下痛，阴阴引肩背，甚则不可以动，动则咳剧。

肾咳之状，咳则腰背相引而痛，甚则咳涎。肾为水藏主涎饮也。

五藏之久咳，乃移于六府：

脾咳不已，则胃受之，胃咳之状，咳而呕，呕甚则长虫出。蛔虫居肠胃之中，呕甚则随气而上出。

肝咳不已，则胆受之，胆咳之状，咳呕胆汁。呕苦汁也。

肺咳不已，则大肠受之，大肠咳状，咳而遗失。《甲乙经》作遗矢。

心咳不已，则小肠受之，小肠咳状，咳而失气，气与咳俱失。小肠之下，则大肠也，大肠之气出于小肠之化，故咳则下奔失气。

肾咳不已，则膀胱受之，膀胱咳状，咳而遗溺。

久咳不已，则三焦受之，三焦咳状，咳而腹满，不欲食饮。

此皆聚于胃关于肺，使人多涕唾，而面浮肿气逆也。阳明之脉起于鼻，会于面，出于口，故令多涕唾而面浮肿，肺为藏府之盖而主气，故令气逆。治藏者，治其俞。肺太渊，心神门，肝太冲，脾太白，肾太溪。一作背上各藏之俞，误。治府者，治其合。胃三里，胆阳陵泉，大肠曲池，小肠小海，膀胱委中，三焦天井。浮肿者，治其经。脉之所行者为经，如经渠、阳溪、解溪、商丘等穴是也。诸咳之浮肿气逆者，当各随其所病之经刺之。

素问卒痛论

旧作《举痛论》，今从王氏、吴氏。

经脉流行不止，环周不休，寒气入经而稽迟，泣音涩。而不行，客于脉外则血少，客于脉中则气不通，故卒音猝。然而痛。

寒气客于脉外，则脉寒，脉寒则缩蜷，缩蜷则脉绌急，绌急则外引小络，故卒然而痛，得炅①则痛立止，蜷，不伸也。绌，屈曲也。炅，热也。此其痛或卒然而止者，卫气不得流通所致，故但得炅暖之气，其痛则立止也。因重中于寒，则痛久矣。此或痛甚不休者，寒气重盛，不易解散，故痛久。

寒气客于经脉之中，与炅气相薄则脉满，满则痛而不可按也。薄，摩荡也。阳气行于脉中而寒，袭之，则寒热相薄；留而不行，则邪实于经，故脉满，此或痛甚不可按者也。

寒气稽留，炅气从上，则脉充大而血气乱，故痛甚不可按也。炅气从上，阳主升也，寒邪遏之，则脉充于内而血气乱，故其痛

① 炅（jiǒng窘）：热；炙热。《素问·举痛论》"得炅则痛立止"王冰注："炅，热也。"

必甚，此重明上文之意。

寒气客于肠胃之间，膜原之下，血不得散小络急引故痛，按之则血气散，故按之痛止。膜，筋膜也。原，肓之原也。膜原之下，皆有空虚之处，血不散而小络满，则急引而痛，按之则寒气可散，小络可缓，此按之而痛止者也。

寒气客于侠脊之脉，则深按之不能及，故按之无益也。侠脊者，足太阳经也。其最深者，则伏冲伏膂之脉，按之不能及其处，此按之无益者也。

寒气客于冲脉，冲脉起于关元，随腹直上，寒气客则脉不通，脉不通则气因之，故喘动应手矣。冲脉并足少阴肾经，夹脐上行，会于咽喉，而肾脉上连于肺，若寒气客之，则脉不通，气亦逆也，此喘动应手，气为阳而主动也。

寒气客于背俞之脉，则脉泣，脉泣则血虚，血虚则痛，其俞注于心，故相引而痛，按之则热气至，热气至则痛止矣。背俞，五藏俞也，皆足太阳之脉，循脊当心入散。故寒气客之，则脉涩血虚，为心与背相引而痛。按之则热至而痛止者，正以血虚故耳。

寒气客于厥阴之脉，厥阴脉者，络阴器，系于肝，寒气客于脉中，则血泣脉急，故胁肋与少腹相引痛矣。肝之脉循阴股入髦中，抵少腹布胁肋，故寒气客之，胁肋与少腹相引而痛。

厥气客于阴股，寒气上及少腹，血泣上下相引，旧本在下相引，此从吴注。故腹痛引阴股。厥气，厥逆之气也。或腹痛引阴股者，以足三阴、冲脉皆行于少腹阴股之间也。

寒气客于小肠膜原之间，络血之中，血泣不得注于大经，血气稽留不得行，故宿昔而成积矣。宿昔成积者，寒气凝结也。

寒气客于五藏，厥逆上泄，阴气竭，阳气未入，故卒然痛死不知人，气复反则生矣。寒伤藏气，则气不得降而厥逆，上泄，吐涌也。真阴暴竭，阳气未能遽入，卒然痛死，必待藏气复则生矣。

寒气客于肠胃，厥逆上出，故痛而呕也。肠胃，言六府也。水谷之在六府，必自上而下，乃其顺也。若寒气客之，则逆而上出，此痛而呕也。

寒气客于小肠，小肠不得成聚，故后泄腹痛矣。小肠为丙火之府，而寒邪胜之，则阳气不化，水谷不得停留，故腹痛而后泄也。

热气留于小肠，肠中痛，瘅热①焦渴，则坚干不得出，故痛而闭不通矣。热留小肠，是阳藏阳病也，故腹痛而闭不通。

视其五色，黄赤为热，白为寒，青黑为痛。视面间分部，鼻谓之明堂，肺心肝脾之候也。其两旁，六府肾藏之候也。黄赤色者，火动于经，故为热。白色者，阳气衰微，血不上荣，故为寒，青黑色者，血凝气滞，故为痛。

视其主病之脉，视面间五色之所主。坚而血及陷下者，皆可扪而得也。坚而血，谓邪之聚。络盛而起陷下，如沉伏之类，扪摸也。

百病生于气也。怒则气上，喜则气缓，悲则气消，恐则气下，寒则气收，炅则气泄，惊则气乱，劳则气耗，思则气结，九气不同，何病之生？气之在人，和则为正气，不和则为邪气。岐伯曰：怒则气逆，甚则呕血及飧泄，故气上矣。怒动于肝，则气逆而上，气逼血升，故呕血。肝木乘脾，故飧泄。及飧泄，《甲乙》作食而气逆。喜则气和志达，荣卫通利，故气缓矣。悲则心系急，肺布叶举，而上焦不通，荣卫不散。热气在中，故气消矣。悲生于心，并于肺，故心系急，肺叶举，上焦不通，荣卫不散，致热伤气也。恐则精却，却则上焦闭，闭则气还，还则下焦胀，故气不行矣。却者，退也。精却则升降不交，故上焦闭，上焦闭则气归于

① 瘅（dān 丹）热：盛热。《灵枢经论疾诊尺》："冬伤于寒，春生瘅热。"《论衡·感虚》："人形长七尺，形中有五常，有瘅热之病，深自刻责，犹不能愈。"

下，病为胀满而气不行，故曰：恐则气下。《本神》篇曰：喜乐者，神惮散而不藏；愁忧者，气闭塞而不行；恐惧者，神荡惮而不收。寒则腠理闭，气不行，故气收矣。寒束于外，则表气不能宣达也。炅则腠理开，荣卫通，汗大泄，故气泄矣。阳从汗散，故气亦泄。惊则心无所倚，神无所归，虑无所定，故气乱矣。血气分离。劳则喘息汗出，外内皆越，故气耗矣。阳动则散。思则心有所存，神有所归，正气留而不行，故气结矣。思之无已，则系恋不释，神留不散，故气结也。

素问刺腰痛论

足太阳脉令人腰痛，引项脊尻背如重状。刺其郄中，太阳正经出血，刺委中及昆仑。春无见血。肾水衰也。

少阳令人腰痛，如以针刺其皮中，循循然迟滞貌。不可以俯仰，不可以顾。刺少阳成骨之端阳关。出血，夏无见血。肝木衰也。

阳明令人腰痛，不可以顾，顾如有见者，见鬼怪也。善悲。神不足也，阳明气衰而阴邪侮之，故症见若此。刺骺前三痏，上下和之出血，三里穴，并上廉、下廉。秋无见血。脾土衰也。

足少阴令人腰痛，痛引脊内廉。刺少阴于内踝上二痏，复溜。春无见血，肾水衰也。出血太多，不可复也。

厥阴之脉令人腰痛，腰中如张弓弩弦。刺厥阴之络，旧本脉。在腨踵鱼腹之外，蠡沟穴。其病令人善言，嘿嘿①然不慧，

---

① 嘿嘿（mòmò 末末）：嘿通"默"。《集韵·德韵》："嘿，静也。通作默。""嘿嘿"即"默默"。静默；不语。《伤寒论·辨太阳病脉证并治中》："伤寒五六日中风，往来寒热、胸胁苦满、嘿嘿不欲饮食……。"成无己注解："默默，静也。"

自多言语，又不能发声也。刺之三痏。当三刺，其处下同。

解脉令人腰痛，痛引肩，目晾晾然，时遗溲。刺解脉，在膝筋肉分间，郄外廉之横络旧本脉。出血，血变而止。解脉，足太阳经之散行脉也。当刺腘中横纹两筋间弩肉高起之处。若却之外廉有血络横见盛满而紫黑者，刺出黑血，必候其血色变赤，乃止其针。

解脉令人腰痛，如引带，常如折音"舌"。腰状，善恐。刺解脉，在郄中委中穴。结络如黍米，刺之血射以黑，见赤血而已。复言解脉者，谓太阳支脉从腰中下挟脊贯臀入腘中者也，故其痛若此。太阳之脉络肾，故善恐。

同阴之脉令人腰痛，痛如小锤居其中，痛而重也。怫然肿。肿突如怒起也。刺同阴之脉在外踝上绝骨之端，为三痏。阳辅穴，足少阳之别络，于厥阴并经下络足跗，故曰同阴之脉。

阳维之脉令人腰痛，痛上怫然肿。刺阳维之脉，脉与太阳合腨下间，去地一尺所。承山穴。

衡络之脉令人腰痛，不可以俯仰，仰则恐仆，得之举重伤腰，衡络绝，恶血归之。刺之在郄阳筋之间，上郄数寸，衡居委阳、殷门，二穴并居。为二痏出血。衡，横也。足太阳之别络，自腰中横出髀外后廉，而下合于腘中，故曰衡络。

会阴之脉令人腰痛，痛上漯漯音沓。然汗出，邪在阴分。汗干令人欲饮，液亡也。饮已欲走。饮多则阴气下溢故欲走也。刺直阳之脉上三痏，在跷上郄下五寸横居，视其盛者出血。会阴，任脉穴也，督由此行背，故令人腰痛。直阳，谓足太阳之脉侠脊而直行者，其穴在阳跷之上，郄之下，相去约五寸而横居，须视其血络之盛者为的。

飞阳之脉令人腰痛，痛上怫怫然，甚则悲以恐。刺飞阳之脉，与阴维之会。飞阳，足太阳络穴，别走少阴者也。阴维之会，即少阴之前，在内踝上五寸，筑宾穴也。

昌阳之脉令人腰痛，痛引膺，目晄晄然，甚则反折，舌卷不能言①。刺复溜，阴跷脉合于足太阳，故曰昌阳。

散脉令人腰痛而热，热甚生烦，腰下如有横木居其中，甚则遗溲。刺散脉在膝前骨肉分间，络外廉束脉，为三痏。王注：散脉，足太阴之别。其脉散股入腹，与少阴、少阳结于腰髁下。辅骨之下，后有大筋撷束膝腨之骨，令其连属，取此筋骨系束之脉以去其病，是即地机穴。三痏，三刺也。吴注：散脉，阳明别络之散行者。《类经》注：膝前骨肉分间，络外廉束脉，似指阳明经为散脉。但本篇独缺太阴刺法，而下文有云上热刺足太阴者，若与此相照应。按：地机穴治腰痛，王氏注合。

肉里之脉令人腰痛，不可以咳，咳则筋缩急。肉里，谓分肉之里，足少阳脉所行主筋膜者也。刺肉里之脉，为二痏，在太阳之外，少阳绝骨之后。阳辅穴。

腰痛侠脊而痛至头，几几然，凭伏貌。目晄晄欲僵仆，刺足太阳郄中出血。腰痛上寒，刺足太阳、京骨穴。阳明；冲阳穴。腰痛上热，刺足厥阴。太冲穴。上寒上热，皆以上体言也。寒刺阳经去阳分之阴邪，热刺厥阴去阴中之风热也。不可以俯仰，刺足少阳。丘虚穴。中热而喘，刺足少阴，太溪穴。刺郄中出血。委中穴。按：少阴之脉贯肝鬲，入肺中。肾水不足以制火，故中热而喘，宜刺足少阴俞太溪。又刺郄中者，即足太阳委中也。吴注作少阴之郄水泉穴，误。腰痛上寒不可顾，刺足阳明。上热刺足太阴。王注上寒，阴市主之。不可顾，三里主之。上热，地机主之。阳明、太阴

---

① 舌卷不能言：《素问·刺腰痛》此下为"刺内筋为二痏。在内踝上大筋前太阴后，上踝二寸所"。李学川撰此时以具体穴位代之，李氏撰此乃系摘录经文而发挥之，究竟拟摘到何句何字止，以及如何辑编撰述，其自有考虑。故不宜臆断其"脱"或"讹"。

之脉皆不可左右顾。

大便难，刺足少阴。涌泉穴。少腹满，刺足厥阴。太冲穴。如折不可以俯仰，不可举，刺足太阳。王注：如折，束骨主之。不可以俯仰，京骨、昆仑主之。不可举，申脉、仆参主之。引脊内廉，刺足少阴。王注：复溜穴。吴注：有上件如折，不可以俯仰，不可举，而其痛又引及脊之内廉，足太阳络肾之脉病①也。

腰痛引少腹控䏚②，不可以仰。刺腰尻交者，两髁胂③上。发针立已。王注：此即下窌穴。足太阴、厥阴、少阳三脉，左右交结于中也。两髁胂，谓腰髁骨下坚起④肉也。盖腰髁下尻骨两旁有四骨空，左右其八穴皆主腰痛。

素问刺要论

病有浮沉，刺有浅深，各至其理，无过其道，过之则内伤，不及则生外壅，壅则邪从之。浅深不得，反为大贼，内动五藏，后生大病，故曰：病有在毫毛腠理者，有在皮肤者，有在肌肉者，有在脉者，有在筋者，有在骨者，有在髓者。是故刺毫毛腠理无伤皮，皮伤则内动肺，肺动则秋病温疟，淅淅⑤然寒栗。刺皮无伤肉，肉伤则内动脾，脾动则七十二日四季之月，病腹胀烦，不嗜食。刺肉无伤脉，脉伤则内动心，心动则夏病心痛。

---

① 病：原作"痛"，据《黄帝内经素问吴注·刺腰痛论》及上下文改。

② 䏚（miǎo 秒）：季胁下方夹脊两旁空软处。《素问·骨空论》："䏚络季胁，引少腹而痛。"

③ 胂（shèn 肾）：腰以下臀以上的部位。如《素问·缪刺论》："两胂之上是腰俞。"一说指脊柱两旁的夹脊肉。本书卷四《周身骨部名目》："脊内曰胂，夹脊肉也"。

④ 起：原脱，据王冰《黄帝内经素问注·刺腰痛》篇补。

⑤ 淅（xī 西）淅：怕冷畏风的感觉。《伤寒论·辨太阳病脉证并治》："啬啬恶寒，淅淅恶风。"

刺脉无伤筋，筋伤则内动肝，肝动则春病热而筋弛。刺筋无伤骨，骨伤则内动肾，肾动则冬病胀腰痛。刺骨无伤髓，髓伤则消铄①胻酸，体解㑊然不去矣。病解㑊者，懈怠困弱，阴之虚也。阴虚则气虚，气虚则不能举动，是谓不去也。解，音懈。㑊，音迹，吴注音亦。

素问刺齐论

齐者，刺各有所宜也

刺骨无伤筋者，针至筋而去，不及骨也。如病骨髓酸痛之类，直当刺骨。若针至筋分，不及于骨，攻非其过，是伤筋也。

刺筋无伤肉者，至肉而去，不及筋也。如病筋挛节病之类，直当刺筋若针至肉分，不及于筋，是伤肉也。

刺肉无伤脉者，至脉而去，不及肉也。如病肌肤尽痛之类，直宜刺肉。若针至脉分，不及于肉，是伤脉也。

刺脉无伤皮者，至皮而去，不及脉也。如病血脉不通诸症，直当刺脉。若针至皮分，不及于脉，是伤皮也。此四节言当深不深之为害也。

所谓刺皮无伤肉者，病在皮中，无伤肉也。无过深中肉。

刺肉无伤筋者，过肉中筋也。病在肉，无过肉而伤筋。

刺筋无伤骨者，过筋中骨也。病在筋，无过筋而伤骨。此三节，言不当深而深者之害也。

此谓之反也。

---

① 消铄（shuò 硕）：消损；削弱。《金匮要略·疟病脉证并治》："邪气内藏于心，外舍分肉之间，令人消铄脱肉。"此处指针刺误伤髓后患者逐渐变得无力、虚弱。

素问刺禁论

藏有要害，不可不察。肝生于左，肺藏于右，心部于表，肾治于里，脾为之使，胃为之市，鬲肓之上，中有父母，鬲，膈膜。肓，膈上无肉，空处也。阳气谓之父，阴血谓之母，肺主气，心主血，父母之象也。七节之傍，中有小心。此言下部之第七节命门，相火也。相火代心君行事，故曰小心。从之有福，逆之有咎。

刺中心，一日死，其动为噫。

刺中肝，五日死，其动为语。

刺中肾，六日死，其动为嚏。《四时刺逆从论》嚏字下有欠字。

刺中肺，三日死，其动为咳。

刺中脾，十日死，其动为吞。脾伤而引涎自救也。

刺中胆，一日半死，其动为呕。

刺跗上，中大脉，血出不止，死。

刺面，中溜脉，不幸为盲。

刺头，中脑户，入脑立死。

刺舌下，中脉太过，血出不止为喑。

刺足下布络，中脉，血不出为肿。

刺郄，中大①脉，令人仆脱色。

刺气街，中脉，血不出，为肿鼠仆。

刺脊间中髓，为伛。伛，偻曲而不伸也。

刺乳上，中乳房，为肿根蚀。谓生脓根而内蚀也。

刺缺盆，中内陷，气泄，令人喘咳逆。中内陷，则过深而泄

---

① 中大：原作"大中"，据同治本、《素问·刺禁论》乙正。

肺气。

刺手鱼腹内陷，为肿。

无刺大醉，令人气乱。无刺大怒，令人气逆。无刺大劳人，无刺新饱人，无刺大饥人，无刺大渴人，无刺大惊人。

刺阴股，中大脉，血出不止，死。

刺客主人内陷，中脉，为内漏，为聋。

刺膝膑出液，为跛。

刺臂太阴脉，出血多，立死。

刺足少阴脉，重虚出血，为舌难以言。

刺膺，中陷，中肺，为喘逆仰息。

刺肘中内陷，尺泽。气归之，为不屈伸。

刺阴股下三寸内陷，令人遗溺。

刺腋下胁间内陷，令人咳。

刺少腹，中膀胱，溺出，令人少腹满。

刺腨肠内陷①，为肿。

刺匡上目眶也。陷骨，中脉，为漏，为盲。

刺关节中液出，不得屈伸。筋失其润养也。

素问针解篇

刺虚则实之者，针下热也，气实乃热也；满而泄之者，针下寒也，气虚乃寒也。菀陈则除之者，出恶血也。菀，积陈久也。言络脉中有积久恶血，则宜除之。邪盛则虚之者，出针勿按也。不按针孔以虚其在经之盛邪。徐而疾则实者，徐出针而疾按之；经气不泄，乃实之也。疾而徐则虚者，疾出针而徐按之。邪

---

① 腨肠内陷：指承山穴。

气得泄，乃虚之也。**言实与虚者，寒虚。温实。气多少也。**气少为虚，气多为实。**若无若有者，疾不可知也。**言针下气至，疾速难知也。**察后与先者，**知病先后也。**为虚与实者，工勿失其法。**勿失虚补实泻之法。**若得若失者，离其法也。**言不能守其法。**虚实之要，九针最妙者，为其各有所宜也。补泻之时者，与气开阖相合也。**气至应时谓之开，已过未至谓之阖。又若针下气来谓之开，可以迎而泻之；针下气去谓之阖，可以随而补之。此皆针与气开阖相合之义。以上解《灵枢·九针十二原》篇文。**九针之名，各不同形者，**针穷其所当补泻也。**刺实须其虚者，**留针阴气隆至，针下寒，乃去针也；**刺虚须其实者，**阳气隆至，针下热，乃去针也。**经气已至，慎守勿失者，**勿变更也。**浅深在志者，**知病之内外也。**远近如一者，**深浅其候等也。四肢胸背之孔穴，虽有远近不同，其浅深取气则一也。**如临深渊者，**不敢惰也。**手如握虎者，**欲其壮也。壮，持针坚而定也。**神无营于众物者，**静志观病人，无左右视也。以上解，《宝命全形论》文。**义无邪下者，**欲端以正也。**必正其神者，**欲瞻病人目，制其神，令气易行也。下，下针也。目者，神之窍。欲正病者之神，必瞻其目，制彼精神，令无散越，则气为神使，脉道易行也。此即《九针十二原》篇正指直刺，无针左右，神在秋毫，属意病者，审视血脉，刺之无殆等文之义。

夫一天、二地、三人、四时、五音、六律、七星、八风、九野，身形亦应之，针各有所宜，故曰九针。**人皮应天，**无物不包，天之象也。**人肉应地，**温柔博厚，地之象也。**人脉应人，**内营外卫，人在气交之中之象。**人筋应时，**长短大小，四时盈虚之象。**人声应音，**清浊长短，五音之生也。**人阴阳合气应律，**六阴六阳，天地之气，十二律之象也。**人齿面目应星，**森罗布列，星之象也。**人出入气应风，**呼吸出入，风之象也。**人九窍三百六十五络应野。**

形骸周遍，野之象也。故一针皮、二针肉、三针脉、四针筋、五针骨、六针调阴阳、七针益精、八针除风、九针通九窍，除三百六十五节气，此之谓各有所主也。总结上文。人心意应八风，人之心意多变，天之八风无常，故相应。人气应天，气属阳，而运行不息，故应天。人发、齿、耳、目、五声，应五音六律，发之多，齿之列，耳之聪，目之明，五声之抑扬清浊，皆纷纷不乱，各有条理，故应五音六律。人阴阳脉血气应地。人阴、阳、脉、血、气之行于肉中，亦由经水之在土也，故应于地。自人心意应八风下，复明上文不尽之意也。

素问长刺节论长刺，长于刺者也。节论，犹要论也

刺家不诊，听病者言。在头，头疾痛，为藏①针之，刺至骨，病已止。如言病在头而头疾痛，则为之针头，头痛已而后止其刺。无伤骨肉及皮，皮者道也。无得妄为提按动摇，而伤骨分、肉分、皮分之真气。阴刺，入一傍四处，治寒热。吴注：阴刺，谓卒刺②。入一傍四，谓刺百会，一前后，两旁相去各一也。阴刺疑误当是扬刺。深专者，刺本③藏，寒热之气，深而专于一藏者，求其本藏而刺之。迫藏刺背，背输也。所为刺本藏者，谓迫近其藏而刺背。背者，俞之所在是也。刺之迫藏，藏会，刺俞之迫藏者，以其为藏气所会集也。腹中寒热去而止，以寒热去为期。与刺之要，发针而浅出血。言凡与刺五藏俞者，不宜出血太多，要在发针浅而少出其血也。

---

① 藏：原脱，据《素问·长刺节论》补。
② 卒刺：《黄帝内经素问吴注·长刺节论》作"刺入而不摇动旋转也"。
③ 本：《素问·长刺节论》作"大"，"大脏"即"五脏"。据上下文义，"本"于义为胜。

治腐肿者，刺腐上，视痈小大深浅刺，刺大者多血，小者深之，必端内针为故止。为故，犹言为则。止，无他术之意。

病在少腹有积，刺皮𩩲以下，𩩲，音括，骨端也。此指章门、期门穴。至少腹而止，如足阳明之天枢、归来，足太阴之府舍、冲门，足少阴之气穴、四满，皆主奔豚积聚。刺侠脊两傍四椎间，肓之原在脐下，故刺膏肓穴。刺两髂音格。髎，居髎穴。季胁肋间，京门穴。导引也。腹中气热下已。

病在少腹，腹痛不得大小便，病名曰疝，得之寒。小腹间痛，二便不行者，为疝病，乃寒气之所致。刺少腹去肝肾经之寒。两股间，去阳明、太阴之邪。刺腰髁骨间，刺而多之，尽炅病已。凡腰中在后在侧之成片大骨，皆曰髁骨。在后者，足太阳之所行。在侧者，足少阳之所行。凡此诸病，皆非寒疝，但察邪之所在，多取其穴而刺之，俟其少腹尽热，则病已矣。

病在筋，筋挛节痛，不可以行，名曰筋痹。刺筋上为故，刺分肉间，不可中骨也。筋炅①，病已止。

病在肌肤，肌肤尽痛，名曰肌痹，伤于寒湿。刺大分、小分，大肉之分，小肉之分。多发针而深之，以热为故，无伤筋骨，伤筋骨，痈发若变。气沉而不散，则痈发而变其常。诸分尽热，病已止。

病在骨，骨重不可举，骨髓酸痛，寒气至，名曰骨痹。深者刺，无伤脉肉为故，其道大分、小分，刺入之道。骨热病已止。

病在诸阳脉，且寒且热，诸分且寒且热，名曰狂。刺之虚脉，视分尽热，病已止。刺诸经之脉之虚，视虚脉分间尽热，则阳

---

① 筋炅：此上《素问·长刺节论》有"病起"二字。

气流布，不并于一而为狂矣。

病初发，岁一发，不治。月一发，不治。月四五发，名曰癫病。刺诸分诸脉，其无寒者以针调之，病已止。癫仆之病，痫是也。刺诸分诸脉者，调其大小、寒热、迟疾，陷下也。

病风且寒且热，炅汗出，寒去独热，而汗出也。一日数过，先刺诸分理络脉，汗出且寒且热，既汗而复汗出者，邪盛也。三日一刺，百日而已。

病大风，骨节重，须眉堕，名曰大风。刺肌肉为故，汗出百日，泄卫中之怫热。刺骨髓，汗出百日，泄营中之怫热。凡二百日，须眉生而止针。怫热屏退，阴气内复，故多汗出，须眉生也。

素问皮部论

欲知皮部以经脉为纪者，阳主外，阴主内，诸经皆然。其色多青则痛，多黑则痹，黄赤则热，多白则寒，五色皆见，则寒热也。络盛则入客于经。络中之邪既盛，则入客于经脉。

凡十二经络脉者，皮之部也。浮络见于皮。是故百病之始生也，必先于皮毛，邪中之则腠理开，开则入客于络脉；留而不去，传入于经；留而不去，传入于府，廪舍也。于肠胃。邪之始入于皮也，泝淅同。然起毫毛，开腠理；其入于络也，则络脉盛色变；其入客于经①也，则感虚经气虚乃感也。乃陷下；脉陷下也。其留于筋骨之间，寒多则筋挛骨痛，热多则筋弛骨消，肉烁②䐃③破，毛直而败。

---

① 经：原作"络"，据《素问·气穴论》及上下文义改。

② 烁（shuò 硕）：消烁；耗损。《外科正宗·痈疽原委论》："以取其爽口快心，不顾其消阴烁脏。"

③ 䐃（jiǒng 窘）：筋肉结聚之处，俗称"肉标"者。《素问·玉机真藏论》："身热脱肉破䐃，真藏见，十月之内死。"

皮者，脉之部也。邪客于皮则腠理开，开则邪入客于络脉，络脉满则注于经脉，经脉满则入舍于府藏也。故皮者有分部，不与而生大病也。言邪客皮部，则壅滞经气，不及而生大病。

素问气穴论

经曰：气穴三百六十五，以应一岁。人身孔穴皆气所居，故曰气穴。

背与心相控而痛，所治天突与十椎中枢。及上纪。中脘。上纪者，胃脘也；下纪者，关元也。中脘，胃之募也，为手太阳、少阳、足阳明所生。任脉之会关元，小肠募也，为足三阴、任脉之会。故曰上纪、下纪。背胸邪系阴阳左右如此，其病前后痛涩，胸胁痛而不得息，不得卧、上气、短气、偏痛、脉满起，斜出尻脉，络胸胁支心贯鬲，上肩加天突，斜下肩，交十椎下。此详言上文背与心相控而痛者，悉由任督二脉之为病也。任在前，督在后，其在下者斜出尻脉，在上者络胸胁支心，贯鬲上肩，加天突，左右斜下肩，交十椎下，所以当刺天突、中枢、中脘、关元等穴。吴注删以上八十七字，新校正疑其为《骨空论》文脱误于此。

肉之大会为谷，肉之小会为溪，肉分之间，溪谷之会，以行荣卫，以会大气。邪溢气壅，脉热肉败，荣卫不行，必将为脓，内销骨髓，外破大腘①，此为痈毒也。留于节凑，必将为败。留于骨节之间，津液所凑之处，必为败烂，此皆气壅脉热所致。积寒留舍，荣卫不居，卷肉缩筋，肋肘不得伸，内为骨痹，外为不仁，命曰不足，阳气不足。大寒留于溪谷也。溪谷三百六十五穴会，亦应一岁，人身骨节三百六十五，而溪谷穴俞应之，故曰

① 腘：《素问·气穴论》《黄帝内经太素·输穴》作"胭"，一本作"腘"。

穴会，亦应一岁之数。其小痹淫溢，循脉往来，微针所及，与法相同。小痹，邪之微者。

孙络之脉别经者，其血盛而当泻者，亦三百六十五脉，并注于络，传注十二络脉，非独十四络脉也。孙络之多，皆传注于十二经之大络，非独十四络穴也。内解泻于中者十脉。解，解散也。泻，泻去其实也。中者，五藏也。络虽十二，而分属于五藏，左右各五，故云解，写于中者十脉。

素问骨空论骨空，髓孔也

风者，百病之始生也。风从外入，令人振寒，汗出头痛，身重恶寒，治在风府，调其阴阳，不足则补，正气不足。有余则泻。邪气有余。大风颈项痛，刺风府。大风汗出，灸谚语，在侠脊傍三寸所，厌①之，令病者呼谚语，谚语应手。从风憎风，刺眉头。攒竹。失枕，在肩上横骨间缺盆。折，使榆臂齐肘，正灸脊中。榆，当作揄，引也，谓使病者引臂下齐肘端以度脊中，乃其当灸之处，盖即督脉，阳关穴也。胁络季胁引少腹而痛胀，刺谚语。胁，侠脊两旁空软处。腰痛不可以转摇，急引阴卵，刺八髎与痛上，八髎在腰尻分间。鼠瘘寒热，瘰疬，一名鼠瘘，盖以寒热之毒留于经脉所致。还刺寒府，寒府在附膝外解营。膝膑最寒，故名寒府。营，窟也。鼠瘘在颈腋之间，病由肝胆，取足少阳经阳关穴。取膝上外者使之拜，取足心者使之跪。

任脉为病，男子内结七疝，寒水筋血气狐癞。女子带下瘕聚。

---

① 厌：通"压"。压住；压制。《素问·骨空论》《黄帝内经素问注证发微》等作"压"，乃异文相证。如《汉书·五行志下之上》："地震陇西，厌四百余家。"又《史记·高祖本纪》："秦始皇帝常曰东南有天子气，于是因东游以厌之。"

带下，白赤带也。瘕聚，气痛不常之名。**冲脉为病，逆气里急。**气有余则逆，血不足则急。**督脉为病，脊强反折。**督脉者，起于少腹以下骨中央，女子入系廷孔，其孔，溺孔之端也。阴廷之孔。其络循阴器，合篡间，二阴之间。绕篡后，肛门之后。别绕臀，至少阴与巨阳中络者，合少阴中行之络。上股内后廉，贯脊属肾，与太阳起于目内眦，上额，交巅，上入络脑，还出别下项，循肩髆内，侠脊抵腰中，入循膂，络肾。其男子循茎下至篡，与女子等。此督脉并太阳之经者也。其少腹直上者，贯齐脐同。中央，上贯心，入喉，上颐环唇，上系两目之下中央。此督脉并于任脉者也。此生病，从少腹上冲心而痛，不得前后，为冲疝；其女子不孕，癃痔，遗溺①，嗌干。冲、督、任三脉，一原而三歧。冲脉起于胞中，病故不孕。督脉系廷孔，循阴器，合篡间，绕篡后，故为癃为痔。冲脉并于少阴，故遗溺。少阴之脉，循喉咙，故嗌干。**督脉生病，治督脉，治在骨上，**曲骨穴。**甚者在齐下营。**阴交穴。**其上气有音者，治其喉中央，在缺盆中者。**天突穴。**其病上冲喉者，治其渐，渐者上侠颐也。**阳明之脉，由侠颐之大迎穴，渐上颐面，故名侠颐为渐也。

　　蹇②膝伸不屈，治其楗③。膝痛偃蹇，能伸而不能屈，取辅骨上，横骨下，为楗。楗，股骨也。**坐而膝痛，治其机。**侠髋为机。**立而暑解，**热蓄骨解。**治其骸关。**注见下。**膝痛，痛及拇指，**足小拇指。**治其腘。坐而膝痛如物隐者，**邪所着，如物隐伏其中。**治其关。**膝解为骸关，膝之节解也。膝之外侧上骨为连核，下骨为

---

　　①　溺：同"尿"。
　　②　蹇（jiǎn 简）：跛，行走困难。《说文·足部》："蹇，跛也。"用例如马中锡《中山狼传》："策蹇驴，囊图书。"
　　③　楗（jiàn 件）：原指竖插在门闩上使闩拨不开的木棍。李贺《公莫舞歌》："铁枢铁楗重束关，大旗五丈撞双镮。"引申为股骨、大腿骨。

辅，辅骨之上为腘，腘上为关也。膝痛不可屈伸，治其背内。太阳经气穴。连骱若折，治阳明中俞髎。阳明经井荥俞原经合穴中，取其所宜。若别，治巨阳、少阴荥。若骱痛支别者，宜治足太阳通谷穴、足少阴然谷穴。淫泺胫酸不能久立，淫泺，似乎酸痛而无力也。治少阳之维，在外踝上五寸。光明穴。按：经脉之交者为维。少阳之维，是阳交穴，当在外踝上七寸。

灸寒热之法，先灸项大椎，以年为壮数。如患人之年数。次灸橛骨，即尾穷。以年为壮数。视背俞陷者灸之，察其诸俞陷下宜灸者。举臂，肩上陷者灸之，肩髃穴。两季胁之间灸之，京门穴。外踝上绝骨之端灸之，阳辅穴。足小指次指间灸之，侠溪穴。腨下陷脉灸之，承山穴。外踝后灸之，昆仑穴。缺盆骨上切之坚痛如筋者灸之，此乃肉间结核也。膺中陷骨间灸之，天突穴。掌束骨下灸之，阴郄穴。齐①下关元三寸灸之，关元穴。毛际动脉灸之，气街穴。膝下三寸分间灸之，三里穴。足阳明跗上动脉灸之，冲阳穴。巅上一灸之。百会穴。犬所啮之处灸之三壮，即以犬伤病法灸之。言犬伤令人寒热，古有灸法，故云"然"也。凡当灸二十九处，总结上文。伤食灸之，伤食寒热，如上文灸之。不已者，必视其经之过于阳者数刺其俞而药之。刺以泻其阳，药以和其阴。

素问水热穴论

水俞五十七穴，热俞五十九穴，详于此篇。

肾何以能聚水而生病？肾者，胃之关也。关门不利，故聚水而从其类也。胃纳水谷，肾主前阴利水，后阴利谷，是胃之关也。

---

① 齐：后作"脐"。

关闭，则水积下焦，以肾属水而从之也。上下溢于皮肤，故为胕①肿。胕肿者，聚水而生病也。脾主肌肉，寒水侮之，故反聚水而为肌肤浮肿。肾者，牝藏也。地气上者属于肾，而生水液也，故曰至阴。牝，阴也。勇而劳甚则肾汗出，肾汗出逢于风，内不得入于藏府，外不得越于皮肤，客于玄府，行于皮里，传为胕肿，本之于肾，名曰风水。此则因水因风也。所谓玄府者，汗空也。孔同。肾腧五十七穴，积阴之所聚也，水所从出入也。尻上五行、行五者，此肾腧。督脉所发，长强、腰俞、命门、悬枢、脊中，次两旁白环俞、中膂俞、膀胱俞、小肠俞、大肠俞、又次两旁秩边、胞肓、志室、肓门、胃仓，其二十五穴，皆在下焦而主水，故皆曰肾俞。故水病下为胕肿，大腹，上为喘呼，不得卧者，标本俱病，故肺为喘呼，肾为水肿，肺为逆不得卧，分为相输，俱受病。者，水气之所留也。水病则气虚，气病则水虚。伏兔上各二行，行五者，此肾之街也。少阴脉气所发：横骨、大赫、气穴、四满、中注，阳明脉气所发：气街、归来、水道、大巨、外陵，左右共二十穴。街，往来道也。三阴之所交结于脚也。足太阴经有三阴交穴。踝上各一行，行六穴，此肾脉之下行也，名曰太冲。踝上各一行，独指足少阴经。行六穴：大钟、照海、复溜、交信、筑宾、阴谷，左右十二穴也。肾之大络，并冲脉下行于足而盛大，故曰太冲。凡五十七穴，皆藏之阴络，肾经支络。水之所客也。

春者木始治，肝气始生，肝气急，其风疾，经脉常深，其气少，不能深入，故取络脉分肉间。夏者火始治，心气始生，脉瘦气弱，阳气流溢，热熏分腠，内至于经，故取盛经分腠，绝肤而病去者，邪居浅也。所谓盛经者，阳脉也。秋者金始治，

---

① 胕（fú 扶）：通"浮"，"胕肿"即"浮肿"。《素问·至真要大论》："诸病胕肿，疼酸惊骇，皆属于火。"

肺将收杀，金将胜火，阳气在合，阴气所①胜，湿气及体，阴气未盛，未能深入，故取俞以泻阴邪，取合以虚阳邪，阳气始衰，故取于合。冬者水始治，肾方闭，阳气衰少，阴气坚盛，巨阳伏沉，阳脉乃去，故取井以下阴逆，取荥以实阳气。故曰：冬取井荥，春不鼽衄，此之谓也。治热病五十九俞，头上五行，行五者，以越诸阳之热逆也。中行督脉之上星、囟会、前顶、百会、后顶也，次两旁足太阳之五处、承光、通天、络却、玉枕也，又次两旁足少阳之临泣、目窗、正营、承临、脑空也。五行共二十五穴，散越热气之逆于上者。大杼、足太阳经。膺俞、手太阴中府穴。缺盆、足阳明经。背俞，足太阳风门穴，一名热府。此八者，以泻胸中之热也。气街、三里②、巨虚上下廉，俱足阳明经。此八者，以泻胃中之热也。云门、手太阴经。髃骨、即肩髃穴。委中、足太阳经。髓空，督脉腰俞穴。此八者，以泻四肢之热也。此八者止有七穴。五藏俞傍五，魄户、神堂、魂门、意舍、志室。此十者，以泻五藏之热也。凡此五十九穴者，当为五十八穴。皆热之左右也。人伤于寒而传为热者，夫寒甚则生热也。寒盛于表，在表之阳不得宣越，故令生热也。又热病五十九穴，见《灵枢·热病》篇。

素问调经论经，经隧也

夫心藏神，肺藏气，肝藏血，脾藏肉，肾藏志，而各③成形。志意通调，内连骨髓，而成身形五藏。五藏之道，皆出于经隧，以行血气，血气不和，百病乃变化而生，是故守经隧焉。

---

① 所：《素问·水热穴论》作"初"。
② 三里：原作"二里"，据《素问·水热穴论》改。
③ 各：《素问·调经论》作"此"。

五藏在内，经隧在外，脉道相通，故但守经隧，则可以治五藏之病。

神有余则笑不休；神不足则悲。阳胜则神王，故多喜而笑，阳衰则阴惨乘之，故多忧而悲。血气未并，正气未与邪并。五藏安定，邪客于形，洒淅起于毫毛，未入于经络也，故命曰神之微。此以浮浅微邪在脉之表神之微也。神有余，则泻其小络之血，出血①勿之深斥，无中其大经，神气乃平。小络，孙络也。斥，刺也。神不足者，视其虚络按而致之，刺而利之，无出其血，无泄其气，以通其经，神气乃平。以按摩致气于其虚络，又刺而利之，补不足以行其滞也。刺微者，按摩勿释，着针勿斥，移气于不足，神气乃得复。微邪在心经之表，当按摩勿释，欲散其外也。着针勿斥，毋伤其内也。

气有余则喘咳上气；不足则息利少气。血气未并，五藏安定，皮肤微病，命曰白气微泄。肺主皮肤，其色白，微邪客之，故命曰白气微泄。气有余，则泻其经隧，无伤其经，无出其血，无泄其气；有余尚尔，不足可知。不足则补其经隧，无出其气。刺微者，按摩勿释，出针视之，曰：我将深之，适人必革，精气自伏，邪气散乱，无所休息，气泄腠理，真气乃相得。先行按摩之法，欲经隧之气不滞，次出针视之曰：我将深之，欲其恐惧而精神内伏也。然针之至人，必变革前说，而刺仍浅也，如是则精气潜伏。邪气散乱无所止息而泄于外，真气得其所矣。

血有余则怒；不足则恐。血气未并，五藏安定，孙络外溢，则经有留血。此肝经之表邪也，但察其孙络之脉有外溢者，则大经之内有留止瘀血。血有余，则泻其盛经，出其血；泻。不足则视其虚经，内针其脉中，久留而视，脉大，疾出其针，无令血泄。补虚之法，必留针候气，视其脉渐大，是气已至，则当连出针矣。刺

① 出血：原脱，据《素问·调经论》补。

留血者，视其血络，刺出其血，无令恶血得入于经，以成其疾。

形有余则腹胀，泾溲不利；脾湿胜，则气壅不行。不足则四肢不用。脾主四肢，虚则不用。血气未并，五藏安定，肌肉蠕音软。动，命曰微风。脾土畏风，木风主动，肌肉间如虫行动，故命曰微风。形有余则泻其阳经；刺足阳明经解溪穴，胃为脾之阳也。不足则补其阳络。刺足阳明络丰隆穴。刺微者，取分肉间，无中其经，无伤其络，卫气得复，邪气乃索。散也。

志有余则腹胀飧泄；水化寒，寒气在腹故尔。不足则厥。阴虚则阳胜，故厥逆上冲。血气未并，五藏安定，骨节有动。邪未入藏，而薄于骨，故但于骨节之间有鼓动之状。志有余则泻然谷血者；血，出血也。不足则补其复溜。皆足少阴经穴。刺未并者，即取之，无中其经，邪所乃能立虚。即其邪居之所取之，故无中其经穴，则邪自能去。

气血以并，阴阳不和，自为并一也。阴阳相倾，倾，倾陷也。气乱于卫，血逆于经，血气离居，一实一虚。血气不相营合也。血并于阴，是为重阴。气并于阳，是为重阳。故为惊狂；病癫狂也。血并于阳，表寒。气并于阴，里寒。乃为炅烔同。中。热中也。血并于上，气并于下，心烦惋善怒；血为阴，并于鬲上，则阴邪抑心，故烦惋。气为阳，并于鬲下，则火动于肝，故善怒。血并于下，气并于上，乱而喜忘。血并于下，则阴气不升；气并于上，则阳气不降。阴阳离散，故神乱而喜忘。

血气者，喜温而恶寒，寒则泣不能流，温则消而去之。此言血气并病之由也。故气之所并为血虚，血之所并为气虚。言气并于阳，血并于阴也。

有者为实，无者为虚，故气并则无血，血并则无气。血与气相失，故为虚焉。络正络。之与孙络，俱输于经，血与气并，则为实焉。血之与气并走于上，则为大厥，厥则暴死，无阳则死。气复反则生，不反则死。

夫阴与阳，皆有俞会，经穴有俞有会。阳注于阴，阴满之外，阴阳匀平，以充其形，九候若一，命曰平人。夫邪之生也，或生于阴，或生于阳。其生于阳者，得之风雨寒暑；其生于阴者，得之饮食居处，阴阳喜怒。

风雨之伤人也，先客于皮肤，传入于孙脉，孙脉满则传入于络脉，络脉满则输于大经脉。血气与邪并客于分腠之间，其脉坚大，故曰实。实者外坚充满，不可按之，按之则痛。

寒湿之中人也，皮肤不收，肌肤虚浮不收敛也。肌肉坚紧，荣血涩，卫气去，故曰虚。虚者聂辟，气不足，按之则气足以温之，故快然而不痛。言语轻小曰聂，足弱不能行曰辟。

阴之生实者，喜怒不节，则阴气上逆，上逆则下虚，下虚则阳气走之，凑之也。故曰实矣。阴之生虚者，喜则气下，悲则气消，消则脉虚空，因寒饮食，寒气熏满，则血泣气去，故曰虚矣。此内伤之生虚也，若饮食过度留滞不消，虽亦内伤，此为虚中挟实也。

阳虚则外寒，阴虚则内热，阳盛则外热，阴盛则内寒。义如下文。阳受气于上焦，以温皮肤分肉之间。今寒气在外，则上焦不通，上焦不通，则寒气独留于外，故寒栗。此明阳虚则外寒也。

有所劳倦，形阴。气衰少，谷气不盛，上焦不行，下脘不通，胃气热，热气熏胸中，故内热。此明阴虚生内热也。

上焦不通利，则皮肤致密，腠理闭塞，玄府不通，卫气不得泄越，故外热。上焦之气，主阳分也，故外伤寒邪，则上焦不通，肌表闭塞，卫气郁聚，无所流行而为外热。此明阳盛则外热，外感症也。

厥气上逆，寒气积于胸中而不泻，不泻则温气去，寒独留留。则血凝泣，凝泣。则脉不通，其脉盛大以涩，故中寒。厥气，寒厥之气也。寒留，中焦阳气乃去，故经脉凝滞，此明阴盛生内寒，内伤症也。

阴与阳并，血气以并，病形以成，刺之奈何？刺此者，取之经隧，取血于营，取气于卫，用形哉，因四时多少高下。凡刺，必用其形之长短、肥瘦、大小为法，又当因天之四时寒暑温凉消息多少者，如以月生死为痏数也。高下者，如春俞在颈项，夏俞在胸胁，秋俞在肩背，冬俞在腰股也。血气以并，病形以成，阴阳相倾，补泻奈何？泻实者，气盛乃内针，因病人之吸气而入针。针与气俱内，气内则神，人不欲乱其真也。以开其门，如利其户；针与气俱出，候病人之呼气而出针。精气不伤，邪气乃下，外门不闭，以出其疾，摇大其道，如利其路，是为大泻，必切而出，大气乃屈。行上文之法，又必切中其疾，而后出针，则大邪之气屈伏，真气亦无攒也。补虚奈何？持针勿置，以定其意，候呼内针，气出针入，针空四塞，精无从去，针下气实则真气聚而不散也。方实而疾出针，气入针出，方其气至而针下实，当即候吸出针也。热不得还，闭塞其门，邪气布散，精气乃得存。热，针下之气热也。动气候时，近气不失，远气乃来，是谓追之。追而济之，是补法。

五藏者，故得六府与为表里，经络支节，各生虚实，其病所居，随而调之。藏府相为表里，故为十二经；经络各生支节，故为三百六十五节；气脉贯通，故皆合于五藏，其间各生虚实，则病有所在。调之之义如下文。**病在脉，调之血**；脉者，血之府。**病在血，调之络**；血和，则孙脉先满溢，乃注于络脉，故血病者，当调络也。病在气，调之卫；卫主阳气。病在肉，调之分肉；随所在而取于分肉之间。病在筋，调之筋，燔针劫刺其下及与急者；病在骨，调之骨①，淬针②药熨；燔针者，内针之后以火燔之暖。焠针者，用火先赤其针，而后刺，不但暖也，若寒毒固结，非此不可。今名火针，即此药熨者，以辛热之药，熨而散之病有浅深，故用分微甚耳。病不知所痛，两蹻为上；湿痹为患，当取足太阳之申脉。身形有痛，九候莫病，则缪刺之；病不在经而在络，当刺络脉也。痛在于左而右脉病者，巨刺之。刺大经也。必谨察其九候，诸经之九候。针道备矣。

素问缪刺论

缪刺者，左病刺右，右病刺左，身病刺四肢。缪，其病处也，所以行缪刺者，络病而经不病，故也。

夫邪之客于形也，必先舍于皮毛，留而不去，入舍于孙络；留而不去，入舍于络脉；留而不去，入舍于经脉，内连五藏，散于肠胃③，阴阳俱感，五藏乃伤，此邪之从皮毛而入，极于五藏之次也，如此则治其经焉。不用缪刺之法。今邪客于皮毛，入舍于孙络，留而不去，闭塞不通，不得入于经，流溢于大络，而生奇病也。夫邪客大络者，左注右，右注左，上下左右与经相干，而布于四末，其气无常处，不入于经俞，命曰缪刺。

其与巨刺何以别之？曰：邪客于经，左盛则右病，右盛则

---

① 病在筋……调之骨：《素问·调经论》作"病在筋，调之筋；病在骨，调之骨"。李学川所辑引与《素问·调经论》原文语序有异，但文义相仿。

② 淬（cuì 翠）针：又称"淬刺"，"九刺"之一，将针加热而刺。《灵枢·官针》："淬刺者，刺燔针则取痹也。"

③ 胃：原作"外"，据《素问·缪刺论》改。

左病。亦有移易者，左痛未已而右脉先病，如此者，必巨刺之，必中其经，非络脉也。右病，右反病。左病，左反病也。故络病者，其痛于经脉缪处，故命曰缪刺。缪处者与经脉常行之处差缪也。

邪客于足少阴之络，令人卒心痛，暴胀，胸胁支满，无积者，刺然骨之前然谷穴。出血，如食顷而已。食顷，一饭顷也。不已，左取右，右取左。此正缪刺也，余准此。

又令人嗌痛，不可内食，无故善怒，气上走贲上，刺涌泉①。嗌痛在中者，左右各刺三痏；痛在一边者，在左取右，在右取左，贲鬲也。嗌中肿，不能内唾，时不能出唾者，刺然谷出血，立已。令人嗌痛，不可内食句至此，旧本在邪客于足少阳第一节之下。

邪客于手少阳之络，令人喉痹舌卷，口干心烦，臂外廉痛，手不及头，刺关冲。

邪客于足厥阴之络，令人卒疝暴痛，刺大敦。

邪客于足太阳之络，令人头项肩痛，刺至阴，立已。不已，刺外踝下三痏。金门、京骨、通谷。

又令人拘挛背急，引胁而痛，刺之从项始，数脊椎侠脊，疾按之应手如痛，刺之。此不拘穴俞而刺，谓之应痛穴。令人拘挛背急句至此，旧本在邪客于足太阴一节之下。

邪客于手阳明之络，令人气满胸中，喘息而支胠，胸中热，刺商阳。

---

① 涌泉：《素问·缪刺论》作"足下中央之脉"。下文依次"然谷、关冲、大敦、至阴、商阳、申脉、大敦、厉兑、窍阴、涌泉、厉兑、少商、中冲、神门"，《素问·缪刺论》原文均以解剖位置述之，而李学川则均换以具体穴名，乃其发挥也。

又令人耳聋，时不闻音，刺商阳，立闻。手阳明之别者入耳。不已，刺关冲。旧作中指爪甲上，以心主之，脉出耳后，合少阳完骨之下，故刺手厥阴之井中冲穴。吴氏改：小指次指以手少阳之络，从耳后入耳中，故刺手少阳井关冲穴。其不时闻者，不可刺也。时或有闻者，尚为可治。其不时闻者，络气已绝，故不刺。耳中生风者，如风声者，虽聋犹有所闻。亦刺之如此数。令人耳聋句至此，旧本在人有所堕坠节之下。

邪客于臂掌之间，手厥阴经。不可得屈，刺其踝后，本节踝后内关穴也。先以指按之痛，乃刺之，此以应痛为腧，不拘穴法。以月生死为痏数。

邪客于足阳跷之脉，令人目痛从内眦始，刺申脉。

人有所堕坠，恶血留内，腹中满胀，不得前后，先饮利药。利瘀血也。此上伤厥阴之脉，下伤少阴之络，刺然骨之前血脉出血，即少阴络。刺足跗上动脉，王氏、吴氏为冲阳穴①，以腹满胀，故刺之。张氏作足厥阴之俞太冲穴亦妥。不已，刺大敦，见血立已。善悲惊不乐，刺如上方。

凡痹往来行无常处者，在分肉间痛，刺之以月生死为数。言用针者，随气盛衰以为痏数也。针过其日数则脱气，不及日数则气不泻，左刺右，右刺左，病已，止。不已，复刺之如法。月生一日一痏，二日二痏，渐多之；十五日十五痏，十六日十四痏，渐少之。

邪客于足阳明之络，令人鼽衄，上齿寒，刺厉兑。

邪客于足少阳之络，令人胁痛不得息，咳而汗出，刺窍阴，不得息立已，汗出立止。咳者温衣饮食，一日已。不已，复刺

---

① 冲阳穴：此下《黄帝内经素问吴注·缪刺论》尚有"阳明胃经所发"六字。

如法。

又令人留于枢中痛，髀不可举，刺环跳①，寒则久留针，以月死生为数，立已。令人留于枢中痛句至此，旧本在邪客于足太阳次节之下。

邪客于足太阴之络，令人腰痛，引少腹控䏚，不可以仰息，刺腰尻之解，两胂之上，是腰俞，以月死生为痏数，发针立已。王注：腰俞左右，即足太阳经下窌穴。吴氏去是腰俞三字，注为脾俞穴。按《腰痛论》曰：腰痛引少腹控䏚，不可以仰，刺腰尻交者，两髁胂上。又《骨空论》曰：腰痛不可以转摇，急引阴卵，刺八髎与痛上，八髎在腰尻分间。此言是腰俞，即指足太阳经上次中下髎穴也，详见《刺腰痛论》。

治诸经刺②之，所过者不病，则缪刺之。经不病则邪在络，故主缪刺。

耳聋，刺手阳明。商阳、合谷、阳溪、偏历。不已，刺其通脉，出耳前者。听会。

齿龋，痛也。刺手阳明。穴如上。不已，刺其脉入齿中者，立已。手阳明脉入下齿中，故刺龂交穴。

邪客于五藏之间，五藏，络也。其病也，脉引而痛，时来时止。视其病，缪刺之于手足爪甲上，但视病处，各取其井而缪刺之。视其脉，出其血，间日一刺，一刺不已，五刺已。

缪传引上齿，齿唇寒痛，视其手背，脉血者去之。足阳明病，则齿唇热痛，今下齿而引及上齿是手阳明病，故齿唇寒痛，取手阳明之络有血者，先去之。足阳明中指爪甲上③，此足阳明支脉所

① 刺环跳：《素问·缪刺论》作"刺枢中以毫针"，枢中即环跳穴别名。

② 刺：原脱，据《素问·缪刺论》补。

③ 上：《素问·缪刺论》此下有"一痏"二字。

出也，一作厉兑穴。手大指次指爪甲上，商阳。各一痏，立已。

邪客于手足少阴、太阴、足阳明之络，此五络皆会于耳中，上络左角，五络俱竭，令人身脉皆动，而形无知也，其状若尸，或曰尸厥，刺阴白、涌泉、厉兑各一痏，后刺少商、中冲、神门。不已，以竹管吹其两耳，剃其左角之发方一寸，燔治，饮以美酒一杯，不能饮者灌之，立已。

凡刺之数，先视其经脉，切而从之，审其虚实而调之。不调者，经刺之；必中其经，非络脉也。有痛而经不病者，缪刺之。身有痛处，而其经脉所至之分不皆病者，是为络病，非经病也。因视其皮部有血络者，尽取之，泄络中之结邪也。此缪刺之数也。数，节目也。

素问四时刺逆从论

春者，天气始开，地气始泄，冻解冰释，水行经通，故人气在脉。即经脉也。

夏者，经满气溢，入孙络①受血，皮肤充实。人气在孙络。

长夏者，经络皆盛，内溢肌中。人气在肌肉中。

秋者，天气始收，腠理闭塞，皮肤引急。人气在皮肤。

冬者，盖藏，血气在中，内着骨髓，通于五藏。人气在骨髓中。

是故邪气者，常随四时之气血而入客也，至其变化不可为度，然必从其经气，辟除其邪，除其邪，则乱气不生。

春刺络脉，血气外溢，令人少气。春刺夏分，气未至而误刺之，故少气。

① 孙络：此下原衍"孙络"二字，据《素问·四时刺逆从论》删。

春刺肌肉，血气环逆，令人上气。木旺则土虚，复刺肌肉，是为重虚，血气环周皆逆，不相运行，故上气。

春刺筋骨，血气内着，令人腹胀。春气发越，而复深取筋骨，以伤其阴，故血气内着而腹胀。

夏刺经脉，血气乃竭，令人解㑊。气不在经脉而误刺之，故血气内竭，形迹困倦。

夏刺肌肉，血气内却，令人善恐。长夏未至，而先夺其气，血气却弱，故令善恐。

夏刺筋骨，血气上逆，令人善怒。夏刺冬分，则阴虚于内，阳胜于外，故血气逆而为怒。

秋刺经脉，血气上逆，令人善忘。心主脉，误刺经脉，则心气虚，故善忘。

秋刺络脉，气不卫外①，令人卧不欲动。气已去络，而复刺之，则气虚不能卫外，故卧，不欲动。

秋刺筋骨，血气内散，令人寒栗。气未至筋骨而误刺之，则血气内散，而中气虚，故寒栗。

冬刺经脉，血气皆脱，令人目不明。气未至而先夺之，故血气脱，而目不明也。

冬刺络脉，内气外泄，留为大痹。当阳气伏藏之时刺其阳分，则阳气外泄经脉壅滞，是生大痹。

冬刺肌肉，阳气竭绝，令人善忘。冬时而刺夏分，则阳气竭绝，阳气者，精则养神，阳虚则神衰，故善忘。

凡此四时刺者，大逆之病，不可不从也。反之，则生乱气相淫病焉。刺失四时，是为大逆，此时气之不可不从也。若反常法，

① 卫外：《素问·四时刺逆从论》作"外行"。二词均指络脉之气功能失常，义同。

必生乱气，互相淫泆为病矣。凡刺不知四时之经，病之所生，以从为逆，正气内乱，与精相薄①，从，顺也。薄，邪正相迫也。必审九候，正气不乱，精气不转。九候各有其部，所以审明病之所在，从而刺之，庶正气不乱，精气不致转变矣。

素问方盛衰论

肺气虚，则使人梦见白物，金色白。见人斩血籍籍，虚者必怯。籍籍，惊惕也。得其时则梦见兵战。时，金王之时也。

肾气虚，则使人梦见舟船溺人，肾合水。得其时则梦伏水中，若有畏恐。时一②水王之时也。

肝气虚，则梦见菌香生草，肝合木。得其时则梦伏树下不敢起。虽得木王之时，而肝气本虚，故梦伏而不敢起。

心气虚，则梦救火阳物，心合火。阳物，即属火之类。得其时则梦燔灼。时，火王之时也。

脾气虚，则梦饮食不足，仓廪空虚也。得其时则梦筑垣盖屋。时，土王之时也。

此皆五藏气虚，阳气有余，阴气不足。凡人阳气不足，阴气有余，则当昼而寐。若阳气有余，阴气不足，则当夕而梦。所以为厥为梦者，皆阳不附阴之所致。合之五诊，察五藏见症。调之阴阳，以在经脉。和阴阳，在十二经脉以求之也。梦魂颠到，变化异常，惟邪正衰王之分耳，阳王则吉，阴王则凶。

① 薄：通"搏"。训诂书证如《说文通训定声·豫部》："薄，叚（假）借为搏。"《素问·气交变大论》"真邪相薄"，《灵枢·根结》"薄"作"搏"，乃异文相证。

② 时一：《类经·疾病类·阴阳之逆厥而为梦》作"得"，义胜。

灵枢经文 补遗

邪气藏府病形 首节

身半以上者，邪中之也；阳受风气。身半以下者，湿中之也。阴受湿气。

诸阳之会，皆在于面。中人也，方乘虚时及新用力，若饮食汗出，腠理开而中于邪。中于面则下阳明，中于项则下太阳，中于颊则下少阳，其中于膺背两胁，亦中其经。即三阳之经。中于阴者，常从臂胻始。夫臂胻，其阴皮薄，其肉淖 音闹。泽，故俱受于风，独伤于阴。臂胻内廉曰阴，手足三阴之所行也。

故邪入于阴经，则其藏气实，邪气入而不能客，故还之于府。故中阳则溜于经，中阴则溜于府。如心之及小肠，此邪中三阴，亦有表症也。

愁忧恐惧则伤心，形寒寒饮则伤肺，肺合皮毛而畏寒。以其两寒相感，中外皆伤，故气逆而上行。形寒伤外，饮寒伤内。有所堕坠，恶血留内，若有所大怒，气上而不下，积于胁下则伤肝。有所击仆，若醉入房，汗出当风则伤脾，有所用力举重，若入房过度，汗出浴水则伤肾。此言邪中五藏。

本 神 次《官针》篇之后

天之在我者德也。地之在我者气也。德流气薄而生者也。初一作故。生之来谓之精；精者，天一生水，地六成之是也。两精相搏谓之神；搏，交结也。随神往来者谓之魂；并精而出入者谓之魄；魂为阳，魄为阴。所以任物者谓之心；心有所忆谓之意；忆，思念也。心有所向而未定者曰意。意之所存谓之志；专在于是曰志。因志而存变谓之思；图谋以成此志曰思。因思而远慕谓之虑；思有所慕者曰虑。因虑而处物谓之智。疑虑生而处得其善者曰智。

是故怵惕思虑者则伤神，神伤则恐惧流淫而不止。怵恐，惕惊也。流淫，谓流泄淫溢。因悲哀动中者，竭绝而失生。悲哀甚则胞络绝，故致失生，竭者，绝之渐。喜乐者，神惮散而不藏。神不能持而流荡。愁忧者，气闭塞而不行。盛怒者，迷惑而不治。怒则气逆，故昏迷惶惑而乱也。恐惧者，神荡惮而不收。神为恐惧而散失。心怵惕思虑则伤神，神伤则恐惧自失，破䐃脱肉，毛悴色夭，死于冬。脾愁忧而不解则伤意，意伤则悗乱，四肢不举，毛悴色夭，死于春。悗，音瞒，闷也。肝悲哀动中则伤魂，魂伤则狂妄马注：作忘。不精，不精则不正，精明失则邪妄不正。当人阴缩而挛筋，两胁骨不举，毛悴色夭，死于秋。肺喜乐无极则伤魄，魄伤则狂，狂者意不存人，皮革焦，毛悴色夭，死于夏。肾盛怒而不止则伤志，志伤则喜忘其前言，腰脊不可以俯仰屈伸，毛悴色夭，死于季夏。怒本肝志，而亦伤肾者，肝肾为子母，气相通也。恐惧而不解则伤精，精伤则骨酸痿厥，精时自下。此亦言心肾受伤也。是故五藏主藏精者也，不可伤，伤则失守而阴虚，阴虚则无气，无气则死矣。

肝藏血，血舍魂，肝气虚则恐，实则怒。

脾藏营，营舍意，脾气虚则四肢不用，五藏不安，实则腹胀经溲不利。《调经论》：形有余，泾溲不利。同此。

心藏脉，脉舍神，心气虚则悲，实则笑不休。

肺藏气，气舍魄，肺气虚则鼻塞不利少气，实则喘喝气促声粗。胸盈仰息。胀满也。

肾藏精，精舍志，肾气虚则厥，实则胀。

营卫生会次《脉度》篇之后

营出于中焦，胃之中脘。卫出于下焦。脐下一寸，阴交为下焦。

上焦出于胃上口，并咽以上，贯膈，而布胸中，膻中之分。走腋，循太阴之分而行，还至阳明，上至舌，下足阳明，常与营俱行于阳二十五度，行于阴亦二十五度一周也。故五十度而复大会于太阴矣。

中焦亦并胃中，出上焦之后①，此所受气者，泌糟粕，蒸津液，化其精微，上注于肺脉，乃化而为血，以奉生身，莫贵于此，故独得行于经隧，命曰"营气"。营卫者，精气也。血者，神气也。故血之与气，异名同类焉。故夺血者无汗，夺汗者无血。

下焦者，别回肠，大肠。注于膀胱，而渗入焉。故水谷者，常并居于胃中，成糟粕，而俱下于大肠，而成下焦，渗而俱下。济泌别汁，循下焦而渗入膀胱焉。其浊气下行为二便，清气升于上中二焦为卫气。

上焦如雾，中焦如沤，下焦如渎。

胀　论次《五乱》篇之后

其脉大坚以涩者，胀也。

夫胀者，皆属于藏府之外，排藏府而郭胸胁，胀皮肤，故名曰胀。

营气循脉，卫气逆为脉胀；卫气并脉循分为肤胀。马注：胀②不在于营气。惟卫气逆行，并脉循分肉，始为脉胀，而成肤胀。

---

① 后：原作"下"，据同治本、《灵枢·营卫生会》改。

② 脉：《黄帝内经灵枢注证发微·胀论》作"然其所以胀者"。

三里而泻，近者一下，远者三下，无问虚实，工在疾泻。病近一次泻之，病远三次泻之，疾急也。

心胀者，烦心短气，卧不安；肺胀者，虚满而喘咳；肝胀者，胁下满而痛引小腹；脾胀者，善哕，四肢烦悗，体重不能胜衣，卧不安；肾胀者，腹满引背央央然，腰髀痛；此言五藏胀形。胃胀者，腹满，胃脘痛，鼻闻焦臭，妨于食，大便难；大肠胀者，肠鸣而痛濯濯①，冬日重感于寒，则飧泄不化；小肠胀者，少腹䐜胀，引腰而痛；膀胱胀者，少腹满而气癃；三焦胀者，气满于皮肤中，轻轻然而不坚；胆胀者，胁下痛胀，口中苦，善太息。六府胀形。

五癃津液别

五谷之精液，和合而为膏者，内渗入于骨空，补益脑髓，而下流于阴股。阴阳不和，则使液溢而下流于阴，髓液皆减而下，下过度则虚，虚故腰背痛而胫酸。阴阳气道不通，四海闭塞，三焦不泻，津液不化，水谷并于肠胃之中，别于回肠，留于下焦，不得渗膀胱，则下焦胀，水溢则为水胀，此津液五别之逆顺也。

阴阳清浊 次《血络论》之后

受谷者浊，受气者清。清者注阴，浊者注阳。浊而清者上出于咽；清而浊者则下行。清浊相干，命曰乱气。

夫阴清而阳浊，浊者有清，清者有浊，别之奈何？曰：气之大别，清者上注于肺，浊者下走于胃。胃之清气上出于口；肺之浊气下注于经。内积于海。气血诸海。本经俱言阳清阴浊，此

---

① 濯濯（zhuó 酌）：象声词，形容肠鸣声。《素问·气厥论》："水气客于大肠，疾行则鸣濯濯，如囊裹浆。"

言阴清阳浊，以藏阴而府阳，藏清而府浊也。手太阳独受阳之浊，手太阴独受阴之清。其清者上走空窍，耳目口鼻。其浊者下行诸经。诸阴皆清，足太阴独受其浊。

本　藏次《五变》篇之后

人之血气精神者，所以奉生而周于性命者也；经脉者，所以行血气而营阴阳，濡筋骨，利关节者也；卫气者，所以温分肉，充皮肤，肥腠理，司开阖者也；志意者，所以御精神，收魂魄，适寒温，和喜怒者也。是故血和则经脉流行，营覆阴阳①，筋骨劲强，关节清利矣；卫气和则分肉解利，皮肤调柔，腠理致密矣；志意和则精神专直，魂魄不散，悔怒不起，五藏不受邪矣；寒温和则六府化谷，风痹不作，经脉通利，肢节得安矣。此人之常平也。五藏者，所以藏精神血气魂魄者也；六府者，所以化水谷而行津液者也。此人之所以俱受于天也。

五　色

明堂者，鼻也；阙者，眉间也；庭者，颜也；蕃者，颊侧也；蔽者，耳门也。

风者，百病之始也；厥逆者，寒湿之起也。常候阙中，薄泽为风，冲浊为痹，在地为厥，此其常也。

赤色出两颧，大如拇指者，病虽小愈，必卒死。黑色出于庭，大如拇指，必不病而卒死。

---

① 营覆阴阳：谓气血循环往复地运行于全身各处。覆，通"复"。反复，周而复始。《千金要方》高保衡等《序》："凡所派别，无不考理，互相质正，反覆稽参。"阴阳，泛指全身。

水　胀次《逆顺》篇之后

水始起也，目窠上微肿，如新卧起之状，其颈脉动，时咳，阴股间寒，足胫肿，腹乃大，其水已成矣。以手按其腹，随手而起，如裹水之状，此其候也。《五癃津液》篇云：阴阳气道不通，四海闭塞，三焦不泻，津液不化，水谷并行肠胃之中，别于回肠，留于下焦，不得入膀胱则下焦胀，水溢则为水胀。

肤胀者，寒气客于皮肤之间，嶜嶜①然不坚，腹大，身尽肿，皮厚，按其腹，窅②而不起，病在气分。腹色不变，此其候也。

鼓胀者，腹胀身皆大，大与肤胀等也，色苍黄，腹筋起，此其候也。以腹筋起为别。

肠覃③者，寒气客于肠外，与卫气相搏，气不得营，因有所系，癖④而内著，恶气乃起，瘜肉⑤乃生。其始生也大如鸡卵，稍以益大，至其成如怀子之状，久者离岁，越岁也。按之则坚，推之则移，月事以时下。病在肠外，故无妨于月事。

石瘕生于胞中，寒气客于子门，子门闭塞，气不得通，恶

---

① 嶜（kōng 空）嶜：形容像鼓一样的声音。张介宾《类经》释："寒气客于皮肤之间者，阳气不行，病在气分故有声若鼓。"《黄帝内经太素·气论》《针灸甲乙经·水肤胀鼓胀肠覃石瘕》同作"壳"。

② 窅（yǎo 咬）：本指眼睛眍陷。《说文·目部》："窅，深目也。"引申泛指深陷，此处即指腹部深陷不起。《针灸甲乙经·水肤胀鼓胀肠覃石瘕》则作"腹陷"。

③ 肠覃（xùn 训）：古病名，指妇女下腹部有块状物，而月经又能按时来潮的病证，类似于卵巢囊肿之类。《灵枢·水胀》："水与肤胀、臌胀、肠覃、石瘕、石水何以别之？"覃，后作"蕈"。

④ 癖（pǐ 痞）：蕴结；结成（癖）。《针灸甲乙经·水肤胀鼓胀肠覃石瘕》《备急千金要方·消渴淋闭方》等作"瘕"。

⑤ 肉：原作"内"，据《灵枢·水胀》改。

血当泻不泻，衃以留止，日以益大，状如怀子，月事不以时下。皆生于女子，可导而下。衃，音丕，疑败之血也。

五　味次《五禁》篇之后

酸入于胃，其气涩以收，上之两焦，弗能出入也。涩结不舒。不出即留于胃中，胃中和温，则下注膀胱，膀胱之胞音抛，溲脬。薄以懦，得酸则缩绻，约而不通，水道不行，故癃。绻，不分。约，束也。阴者，阴器。积筋之所终也，故酸入而走筋矣。

咸入于胃，其气上走中焦，注于脉则血气走之。血与咸相得则凝，凝则胃中汁注之，注之则胃中竭，竭则咽路焦，故舌本干而善渴。血脉者，中焦之道也，故咸入而走血矣。

辛入于胃，其气走于上焦。上焦者，受气而营诸阳者也，姜韭之气熏之，营卫之气不时受之，久留心下，故洞心。透心若空也。辛与气俱行，故辛入而与汗俱出。

苦入于胃，五谷之气，皆不能胜苦。苦入下脘，三焦之道，皆闭而不通，故变呕。入而复去。齿者，骨之所终也，故苦入而走骨。苦通于骨，其气复从口齿而出。

甘入于胃，其气弱小，不能上至于上焦，而与谷留于胃中者，令人柔润者也。胃柔则缓，缓则虫动，虫动则令人悗心。其气外通于肉，故甘走肉。

百病始生次《五音五味》篇之后

忧思伤心；重寒伤肺；忿怒伤肝；醉以入房，汗出当风，伤脾；用力过度，若入房汗出①，则伤肾。

邪客篇首节

五谷入于胃也，其糟粕、津液、宗气，分为三隧。道也。

---

① 　出：《灵枢·百病始生》此下有"浴"字，当据补。

故宗气积于胸中，出于喉咙，以贯心脉，而行呼吸焉。营气者，泌其津液，注之于脉，化以为血，以荣四末，内注五藏六府，以应刻数焉。卫气者，出其悍气之慓疾，而先行于四末分肉皮肤之间，而不休者也。昼日行于阳，夜行于阴，常从足少阴之分间，行于五藏六府。今厥气客于五藏六府，则卫气独卫其外，行于阳，不得入于阴。行于阳则阳气盛，阳气盛则阳跻陷，受伤之谓。不得入于阴，阴虚，故目不瞑。补其不足，取照海。泻其有余，取申脉。调其虚实，以通其道，而去其邪。饮以半夏汤一剂，阴阳已通，其卧立至。取流水五升，扬之万遍，火沸，置秫米一升，治半夏五合，徐炊令竭为一升半，去滓，饮汁一小杯，日三，稍益，以知为度。秫米，糯小米也，甘黏微凉，能养营补阴。半夏，辛温，能和胃散邪，除腹胀目不得瞑，故并用之。古量一升，合今之三合二勺。故其病新发者，复杯则卧，汗出则已矣。久者，三饮而已也。

大惑论次《九针论》之后

五藏六府之精气，皆上注于目而为之精。精之窠为眼，骨之精为瞳子，属肾。筋之精为黑眼，属肝。血之精为络，属心。其窠气之精为白眼，属肺。肌肉之精为约束，属脾。裹撷筋骨血气之精而与脉并为系，上属于脑，后出于项中。故邪中于项，因逢其身之虚，其入深，则随眼系以入于脑。入于脑则脑转，脑转则引目系急。目系急则目眩以转矣。邪斜同。其精，睛同。其精所中不相比也，则精散。精散则视歧，视歧见两物。

目者，心使也。心者，神之舍也。故精神乱而不转，卒然见非常处，精神魂魄散不相得，故曰惑也。

心有所喜，神有所恶，卒然相感，则精气乱，视误，故惑，神移乃复。是故间者为迷，甚者为惑。

上气不足，下气有余，肠胃实而心肺虚。虚则营卫留于①下，阳衰。久之不以时上，故善忘也。

精气并于脾，热气留于胃，胃热则消谷，谷消故善饥。胃气逆上，则胃脘寒，不能营行，则其中脘当寒。故不嗜食也。此言所以善饥而不嗜食也。

卫气不得入于阴，常留于阳，留于阳则阳气满，阳气满则阳跷盛，不得入于阴则阴气虚，故目不瞑矣。

卫气留于阴，不得行于阳，留于阴则阴气盛，阴气盛则阴跷满不得入于阳，则阳气虚，故目闭也。

夫卫气者，昼日常行于阳，夜行于阴，故阳气尽则卧，阴气尽则寤。故肠胃大，则卫气行留久；皮肤湿，分肉不解则行迟。留于阴也久，其气不精则欲瞑，故多卧矣。

其肠胃小，皮肤滑以缓，分肉解利，卫气之留于阳也久，故少瞑焉。

素问经文补遗

脉要精微论次《诊要经终论》之后

夫脉者，血之府也。营行脉中，故为血府。府，聚也。长则气治，气充和也。短则气病，气不足也。数则烦心，内热。大则病进，邪盛。上盛则气高，下盛则气胀，代则气衰，动而中止曰代，为真气衰乏。细则气少，减于常脉为细。涩则心痛。脉往来难曰涩，涩为血少，为膹郁，故心痛也。浑浑浊乱不明。革至如皮革之坚。如涌泉，其来汩汩无序，但出不返。病进而色弊；言必病进色

---

① 于：此上原衍一"于"字，据《灵枢·大惑论》删。

弊。绵绵其去如弦绝，死。脉微而又如弦之断绝者，真气绝无，故死。

夫精明见于目。五色者，显于面。气之华也。赤欲如白①裹朱，不欲如赭；白欲如鹅羽，不欲如盐；青欲如苍璧之泽，不欲如蓝；黄欲如罗裹雄黄，不欲如黄土；黑欲如重漆色，不欲如地苍。皆欲其润泽，恶其枯槁。五色精微象见，其寿不久也。言精气化作色，相毕见于外，更无藏蓄，是真气脱也，故寿不久。夫精明者，所以视万物，别黑白，审短长。若。以视也。长为短，以白为黑，如是则精衰矣。精衰则神散。

夫五藏者，身之强也。藏气充，则形体强健。头者精明之府，藏府之精气，皆上升于头。头倾低垂。视深，目陷无光也。精神将夺矣。夺，失也。背者胸中之府，背曲肩随，府将坏矣。此亦藏府之失强。腰者肾之府，转摇不能，肾将惫矣。膝者筋之府，维络关节者，膝腘之筋为最。屈伸不能，行则偻附，筋将惫矣。偻，曲身。附，附物而行，惫，坏也。骨者髓之府，不能久立，行则振掉，骨将惫矣。髓不充于骨也。得强则生，失强则死。

平人气象论首节

人一呼脉再动，一吸脉亦再动，呼吸定息脉五动，闰以太息，命曰平人。平人者，不病也。呼，出气也。吸，入气也。定息，将复呼吸之际也。闰，余也。

人一呼脉一动，一吸脉一动，曰少气。《十四难》：以为离经脉，正气衰也。

人一呼脉三动，一吸脉三动而躁，尺热，身有热。曰病温；

---

① 白：后作"帛"，丝织品的总称。此"白"乃李学川当时所用《素问》古本之用字也。用例如《诗·小雅·六月》"织文鸟章，白旆央央"《公羊传·宣公十二年》旧疏引作"帛旆英英"。

尺不热，脉滑，曰病风；气有余也。脉涩，曰痹。血不足也。

人一呼脉四动以上曰死，一呼四至曰脱精。脉绝不至曰死，元气已竭。乍疏乍数曰死。阴阳败乱。

玉机真藏论

春脉者，肝也，东方木也，万物之所以始生也，故其气来耎软同。弱，轻虚而滑，端直以长，故曰弦，端正也。反此者病。其气来实而强，此谓太过，病在外；其气来不实而微，此谓不及，病在中。外病多有余，内病多不足。太过则令人善怒，旧本忘，从吴氏改怒。忽忽眩目转。冒昏昧。而癫①疾；其不及则令人胸痛引背，下则两胁胠满。吴注作痛。

夏脉者，心也，南方火也，万物之所以盛长也，故其气来盛去衰，故曰钩，钩，义如木之垂枝，即洪脉也。反此者病。其气来盛去亦盛，此为太过，病在外；其气来不盛去反盛，此谓不及，病在中。脉自骨肉之分出于皮肤之际，谓之来。自皮肤之际还于骨肉之分，谓之去。太过则令人身热而肤痛，热不得泄越。为浸淫；浸渍而淫，蒸热不已也。其不及则令人烦心，上见咳唾，下为气泄。心虚不能自安，故烦。虚阳乘肺，则咳；乘脾则唾。下陷则为后阴气失也。

秋脉者，肺也，西方金也，万物之所以收成也，故其气来，轻虚以浮，来急去散，故曰浮，未至沉下，故来急去散，即毛也。反此者病。其气来毛而中央坚，两傍虚，此谓太过，病在外；其气来毛而微，此谓不及，病在中。太过则令人逆气而背痛，

---

① 癫：通"颠"，头顶。癫疾，头部病患。《太素·诊候之二·五藏脉诊》"维厥，耳鸣，癫疾"，《灵枢·邪气脏腑病形》"癫"作"颠"，为异文相证。又《太素·经脉之一·经脉病解》"下虚上实，故癫疾"杨上善注："尽在于头，为上实。"

愠愠然；悲伤不乐之貌。其不及则令人喘，呼吸少气而咳，上气见血，及闻病音。喘息则喉下有声也。旧本下闻病音今从吴氏改及。

冬脉者，肾也，北方水也，万物之所以合藏也，故其气来，沉以搏，故曰营，搏，言伏鼓也。沉伏而鼓，是营守乎中之意，故曰营。扁鹊曰：盛冬水凝，如石脉之来，沉濡而滑，故曰石。反此者病。其气来如弹石者，坚强之象。此谓太过，病在外；其去如数者，类于数疾。此谓不及，病在中。太过则令人解㑊，四体懈怠。脊脉痛而少气不欲言；肾之精气伤。其不及则令人心悬如病饥，肾水不能济心火。䏚中清，冷也。脊中痛，少腹满，小便变。

脾脉者，土也，孤藏以灌四傍者也。脾居中央，贯通肝心肺肾。善者不可得见，恶者可见。脾无病，则灌溉周而四藏安，故善者不可见，恶者即病脉也。其来如水之流者，散而无踪。此谓太过，病在外；如鸟之喙者，坚锐而不和。喙，音海，咮①也。此谓不及，病在中。太过则令人四肢不举；湿胜。其不及则令人九窍不通，名曰重强。藏气皆不和顺。

脉从四时，谓之可治。从，顺也。脉弱以滑，是有胃气，命曰易治，取之以时。合于时令。形气相失，谓之难治；偏胜则生克贼。色夭不泽，谓之难已；气血皆坏。脉实以坚，谓之益甚；邪盛。脉逆四时，为不可治。所谓逆四时者，春得肺脉，夏得肾脉，秋得心脉，冬得脾脉，其至皆悬绝沉涩者，命曰逆四时。悬，脉来悬异。绝，阴阳偏绝，无复冲和之气，但见真藏脉来也。沉为绝阳，涩为绝阴。未有藏形，于春夏而脉沉涩，秋冬而脉浮大，名曰逆四时也。未有真藏脉形，但于生长之时，脉反沉涩；秋冬收藏之时，脉反浮大，与四时相失，亦名曰逆四时。病热脉静，

---

① 咮（zhòu 咒）：鸟嘴。《说文·口部》："咮，鸟口也。"《文选·潘岳〈射雉赋〉》："当咮值胸。"

阳症阴脉。**泄而脉大，真气衰，邪益进。病在中，脉实坚，宜不及**而反实坚，是真藏形也。**病在外，脉不坚者，宜太过而反不实坚，**是真阳不足以鼓也。**皆难治。**

脉盛，心实。皮热，肺。腹胀，脾。前后不通，肾。闷瞀，肝。**此谓五实。**邪气实也。瞀，音务，又音茂。**脉细，心虚。皮寒，**肺。**气少，肝。泄利前后，肾。饮食不入，脾。此谓五虚。**酱①粥入胃，泄注止，则虚者活；土气犹存，虚可回也。**身汗，**表邪解。**得后利，**里邪去。**则实者活。**

三部九候论 吴氏作《决死生论》

形盛脉细，少气不足以息者，危。外有余而中不足。**形瘦脉大，胸中多气者，死。**阳有余而阴不足，故脉反大，而多气喘满也。**参伍不调者，病。**言于三部九候，或有一二不调，为愆和②有病。**三部九候皆相失者，死。**以天人言上中下，谓之三才。以人身言上中下，谓之三部。三部而各分其三，谓之三候，三候有天有地有人，合为九候也。上古诊脉，不独寸口，于诸经之动脉皆诊之。如本篇云：上部天，两额之动脉，以候头角之气。上部地，两颊之动脉，以候口齿之气。上部人，耳前之动脉，以候耳目之气。中部天，手太阴也，取寸口以候肺。中部地，手阳明也，取合谷以候胸中之气。中部人，手少阴也，取神门以候心。下部天，足厥阴也，取太冲以候肝。下部地，足少阴也，取太溪以候肾。下部人，足太阴也，取箕门之动脉，又取跗上之冲阳，以候脾胃之气。此三部九候是也。《十八

---

① 酱：通"浆"，浆食。《素问·玉机真藏论》作"浆"正是异文相证。用例如《本草纲目·草部·败酱》"亦名苦薏，与酸酱同名，苗形则不同也"，同部有"酸浆"条，其异名亦为"苦薏"。可证"酸酱"通"酸浆"。

② 愆（qiān 千）和：失和；失调。《明史·弋谦传》："今自去冬无雪，春亦少雨，阴阳愆和，必有其咎。"

难》曰：三部者，寸关尺也。九候者，浮中沉也。乃单以寸口而分三部九候之诊，后世言脉者，皆宗之。

察九候，独小者，病；九候之中，一部独小，下同。独大者，病；独疾者，病；独迟者，病；独热者，病；独寒者，病；独陷下者，病。陷下，沉伏也。

形肉已脱，脾气大坏。九候虽调，犹死。七诊虽见，谓独小、独大、独疾、独迟、独寒、独热、独陷下也。九候皆从者，不死。从，顺也。脉顺四时之令，及合诸经之体者是也。

经脉别论

食气入胃，散精于肝，淫气于筋。精，精华也。胃家散布于肝，浸淫滋养于筋也。食气入胃，浊气归心，淫精于脉。心主血脉，故食气之厚者归心，精气浸淫于脉也。脉气流经，经气归于肺，肺朝百脉，输精于皮毛。脉流于经，必由于气，气主于肺，故肺为百脉之朝宗，其精气输之于皮毛也。毛脉合精，行气于府。毛属肺，脉属心，合一气一血之精，行气于府，言气聚膻中也。府精神明，留于四藏，气归于权衡。宗气积于肺，神明出于心，气盛则神旺，故气府之精为神明，肺肝脾肾四藏无不赖神明之留以为主宰，然后藏气感得其平，而归于权衡矣。权衡，平也。权衡以平，气口成寸，以决死生。持权衡之法，气口分其三部，成其尺寸，百脉俱朝于此，故可以决死生。

饮入于胃，游溢精气，上输于脾。水饮入胃，则其气化精微必先输运于脾，是谓中焦如沤也。脾气散精，上归于肺，脾得水谷精气，则散而升之，上如云雾而归肺，是谓上焦如雾也。通调水道，下输膀胱。肺气运行，水随而注，故能通调水道，下输膀胱，是谓下焦如渎也。水精四布，五经并行。水因气生，而清浊有分，清者为精，浊者为水，故精归五藏，水归膀胱。

宣明五气论次《藏气法时论》之后

五气所病：**心为噫**，嗳气也。心脾胃皆有是证，由火之郁，而气有不得舒伸也。**肺为咳**，肺属金，故邪击之有声也。**肝为语**，问答之声曰语，象木之仗条委曲也。**脾为吞**，象土包含，为物所归。**肾为欠、**呵欠。**为嚏**，音帝，喷嚏也。阳未尽而阴引之，故欠。阳欲达而阴发之，故嚏。故凡阳盛者不欠，下虚者无嚏。**胃为气逆、为哕、**呃逆。**为恐**，胃中寒，为哕。土实伤水，故肾为恐。**大肠、小肠为泄**，泄利。**下焦溢为水**，下焦为分注之所，气窒不泻，则溢于肌肉而为水。**膀胱不利为癃，不约为遗溺**。邪实膀胱，气不通利，则谓之癃，若下焦不能约束膀胱以固津液，则为遗溺。**胆为怒**，怒，肝志也，而胆亦然者，肝取决于胆也。**是为五病**。

五精所并：聚也。**精气并于心则喜，并于肺则悲，并于肝则忧，并于脾则畏，并于肾则恐**，五藏精气，各有所藏，若合而并于一藏，则邪气实之，各显其志如此。**是谓五并**，虚而相并者也。言藏气有不足，则胜气得相并也。

五藏所恶：**心恶热，肺恶寒，肝恶风，脾恶湿，肾恶燥，是谓五恶**。

五藏化液：**心为汗**，血之余也。**肺为涕**，涕出于鼻。**肝为泪**，泪出于目。**脾为涎**，涎出于口。**肾为唾**，唾出于舌下廉泉二窍，足少阴肾脉循喉咙，挟舌本也。**是谓五液**。

五味所禁：**辛走气，气病无多食辛**；辛散则气益虚耗。**咸走血，血病无多食咸**；血得咸则凝结不流。**苦走骨，骨病无多食苦**；苦味沉降，故走骨。《九针论》曰：苦走血，火化苦也；咸走骨，水化咸也。**甘走肉，肉病无多食甘**；甘能生胀。**酸走筋，筋病无多食酸**，酸能收缩，在筋则病拘挛，又令人癃也。**是谓五禁，无令多食**。

通评虚实论 首节

邪气盛则实，精气夺则虚。气虚者，肺虚也；气逆者，足寒也。气逆不行，则无以及于四肢，阳虚于下，故足寒。非其时则生，当其时则死。余藏皆如此。心肝脾肾各有衰王之时，例皆同也。吴注：时，当王之时也。如夏月人皆气虚，冬月人皆足寒，皆非肺王之时，故生。若当秋而气虚，则金衰于当王时也，故死。《类经》注曰：以肺虚而遇秋冬，非相贼之时、故生。若当春则金木不和，病必甚，当夏则金虚受克，病必死也。于义似通。

所谓重实者，言大热病，气热脉满，是谓重实。证、脉皆热。经络皆实，是寸脉急而尺缓。吴注作紧。滑则从，阳气胜也。涩则逆也。阴邪胜。

络气不足，经气有余者，脉口热而尺寒也。秋冬为逆，阳虚者，畏阴胜之时。春夏为从，治主病者。义见下文。

经虚络满者，尺热满，脉口寒涩也，此春夏死，秋冬生也。阴虚者，畏阳盛之时。络满经虚，灸阴刺阳；经满络虚，刺阴灸阳。此正以络主阳，经主阴，灸所以补，刺所以泻也。

脉气上虚尺虚，《甲乙经》作脉虚、气虚、尺虚，吴注同。是谓重虚。所谓气虚者，言无常也。上虚为气虚，故言语轻微。尺虚者，行步恇然。尺虚为阴虚，故行步恇然怯弱也。

乳子而病热，阳证。脉悬小者何如？悬绝而小，阴脉也。曰：手足温则生，寒则死。

乳子中风热，喘鸣肩息者，脉何如？曰：喘鸣肩息者，脉当。实大也，缓者生，大而缓为有胃气。急则死。实而急为真藏见。

肠澼滞下。便血何如？身热则死，寒则生。

肠澼下白沫何如？白为气病，在大肠。脉沉则生，阴气无伤。脉浮则死。

肠澼下脓血何如？赤白并下。脉悬绝则死，滑大则生。滑为阴血，大为阳气。

癫疾何如？脉搏大滑，久自已；气血俱有余。脉小坚急①，死不治。肝之真藏脉也。

癫疾之脉，虚则可治，言邪气微。实则死。言邪气气盛。

消瘅虚实何如？消中而热，善饮善食也。脉实大，血气尚盛。病久可治；脉悬小坚，病久不可治。

腹中论 次《卒痛论》之后

有病心腹满，旦食则不能暮食，朝宽暮急，病在营血。名为鼓胀。虚大而急，亦名蛊胀。治之以鸡矢醴，一剂知，二剂已。鸡矢之性，消积下气，一剂可知其效，二剂则已其病。用羯鸡矢一升，研细，炒微焦，入无灰酒三碗，煎至一半，用布滤取汁，五更热饮，则腹鸣，辰巳时行二三次，皆黑水也。次日觉足面渐有绉纹，又饮一次，而病愈矣。

有病胸胁支满者，妨于食，病至则先闻腥臊臭，肺气腥，肝气臊。出清液，清冷臭液。先唾血，肝不能藏血。四支清，脾虚则阳气不行于四末。目眩，肝虚。时时前后血，阴失其守。病名血枯。此得之年少时，有所大脱血；若醉入房中，气竭肝伤，故月事衰少不来也。以四乌贼骨一藘茹②二物并合之，丸以雀卵，大如小豆，以五丸为后饭，先药后饭也。饮以鲍鱼汁，利肠中。

---

① 急：原作"实"，据《素问·通评虚实论》改。
② 藘（lǚ 虑）茹：亦作"蔄茹""藘蓾"，中药茜草的古称。《本草纲目·草部·茜草》："'蔄茹'本作'藘蓾'。"

乌贼鱼骨，涩物也。藘茹即藺①茹，味苦，气芳。雀卵益元阳，鲍鱼味厚益阴。

病有少腹盛，上下左右皆有根，病名曰伏梁。《难经》：伏梁为心之积，与此不同。裹大脓血，居肠胃之外，不可治，治之每切按之致死。切按之，谓过于妄攻也。此下则因阴，必下脓血，上则迫胃脘，生鬲侠胃脘内痈，内溃之痈。此久病也，难治。居脐上为逆，居脐下为从，勿动亟夺。言勿得动胃气行大便而数夺之也。

人有身体髀股胻皆肿，环脐而痛，病名伏梁，此风根也。风毒根于中也。其气溢于大肠而着于肓，肓之原在脐下，故环脐而痛也，不可动之，动之为水溺涩之病。言不可下之而动其便。

何以知怀子之且生也？生者无，后患之意。身有病而无邪脉也。如有呕恶头痛诸症，而脉不病，若经闭，知其为胎气也。

风　论次《刺腰痛论》之后

风者，善行而数变，腠理开则洒然寒，闭则热而闷。其寒也，则衰食饮；寒则胃气凝滞。其热也，则消肌肉。热则津液燥涸。故使人怢音突。栗而不能食，名曰寒热。怢栗，犹战栗也。风气与阳明入胃，循脉而上至目内眦，其人肥则风气不得外泄，则为热中而目黄；风内郁，故热中。人瘦则外泄而寒，则为寒中而泣出。腠理疏，故寒中。风气与太阳俱入，行诸脉俞，散于分肉之间，与卫气相干，其道不利，故使肌肉愤䐜而有疡，愤䐜，肿起也。疡，痈毒也。卫气有所凝而不行，故其肉有不仁也。顽痹不知痛痒。

疠者，有荣气热胕，腐同。其气不清，故使鼻柱坏而色败，

---

① 藺：《本草纲目·草部·茜草》作"蔄"，当从。

皮肤疡溃。风寒客于脉而不去，名曰疠风。溃，破也。风中五藏六府之俞，亦为藏府之风，各入其门户，所中则为偏风。即偏枯也。风气循风府而上，则为脑风；风入系头，眼系在脑后。则为目风，眼寒；饮酒中风，则为漏风；或多汗，常不可单衣，食则汗出，甚则身汗喘息恶风衣常濡，口干善渴不能劳事。入房汗出中风，则为内风；风乘虚犯，令人遗精咳血，寝汗骨蒸。新沐中风，则为首风；头面多汗恶风，当先风一日则病甚，头痛不可以出纳，至其风日，则病少愈。久风入中，则为肠风飧泄；传入肠胃，热则下血，寒则泄泻。外在腠理，则为泄风。多汗，汗出泄衣上，口中干，上渍其风，不能劳事，身体尽痛则寒。故风者，百病之长也，至其变化，乃为他病，无常方，所也。然致有风气也。

肺风之状，多汗恶风，色皏然①白，时咳短气，昼日则差，瘥同。暮则甚，诊在眉上，其色白。皏，音烹，上声。

心风之状，多汗恶风，焦绝善怒吓，赤色，病甚则言不可快，诊在口，其色赤。焦，喉舌燥也。绝，唇口裂也。心脉侠咽喉而主舌，故见此诸症。

肝风之状，多汗恶风，善悲，色微苍，嗌干善怒，时憎女子，肝衰则恶色。诊在目下，其色青。

脾风之状，多汗恶风，身体怠堕，惰同。四肢不欲动，色薄微黄，不嗜食，诊在鼻上，其色黄。

肾风之状，多汗恶风，面疦②然浮肿，脊痛不能正立，骨

---

① 皏（pìn 聘）然：颜色淡白的样子。皏，白色。《广雅·释器》："皏，白也。"

② 疦（máng 忙）：肿起。《素问·评热病论》"面胕疦然壅"王冰注："疦然，肿起貌。"

衰。其色炲①，音台。隐曲不利，诊在肌上，其色黑。

胃风之状，颈多汗恶风，食饮不下，鬲塞不通，腹善满，失衣则䐜胀，食寒则泄，诊形瘦而腹大。

痹 论

风寒湿三气杂至，合而为痹也。壅闭经络，血气不行，而病为痹。其风气胜者为行痹，走注历节疼痛之类。寒气胜者为痛痹，阴寒之气乘于肌肉筋骨，阳气不行，故痛。湿气胜者为着痹也。着于一处，或为疼痛，或为顽木。湿从土化，病在肌肉。

以冬遇此者为骨痹，冬主骨，此指风寒湿也。以春遇此者为筋痹，春主筋。以夏遇此者为脉痹，夏主脉。以至阴②遇此者为肌痹，长夏主肌肉。以秋遇此者为皮痹。秋主皮。

五藏皆有合，病久而不去者，内舍于其合也。

肺痹者，烦满，喘而呕；肺脉循胃口。心痹者，脉不通，烦则心下鼓，暴上气而喘，嗌干善噫，厥气上则恐；肾水上逆，故令恐。肝痹者，夜卧则惊，多饮，数小便，上为引如怀；上下牵引，腹大如有所怀。肾痹者，善胀，尻以代踵，足不能伸也。脊以代头；头不能举也。脾痹者，四肢解懈同。惰，发咳呕汁，上为大塞；隔塞。肠痹者，数饮而出不得，中气喘争，时发飧泄；下焦气闭，水液混于大肠。胞痹者，少腹膀胱，按之内痛，若沃以汤，涩于小便，上为清涕。胞，同脬，膀胱也。脬，音抛。

六府亦各有俞，风寒湿气中其俞，而食饮应之，循俞而入，各舍其府也。

---

① 炲（tái 抬）：同"炱"。烟尘，烟气凝积而成的黑灰。《说文·火部》："炱，灰炱煤也。从火，台声。"《素问·五藏生成》："黑如炲者死。"

② 至阴：此处指"长夏"。《医学纲目》正作"长夏"，而张琦则作"季夏"。

痛者，寒气多也。有寒故痛也。其不痛不仁者，病久入深，荣卫之行涩，经络时疏，故不痛。旧本不通。皮肤不营，故为不仁。无营血充养。其寒者，阳气少，阴气多，与病相益，故寒也。寒从中生。其热者，阳气多，阴气少，病气胜，阳遇阴，《甲乙经》改阳乘阴。故为痹热。阳盛逢阴，则阴不能胜阳。其多汗而濡者，此其逢湿甚也。阳气少，阴气盛，两气相感，故汗出而濡也。

痹在于骨则重；在于脉则血凝而不流；在于筋则屈不伸；在于肉则不仁；在于皮则寒。故具此五者，则不痛也。具备有之也。凡痹之类，逢寒则急，急，旧本虫误。逢热则纵。

痿 论

肺热叶焦，则皮毛虚弱急薄，着则生痿躄也。热乘肺金，在内为叶焦，在外则皮毛虚弱而为急薄，若热气留着不去而及于筋脉骨肉，则病痿躄。躄，音璧，足弱不能行也。

心气热，则下脉足三阴。厥而上，上则下脉虚，虚则生脉痿，枢折挈，胫纵而不任地也。枢纽，关节之处。如折而不能提挈，又足胫纵弛而不能任地。

肝气热，则胆泄口苦，筋膜干，筋膜干则筋急而挛，发为筋痿。血液干燥。

脾气热，则胃干而渴，肌肉不仁，发为肉痿。肉不知痛痒。

肾气热，则腰脊不举，骨枯而髓减，发为骨痿。

肺者，藏之长也，为心之盖也，有所失亡，所求不得，则发肺鸣，鸣则肺热叶焦。肺志不伸，则气郁生火，故发喘鸣而叶焦。故曰：五藏因肺热叶焦，发为痿躄。气无所主。悲哀太甚，则胞络绝，胞之络脉属心。胞络绝，则阳气内动，发为心下崩，数溲血也。心血下崩。故《本病》曰：古经篇名。大经空虚，发为肌痹，传为脉痿。血失则大绝空虚，无以灌渗肌肉，发为肌肉顽痹，传变而为脉痿也。思想无穷，所愿不得，意淫于外，伤脾。入房太甚，宗筋弛纵，发为筋痿，及为白淫。白淫，浊带也。生于肝使内也。房劳。肝，吴注改疾。有渐于湿，渐，近也。以水为事，有事于卑湿之所。若有所留，水湿留着。居处相湿，肌肉濡渍，痹而不仁，发为肉痿，得之湿地也。病生于脾。有所远行劳倦，逢大热而渴，渴则阳气内伐，内戕真阴。内伐则热舍于肾。肾者，水藏也。今水不胜火，则骨枯而髓虚，故足不任身，发为骨痿，生于大热也。

治痿者独取阳明，何也？阳明者，五藏六府之海，主闰润同。宗筋，阴毛横骨上下之竖筋。宗筋主束骨而利机关也。冲脉者，经脉之海也，受十二经之血。主渗灌溪谷，与阳明合于宗筋，阴阳总宗筋之会，会于气街，而阳明为之长，皆属于带脉，而络于督脉。故阳明虚则宗筋纵，带脉不引，不能收引。故足痿不用也。

厥 论

阳气衰于下，则为寒厥；阴气衰于下，则为热厥。阳，足三阳脉。阴盛阳衰，则阴起于下，故寒厥，必从五指至膝上寒。阴，足三阴脉。阳盛阴虚，则阳乘阴位，故热厥，必足下热。

寒厥何失而然也？前阴者，宗筋之所聚，太阴、阳明之所合也。春夏则阳气多而阴气少，秋冬则阴气盛而阳气衰。此人者质壮，以秋冬夺于所用，多欲夺阴。下气上争不能复，阳搏阴激，身半以下之气，亦引而上争，不能复归其经。精气溢下，阴精下泄。邪气因从之而上也。阳虚则阴胜为邪。气因于中，气，即精气、邪气皆出内而生也。此句吴注在上文前阴者之上。阳气衰不能渗营其经络，阳气日损，阴气独在，故手足为之寒也。四支为诸阳之本。

热厥何如而然也？酒入于胃，则络脉满而经脉虚，脾主为胃行其津液者也，阴气虚则阳气入，湿热在脾则阴虚阳亢。阳气入则胃不和，胃不和则精气竭，精气竭则不营其四肢也。脾胃俱病，不生精气。营，充养也。此人必数醉若饱以入房，伤其脾肾。气聚于脾中不得散，酒气与谷气相搏，热盛于中，故热遍于身，内热而溺赤也。夫酒气盛而慓悍，肾气日①衰，阳气独胜，故手足为之热也。

病能论

人病胃脘痈者，当候胃脉。沉细者气逆，阳明多气多血，脉当洪大，若见沉细，气逆于常也。逆者人迎甚盛，甚盛则热。胃气逆而人迎盛，所谓人迎三盛，病在阳明是也。人迎者，胃脉也，谓结喉旁动脉，今作左手关前脉。逆而盛，则热聚于胃口而不行，故胃脘为痈也。

有病怒狂者，名曰阳厥，治之夺其食即已。夫食入于阴，长气于阳，故夺其食即已。使之服以生铁洛为饮。夫生铁洛者，下气疾也。寒而镇重，故下气速。又怒为肝志，是木欲实，金当平之也。

有病身热懈惰，湿热伤筋。汗出如浴，热蒸于肌肤。恶风少气，卫虚。病名曰酒风。即《风论》中所云漏风也。以泽泻、术各十分，麋衔五分，合以三指撮，约其数为煎剂。为后饭。泽泻

---

① 日：《素问·厥论》作"有"。

渗利湿热，白术燥湿止汗，麋衔即薇衔，一名无心草，一名吴风草①，苦平微寒，治风湿。

奇病论

人有重身，怀孕。九月而喑，失音。胞之络脉绝也。为胎阻绝。胞络者，系于肾，少阴之脉，贯肾系舌本，故不能言，系，根系也。无治也，当十月复。十月子生，少阴之脉通，则言复矣。

病胁下满，气逆，二三岁不已，名曰息积。喘粗息难也。此不妨于食，不可灸刺，喘者忌灸，恐助火邪，病不在经，故不可刺。积累也。为导引服药，药不能独治也。导引以开其滞，药饵以利其气，所以然者，治之不易。

人有病头痛，以数岁不已，当有所犯大寒，内至骨髓。凡身之骨髓皆是。髓者，以脑为主，脑逆，故令头痛，齿亦痛，病名曰厥逆。寒气逆于上。

有病口甘者，此五气之溢也，五味之气上溢。名曰脾瘅。热也。夫五味入口，藏于胃，脾为之行其精气，津液在脾，故令人口甘也。此肥美之所发也，此人必数食甘美而多肥也。肥者令人内热，甘者令人中满，故其气上溢，传为消渴，饮水善消，而渴不已。治之以兰，香草。除陈气也。

有病口苦者，名为胆瘅。夫肝者，中之将也，取决于胆，咽为之使。胆脉挟咽。此人者，数谋虑不决，故胆虚，气上溢，而口为之苦。治之以胆募俞。日月、胆俞，左右各两穴。吴注：作

---

① 吴风草：中药"鹿衔草"的别称，又名麋衔、薇衔、无心草等。吴，通"无"。"吴风草"即"无风草"，《本草纲目·草部·薇衔》引《水经注》："魏兴锡山多生薇衔草，有风不偃，无风独摇。则吴风亦当作无风，乃通。"

胆嘘气上溢，凡谋虑不决者，必嘘出其气之意。

有癃者，一日数十溲，此不足也。身热如炭，颈膺如格，拒也。人迎躁盛，喘息气逆，此有余也。太阴脉细如发者，此不足也，病在太阴，日数十溲，脉细，是脾气不足。其盛在胃，人迎三盛，病在阳明也。颇在肺，喘息气逆。病名曰厥，逆也。死不治。此所谓得五有余，二不足也。如上文。外得五有余，内得二不足，此其身不表不里，表里相为违逆。亦正死明矣。

人生而有病癫疾者，病名为胎病。此得之在母腹时，其母有所大惊，气上而不下，精气并居，故令子发为癫疾也。旧作巅，吴注改癫。

刺志论

吴注作《虚实要论》。次《刺禁论》之后

气实形实，气虚形虚，此其常也，反此者病。

谷盛气盛，谷虚气虚，此其常也，反此者病。谷，纳谷也。

脉实血实，脉虚血虚，此其常也，反此者病。

气盛身寒，此谓反也；气虚身热，此谓反也。

谷入多而气少，此谓反也；谷不入而气多，此谓反也。

脉盛阳实。血少，阴虚。此谓反也；脉少阳虚。血多，阴虚，此谓反也。

气盛身寒，得之伤寒；寒伤形。气虚身热，得之伤暑。暑伤气。

谷入多而气少者，得之有所脱血，湿居下也；气不生长。谷入少而气多者，邪在胃及肺也。

脉小血多者，饮中热也；或酒或饮，中于热也。脉大血少者，脉中。有风气，水浆不入，此之谓也。此释上文反者为病之词。

夫实者，气入也；邪实。虚者，气出也。正气漏泄。

气实者，热也；阳盛。气虚者，寒也。阳虚。

入实者，右手开针空也；凡刺实，持针摇大其道是也。入虚者，左手闭针空也。凡刺虚，以手推阖其门是也。此用针补泻法。

五运行大论次《四时刺逆从论》之后

东方生风，风生木，木生酸，酸生肝，肝生筋，筋生心。此原东方生生之理。其在天为玄，在人为道，在地为化。化生五味，道生智，玄生神，化生气。气由化生，物因气化。神在天为风，在地为木，在体为筋，在气为柔，得木化者，其气柔软。在藏为肝。其性为暄，音萱，温暖也。其德为和，其用为动，其色为苍，浅青色。其化为荣，物色荣美。其虫毛，毛虫得木气。其政为散，其令宣发，其变摧拉，风气刚强，是木之变。摧拉，折坏也。其眚[①]灾也。为陨，坠落也。其味为酸，其志为怒。此东方之生化。怒伤肝，悲胜怒；悲忧为肺之志。风伤肝，燥胜风；金气胜木。酸伤筋，辛胜酸。此东方木气偏胜为病，平以西方金令也。

南方生热，热生火，火生苦，苦生心，心生血，血生脾。此原南方生生之理。其在天为热，在地为火，在体为脉，在气为息，心主血脉。在藏为心。其性为暑，其德为显，明。其用为躁，动。其色为赤，其化为茂，万物茂盛。其虫羽，火性飞越。其政为明，其令郁蒸，其变炎烁，炎烁焦枯，是火之变。其眚燔焫，焚烧。其味为苦，其志为喜。此南方之生化。喜伤心，恐胜

---

① 眚（shěng 省）："眚"本义为眼睛生翳（yì 义）长膜。《说文·目部》："眚，目病生翳也。"引申为病痛、疾苦。《文选·张衡〈东京赋〉》："勤恤民隐，而除其眚。"进一步引申为灾异、灾害。《素问·五运行大论》："其眚为陨。"又《六元正纪大论》："灾眚时至。"此处即用此义。

喜；热伤气，寒胜热；苦伤气，咸胜苦。此南方火气偏胜为病，平以北方水令也。

中央生湿，湿生土，土生甘，甘生脾，脾生肉，肉生肺。此原中央生生之理。其在天为湿，在地为土，在体为肉，在气为充，土气充实。在藏为脾。其性静坚，土养万物。其德为濡，其用为化，其色为黄，其化为盈，万物充盈。其虫裸，露体也。其政为谧，音"密"，静也。其令云雨，其变动注，风动而注，湿胜而兼风木之化，亢承之理也。其眚淫溃，淫雨崩溃。其味为甘，其志为思。此中央之生化。思伤脾，怒胜思；湿伤肉，风胜湿；甘伤脾，酸胜甘。此中央土气偏胜为病，平以东方木令也。

西方生燥，燥生金，金生辛，辛生肺，肺生皮毛，皮毛生肾。此原西方生生之理。其在天为燥，在地为金，在体为皮毛，在气为成，金白坚成。在藏为肺。其性为凉，其德为清，其用为固，其色为白，其化为敛，万物收敛。其虫介，皮甲坚固。其政为劲，金体刚劲。其令雾露，其变肃杀，其眚①苍落，色苍败落，肃杀之令太过也。其味为辛，其志为忧。此西方之生化也。忧伤肺，喜胜忧；燥伤皮毛，热胜燥；旧本"热伤皮毛，寒胜热"吴注改此。辛伤皮毛，苦胜辛。此西方金气偏胜为病，平以南方火令也。

北方生寒，寒生水，水生咸，咸生肾，肾生骨髓，髓生肝。此原北方生生之理。其在天为寒，在地为水，在体为骨，在气为

---

① 眚：原作"青"，据《素问·五运行大论》改。

坚，在藏为肾。其性为懔①，战栗。其德为寒，其用为藏，旧本
阙藏字。其色为黑，其化为肃，其虫鳞，其政为静，其令霰音
线。雪，旧本阙二字，吴注补霰雪，一作闭塞。其变凝冽，寒凝严
冽。其眚冰雹，音泊。其味为咸，其志为恐。此北方之生化也。
恐伤肾，思胜恐；寒伤血，燥胜寒；咸伤血，甘胜咸。此北方水
气偏胜为病，平以中央土令也。

五气更立，各有所先，应运之气。非其位则邪，木居火位，
金居木位之类。当其位则正。本位。

气相得则微，子居母位，母居子位。不相得则甚。胜己者与己
所胜者。

气有余，则制己所胜而侮所不胜；如木既克土，而反侮金之
类。其不及，则己所不胜侮而乘之，己所胜轻而侮之。如金既克
木，而土反麦木之类。侮反受邪，始于侮彼求胜，终则己反受邪。
侮而受邪，寡于畏也。畏，谓克制也。五行之气，必有所畏惮，乃
能守位，即《六微旨大论》承制之义。

六微旨大论

相火之下，水气承之；

水位之下，土气承之；

土位之下，风气承之；

风位之下，金气承之；

金位之下，火气承之；

---

① 懔：通"凛"，刺骨的寒冷。《素问·五运行大论》《黄帝内经素问
吴注》作"凛"正乃异文相证。"懔"义惧怕，而"凛"义为寒冷，二者义
原不属，乃音同通假。《书·五子之歌》："懔乎若朽索之驭六马。"（义为
怕）。又，《风俗通·究通》："寒则凛冻。"

君火之下，阴精承之。六气各专一令，专令者常太过，故各有所承，以制其太过，不使亢甚为害也。亢则害，承乃制。六气亢甚而过其常，则必害作，承气乃生于下，制之使不过也。制则生化，言有所制，则无亢害而生。生化，化。旧作制生则化。外列盛衰；即损益彰矣之意。害则败乱，生化大病。若一于亢害，必致于败乱，而生化之原，由此大病矣。

非其位则邪，岁不与本辰逢会。当其位则正，如下文木运临卯。邪则变甚，正则微。

木运临卯，丁卯岁。

火运临午，戊午岁。

土运临四季，甲辰、甲戌、己丑、己未岁。

金运临酉，乙酉岁。

水运临子，丙子岁。

所谓岁会气之平也。天干之化运，与地支之主岁相合，为岁会。气平者，物生脉应，无先后也。

土运之岁，上见太阴；己丑、己未岁上，谓司天也。

火运之岁，上见少阳、戊寅、戊申。少阴；戊子、戊午。

金运之岁，上见阳明；乙卯、乙酉。

木运之岁，上见厥阴；丁巳、丁亥。

水运之岁，上见太阳。丙辰、丙戌。

天与之会也，故曰天符。司天与运气符会。以上己丑、己未、戊午、乙酉，乃天符岁会相同，又为太乙、天符，即天元纪，所谓三合为治，一者天会，二者岁会，三者运会是也。

六元正纪大论

春气西行，夏气北行，秋气东行，冬气南行。近东者，先受春气，渐次及西。近南者，先受夏气，渐次及北。近西者，先受秋气，渐次及东。近北者，先受冬气，渐次及南。**故春气始于下，由下而升。秋气始于上。**由上而降。**故至高之地，冬气常在；**高山之巅，夏月凝雪。**至下之地，春气常在。**卑下之泽，冬月草生。

发表不远热，攻里不远寒。发表利用热，夏月发表不远热也。攻里利用寒，冬月攻里不远寒也。以发表攻里之品，不留于中而有所宜也。**不发不攻，寒热内贼，其病益甚。**不以发攻而犯寒犯热，故病益甚。若无病而犯寒犯热，则生寒生热。

木郁达之，郁，怫也。木性发达，治则升之，令其条达。

火郁发之，火性发越，治则散之，令其发越。

土郁夺之，土性疏通，故宜夺之。

金郁泄之，金性清利，故宜泄之。

水郁折之。水性就下，故折之，令其无冲逆也。

然调其气，过者折之，以其畏也，所谓泻之。上文详其五郁之治，因言既治之必调其气，而复有过而不调者，则折之以其所畏。折之之义，即所谓泻之也。畏者，木畏酸，火畏甘，土畏苦，金畏辛，水畏咸也。

至真要大论

六气分治，司天地者，其至何如？曰：厥阴司天，巳亥之年。其化以风；木气化风。**少阴司天，子午之年。其化以热；**少阴君火化热。**太阴司天，丑未之年。其化以湿；**土气化湿。**少阳司天，寅申之年。其化以火；**少阳相火也，其化畏火。**阳明司天，卯酉之年。其化以燥；**金气化燥。**太阳司天，辰戌之年。其化以寒。**水气化寒。**以所临藏位，命其病者也。**王注：肝木位东，心火位南，脾土位中央及四维，肺金位西，肾水位北，是五藏定位。然五运御六气所至，气相得则和，不相得则病，故先以六气所临，后言五藏之病也。

地化奈何？地化，在泉之化也。曰：司天同候，言天气既迁，地气用事，因藏位而命其病，皆与司天候法同。间气皆然。间气用事，因藏位而命其病，皆与司天候法同。司左司①右者，是谓间气也。岁有六气，以一气司天，一气在泉，余四气，一为司天左间，一为右间，一为在泉左间，一为右间也。

《五运行大论》：左右者，诸上见厥阴；左少阴，右太阳，见少阴；左太阴，右厥阴，见太阴；左少阳，右少阴，见少阳；左阳明，右太阴，见阳明；左太阳，右少阳，见太阳。左厥阴，右阳明，所谓面北而命其位。

厥阴在上，则少阳在下。左阳明，右太阴。少阴在上，则阳明在下。左太阳，右少阳。太阴在上，则太阳在下。左厥阴，右阳明。少阳在上，则厥阴在下。左少阴，右太阳。阳明在上，则少阴在下。左太阴，右厥阴。太阳在上，则太阴在下。左少阳，右少阴。所谓面南而命其位。上主司天，位在南，故面北而言其左右。左主西言，右主东言，下主在泉，位在北，故面南而言其左右。左主东言，右主西言，上下异而左右殊也。

诸气在泉，风淫于内言自外而淫于内也。治以辛凉，金胜木气。佐以苦甘②，辛过甚，恐伤其气，故佐以苦胜辛，甘益气也。以甘缓之，以辛散之。木性急，故宜甘缓辛散。

热淫于内，治以咸寒，君火之气，水能胜之。佐以甘苦，甘胜咸，苦泻热。以酸收之，以苦发之。热盛于经，宜酸收；热结于

---

① 司：《素问·至真要大论》无，疑衍。

② 甘：《素问·至真要大论》无。

内，宜苦发。

湿淫于内，治以苦热，湿为土气，苦热从火化，能燥湿也。佐以酸淡，酸能制土，淡能利窍。以苦燥之，以淡泄之。湿热宜苦燥，湿濡而肿，宜淡泄，泄，渗与汗也。

火淫于内，治以咸冷，佐以苦辛，吴注：相火，畏火也，故以咸苦辛泻热而滋阴水。以酸收之，以苦发之。义与上文热淫条同。

燥淫于内，治以苦温，燥为金气，苦温从火化，所以胜金气。佐以甘辛，木受金伤，宜甘缓辛散。以苦下之。燥结邪实，宜以苦下之。

寒淫于内，治以甘热，寒为水气，甘从土化，热从火化，所以制水胜寒。佐以苦辛，苦而辛，亦热品也。以咸泻之，水之正味，咸泻之也。以辛润之，以苦坚之。肾苦燥，急食辛以润之，肾欲坚急，食苦以坚之，即此之义。

司天之气，风淫所胜，平以辛凉，佐以苦甘，以甘缓之，以酸泻之。木气升而不降，故以酸泻。

热淫所胜，平以咸寒，佐以苦甘，以酸收之。收其浮热。

湿淫所胜，平以苦热，佐以酸辛，酸而辛，则非饮矣。以苦燥之，以淡泄之。

湿上甚而热，治以苦温，燥湿。佐以甘益土。辛，散滞。以汗为故而止。得汗则湿外泄。

燥淫所胜，平以苦湿，苦而湿，则燥得其润。佐以酸生液。辛，润燥。以苦下之。燥甚，非攻下不除。

寒淫所胜，平以辛散寒。热，回阳。佐以苦甘，济和辛热。

以咸泻之。伤寒入胃，则为里热者，宜以咸泻之。李频湖①曰："司天，主上半年，天气司之，故六淫谓之所胜，上淫于下也，故曰平之。在泉，主下半年，地气司之，故六淫谓之于内，外淫于内也，故曰治之。当其时反得胜己之气者，谓之反胜，六气之胜，何以征之？如燥胜则地干，暑胜则地热，风胜则地动，湿胜则地泥，寒胜则地裂，火胜则地固是也。

春不沉，夏不弦，冬不涩，秋不数，是为②四塞。春弦、夏数、秋涩、冬沉、脉之常也。若春至，沉脉尽去；夏至，弦脉尽去；冬至，涩脉尽去；秋至，数脉尽去。已虽专王而绝去其母气矣，是谓四塞，五藏不相交通也。

参见曰病，复见曰病，未去而去曰病，去而不去曰病，一部之中参见诸脉状，此乘侮交至也。既见于本部复见于他部，此淫气太过也。未去而去，为本气不足，来气有余；去而不去，为本气有余，来气不足。反者死。反谓春脉涩、夏脉沉、秋脉数、冬脉缓，反见胜已之脉，故死。

诸风掉眩，皆属于肝。风类不一，故曰诸风。掉摇，眩运也。

诸寒收引，皆属于肾。收，敛。引，急也。肾主寒水之化，凡阳气不达，则营卫凝聚，形体拘挛。

诸气膹音愤。郁，皆属于肺。膹，喘急。郁，不畅也。

诸湿肿满，皆属于脾。肿者，肿于外。满者，满于中，痞胀是也。

诸热瞀瘛，抽掣。皆属于火。

---

① 频：后作"颍"。"李频湖"即"李濒湖"，李时珍（1518–1593）的号。

② 为：通"谓"。叫作；称为。《荀子·劝学》"兰槐之根是为芷"，《素问·至真要大论》"为"作"谓"即异文相证。

诸痛痒疮，皆属于心。热甚则疮痛，热微则疮痒。心属火，化热，故疮疡属于心也。

诸厥固泄，皆属于下。厥，逆也。固，溲便闭也。泄，溲便不禁也。下，谓肾也。肾居五藏下，兼水火之司，阴精衰，则火独治而有热厥；命门衰，则水独治而有寒厥。肾开窍于二阴，其水亏火盛，则精液干枯为热结。阴虚则无气，致清浊不化为寒闭。肾家水衰，则火迫注遗为热泄。命门火衰，则阳虚失禁为寒泄。

诸痿萎同。喘呕，皆属于上。肺主气，肺热叶焦，则手足无以受气，故有筋痿、肉痿、脉痿、骨痿诸症。息气急曰喘，病在肺；声逆上曰呕，病在胃口，故皆上焦之病。

诸禁鼓栗，如丧神守，皆属于火。禁，作噤，咬牙也。鼓，鼓颔也。栗，战也。神能御形，谓之神守。禁鼓栗而神不能支持，如丧失神守，皆火之病。若心火亢极，反兼水化制之，故为寒栗者，火之实也。若阴胜则为寒，寒则真气去，去则虚，虚则寒搏于皮肤之间者，火之虚也。疟气之发，阳并于阴，则阴实而阳虚，阳明虚，则寒栗鼓喘，又伤寒将解，其人本虚，邪与正争而为战汗，故凡战栗者，皆阴阳之争也。

诸痉项强，皆属于湿。痉，风强病也，此湿甚而兼风木之化。

诸逆冲上，皆属于火。火性炎上。

诸胀腹大，皆属于热。热气内盛者，在肺则胀于上，在脾胃则胀于中，在肝肾则胀于下，此以火邪所至，乃为烦满也。

诸躁狂越，皆属于火。躁，烦躁。狂，狂乱。越，乘越也。火入于肺则烦，火入于肾则躁。然《气交变大论》曰：岁水太过，寒气流行，邪害心火，身热烦心。阴厥谵妄之类，是为阴盛发躁。成无已曰：虽躁欲坐井中，但欲水不得入口是也。

诸暴强直，皆属于风。暴，猝也。强直，筋病强劲也。

诸病有声，肠鸣。鼓之如鼓，鼓胀。皆属于热。为阳气所逆，故属于热。

诸病胕肿，疼酸惊骇，皆属于火。浮肿者，阳实于外，火在经也。疼酸者，火甚制金，不能平木，木实作酸也。惊骇者，君火甚也。

诸转反戾，水液浑浊，皆属于热。木胜协火，则筋引急，或偏引之，则为转为反，而乖戾于常。水液，小便也。

诸病水液，澄澈清冷，皆属于寒。水液，上下所出水液也。

诸呕吐酸，火炎上也。暴注下迫，皆属于热。肠胃热，则传化失常，故猝暴注泄，下迫，后重里急迫痛也。

寒者热之，热者寒之，此正治也。微者逆之，甚者从之。

逆者正治，以寒治热，以热治寒，逆其病者，谓之正治。从者反治，以寒治寒，以热治热，从其病者，谓之反治。从少从多，观其事也。从少，谓一同而二异。从多，谓二同而一异。

热因寒用，热药冷服。寒因热用，寒药热服。塞因塞用，如下气虚乏，中焦气壅，欲散满则益虚其下，补下则满甚于中，而先攻其满，药入或减，药过依然，乃不知少服，则资壅，多服则宣通，疏启其中，峻补其下，下虚既实，中满自除。通因通用。如大热内蓄，注泄不止，以寒下之，寒积久泄，以热下之。必伏其所主，而先其所因。以上四治必隐，伏其所主，而先求其病之由，是为反治也。

论言：治寒以热，治热以寒，而方士不能废绳墨而更其道也。有病热者，寒之而热；言以苦寒治热，而热如故。有病寒者，热之而寒。言以辛热治寒，而寒如故。二者皆在，新病复起，奈何治？曰：诸寒之而热者取之阴；补阴以配其阳，则阴气。复而热自退。热之而寒者取之阳；补水中之火，则阳气复而寒自消。所谓求其属也。

服寒而反热，服热而反寒，其故何也？曰：治其王气，是以反也。如治火王用苦寒降阴，则火愈盛。如治阴王用辛温耗气，则寒愈盛。此皆专治王气，故其病反如此。不治王而然者，何也？曰：不治五味属也。夫五味入胃，各归所喜攻：酸先入肝，苦先入心，甘先入脾，辛先入肺，咸先入肾。久而增气，物化之常也；气增而久，夭之由也。五味各入其所属，如偏用久而增气，此物化之常。气增不已，则藏有偏胜而有偏绝矣。如《生气通天论》曰：味过于酸，肝气以津，脾气乃绝。味过于咸，大骨气劳，短肌，心气抑。味过于甘，心气喘满，色黑，肾气不衡。味过于苦，脾气不濡，胃气乃厚。味过于辛，筋脉沮弛精神乃央是也。

卷三　群书汇粹

标本阴阳《素问》

子午之岁，上见少阴；

丑未之岁，上见太阴；

寅申之岁，上见少阳；

卯酉之岁，上见阳明；

辰戌之岁，上见太阳；

巳亥之岁，上见厥阴。此即三阴三阳之应地支也，是为六气上者，言司天，如子午之岁，上见少阴，司天是也，十二年皆然。

少阴所谓标也，厥阴所谓终也。标，首也。终，尽也。六十年阴阳之序，始于子午，故少阴谓标，尽于巳亥，故厥阴谓终。

厥阴之上，风气主之；

少阴之上，热气主之；

太阴之上，湿气主之；

少阳之上，相火主之；

阳明之上，燥气主之；

太阳之上，寒气主之。

所谓本也，是谓六元。三阴三阳者，由六气之化为之主，而风化厥阴，热化少阴，湿化太阴，火化少阳，燥化阳明，寒化太阳，故六气谓本，三阴三阳谓标也。然此六者，皆天元一气之所化，一分为六，故曰六元。

少阳之上，火气治之，中见厥阴；此以下，言三阴三阳各有表里，其气相通，故各有互根之中气也。少阳之木^①火，故火气在上，与厥阴为表里，故中见厥阴，是以相火而兼风木之化也。

阳明之上，燥气治之，中见太阴；阳明之本燥，故燥气在上，与太阴为表里，故中见太阴，是以燥金而兼湿土之化也。

太阳之上，寒气治之，中见少阴；太阳之本寒，故寒气在上，与少阴为表里，故中见少阴，是以寒水而兼君火之化也。

厥阴之上，风气治之，中见少阳；厥阴之本风，故风气在上，与少阳为表里，故中见少阳，是以风木而兼相火之化也。

少阴之上，热气治之，中见太阳；少阴之本热，故热气在上，与太阳为表里，故中见太阳，是以君火而兼寒水之化也。

太阴之上，湿气治之，中见阳明。太阴之本湿，故湿气在上，与阳明为表里，故中见阳明，是以湿土而兼燥金之化也。

所谓本也，本之下，中之见也，见之下，气之标也。此言三阴三阳为六气之标，而兼见于标本之间者，是阴阳表里之相合，而互为中见之气也。本标不同，气应异象。

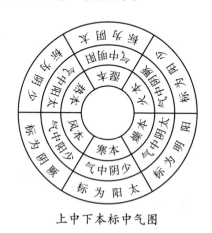

上中下本标中气图

---

① 木：原作"本"，据嘉庆本、同治本改。

六经之气以风、寒、热、湿、火、燥为本，三阴三阳为标，本标之中见者为中气。中气者，如少阳、厥阴为表里，阳明、太阴为表里，太阳、少阴为表里，表里相通，则彼此互为中气。

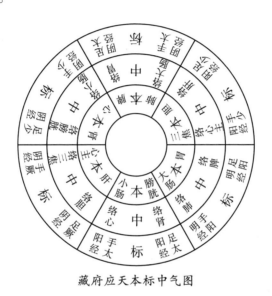

藏府应天本标中气图

藏府经络之标本，藏府为本居里，十二经为标居表，表里相络者为中气居中。所谓相络者，乃表里互相维络，如足太阳膀胱经络于肾，足少阴肾经亦络于膀胱也。余仿此。

百病之起，多生于本。六气之用，则有生于标者，有生于中气者。

太阳寒水，本寒标热；少阴君火，本热标寒。其治或从本，或从标，审寒热而异施也。

少阳相火，从火化为本；太阴湿土，从湿化为本。其治但从火湿之本，不从少阳、太阴之标也。

阳明燥金，金从燥化，燥为本，阳明为标；厥阴风木，木从风化，风为本，厥阴为标。其治不从标本，而从乎中。

中者，中见之气也。盖阳明与太阴为表里，其气互通于中，是以燥金从湿土之中气为治。

厥阴与少阳为表里，其气互通于中，是以风木从相火之中气为治，亦以二经标本之气不合，故从中见之气以定治耳。

人肖天地 《此事难知》集

天地之形如卵，横卧于东南西北者，自然之势也。血气运行，故始于手太阴，终于足厥阴。帝曰：地之为下，否乎？岐伯曰：地为人之下，太虚之中也。曰：冯乎？言地在太虚之中而不坠者，有所凭依否？曰：大气举之也，大气，太虚之元气也。是地如卵，黄在其中矣。又曰：地者所以载生成之形类也。《易》曰：坤厚载物，德合无疆。信乎天之包地，形如卵焉。故人首之上为天之天，足之下为地之天，人之浮于地之上，如地之浮于太虚之中也。地之西，始于寅，终于丑；血之东，根于辛，纳于乙，相随往来不息，独缺于乾巽为天地之门户也。启元子云：戊土属乾，己土属巽。遁甲曰：六戊为天门，六己为地户，此之谓也。经云：天地者，万物之上下。左右者，阴阳之道路。气血者，父母也。父母者，天地也。血气周流于十二经，总包六子于其中，六气五行是也。无形者包有形，而天总包地也，天左行而西气随之，百川并进而东，血随之。

井荥阴阳配合五行刚柔 《类经》

《本输》篇曰：

肺出于少商，为井木；

心出于中冲，为井木；

肝出于大敦，为井木；

脾出于隐白，为井木；

肾出于涌泉，为井木。此五藏之井，皆始于木也。

又曰：

膀胱出于至阴，为井金；

胆出于窍阴，为井金；

胃出于厉兑，为井金；

三焦出于关冲，为井金；

小肠出于少泽，为井金；

大肠出于商阳，为井金。此六府之井，皆始于金也。

此《灵枢》发各经金木之理，而未具五行生合之义，及《难经》乃始分析五行刚柔。而滑伯仁又详注：

阴井木生阴荥火，阴荥火生阴腧土，阴腧土生阴经金，阴经金生阴合水。阳井金生阳荥水，阳荥水生阳腧木，阳腧木生阳经火，阳经火生阳合土。

也又如：

阴井乙木、阳井庚金，是乙与庚合也；阴荥丁火、阳荥壬水，是丁与壬合也；阳腧甲木、阴腧己土，是甲与己合也；阳经丙火、阴经辛金，是丙与辛合也；阳合戊土、阴合癸水，是戊与癸合也。庚为阳金，故曰阳井庚者，乙之刚也；乙为阴木，故曰阴井乙者，庚之柔也。

此其生发象四时，潮宗合河海，上下有相生之义，阴阳有相配之理，盖其上法天时，中合人事，而下应地理者乎。

十二原解

《九针十二原》篇云：

肺之原出于太渊；

心之原出于太陵；

肝之原出于太冲；

脾之原出于太白；

肾之原出于太溪；

膏之原出于鸠尾；

肓之原出于脖音勃。胦。恶平声。脖胦①，脐也。

凡此十二原者，主治五藏六府之有疾者也。

《本输》篇乃以太渊、太陵、太冲、太白、太溪等五原为五藏之。

腧六府则膀胱之束骨为腧，京骨为原；

胆之临泣为腧，丘墟为原；

胃之陷谷为腧，冲阳为原；

三焦之中渚为腧，阳池为原；

小肠之后溪为腧，腕骨为原；

大肠之三间为腧，合谷为原。

又曰：心出于中冲，溜于劳宫，注于太陵，行于间使，入于曲泽，手少阴也。中冲以下，皆手心主经穴，本篇指为手少阴，而少阴经腧别无载者。

---

① 脖胦（yāng 央）：原指脐，《玉篇·肉部》："脖胦，胦脐也。"《集韵·没韵》："脖胦，齐（脐）也。"后亦指气海穴。《素问·腹中论》："其气溢于大肠而著于肓，肓之原在脐下。"张介宾《类经》释："肓之原在脐下，即下气海也，一名下肓，《九针十二原》篇谓之'脖胦'者即此。"各书均注"胦"音 yāng，而李学川在此则引注为音"恶平声"，姑存疑待考。

《邪客》篇，帝曰：手少阴之脉独无腧何也？岐伯曰：诸邪之在于心者，皆在于心之包络。包络者，心主之脉也，故独无腧焉。帝曰：少阴独无腧者，不病乎？岐伯曰：其外经病而藏不病，故独取其经于掌后锐骨之端。即神门穴，手少阴腧。其余脉出入屈折，行之徐疾，皆如手少阴心主之脉行也。故王氏注：《气穴论》藏腧五十穴，亦惟有心主井腧，而无心经之五腧。维①独《缪刺》篇曰：少阴锐骨之端，各一痏。王氏注谓神门穴②，为手少阴之腧者，盖亦本于《邪客》篇也。

前三篇之说，各有不同。在《九针十二原》篇，止言五藏之原左右各二，而复有膏之原、肓之原，共为十二原。在《本输》篇则以前篇五藏之原为五腧，复有六府之原，而无膏、肓之原，且手少阴之脉独无腧，而以手厥阴之腧代之。

在《邪客》篇则明指手少阴之腧在掌后锐骨之端，而亦皆无少阴井、荥、经、合并膏、肓等原，《难经》亦然。

及查《甲乙经》乃云：

少冲者，木也，少阴脉所出为井；

少府者，火也，少阴脉所溜为荥；

神门者，土也，少阴脉所注为腧；

灵道者，金也，少阴脉所行为经；

少海者，水也，少阴脉所入为合，而十二经之井、荥始全矣。

---

① 维：通"惟"。惟独；惟一。《类经图翼·经络·十二原解》作"惟"即异文相证。用例如《楚辞·屈原〈离骚〉》："杂申椒与菌桂兮，岂维纫夫蕙茝？"
② 穴：王冰《黄帝内经素问·缪刺论》注此下有"在掌后锐骨之端陷者中"十字。然李学川撰此系摘录经文，究竟拟摘到何句何字止，其自有考虑，且古时并无省略号，故不宜臆断其"脱"。

然详求腧原之义，如《九针十二原》篇及《本输》篇所云则阴经之原即腧也。阳经虽有腧、原之分，而腧过于原亦为同气。故阳经治原，即所以治腧也。阴经治腧，即所以治原也。

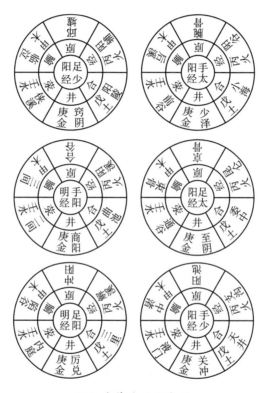

阳经井荥腧原经合图

《六十六难》曰：十二经皆以腧为原者何也？然。五藏腧者，三焦之所行，气之所留止也。又曰：原者，三焦之尊号也，故所止辄为原。五藏六府之有病者，皆取其原也。

及考之《顺气一日分为四时》篇，则曰：原，独不应五时，以经合之，以应其数。然则腧可合原，经亦可合原矣。盖腧在原之前，经在原之后，穴邻脉近，故其气数皆相应也。

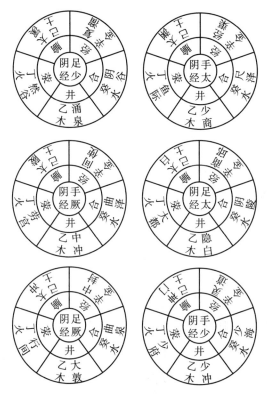

阴经井荥腧经合图

论子午流注法 徐氏书今较正

子午流注者，谓刚柔相配，阴阳相合，气血循环，时穴开阖也。子时一刻，乃一阳之生；午时一刻，乃一阴之生；子午为阴阳之消息也①。流者，往也；注者，住也。天干有十，经有十二：甲胆、乙肝、丙小肠、丁心、戊胃、己脾、庚大肠、辛肺、壬膀胱、癸肾，余两经，三焦、包络也。三焦乃阳气之

---

① 子午为阴阳之消息也：《针灸大全》《针灸聚英》《针灸大成》等均作"故以子午分之而得乎中也"。

父，包络乃阴血之母。三焦寄于丙，包络寄于丁，以类从也。旧本三焦寄于壬，包络寄于癸，误。每经之中，有井荥腧经合，以配金水木火土。是故阴井木而阳井金，阴荥火而阳荥水，阴腧土而阳腧木，阴经金而阳经火，阴合水而阳合土。经中有返本还元者，乃十二经出入之门也。阳经有原，遇腧穴并过之；阴经无原，以腧穴代为①之，是以甲出丘墟，乙出太冲。又按《千金》云：六阴经亦有原穴，乙中都，丁通里、内关，旧本包络内关寄于癸。误。己公孙，辛列缺，癸水泉是也。故阳日气先行而血后随也；阴日血先行而气后随也。得时为之开，失时为之阖，阳干注府，甲丙戊庚壬，而重见者气纳三焦；阴干注藏，乙丁己辛癸，而重见者血纳包络。如甲日甲戌时，开在胆井，至戊寅时正当胃腧而又并过胆原，至甲申时重见甲，是以气纳三焦荥穴，阳荥属水，甲属木，是以水生木，谓甲合还元化木。又如乙日乙酉时，开在肝井，至己丑时当脾之腧并过肝原，至乙未时重见乙，是以血纳包络，荥穴，阴荥属火，乙属木，是以木生火也。余仿此。俱以子午相生，阴阳相济。阳日无阴时，阴日无阳时，故甲与己合，乙与庚合，丙与辛合，丁与壬合，戊与癸合也。何以甲与己合？盖中央戊己属土，畏东方甲乙之木所克，戊乃阳为兄，己属阴为妹，戊兄遂将己妹嫁与木家，与甲为妻，庶得阴阳和合，而不相伤，所以甲与己合。其余皆然，此所谓子午之法也。

---

① 为：疑衍，《针灸大全》《针灸聚英》《针灸大成》等均无。

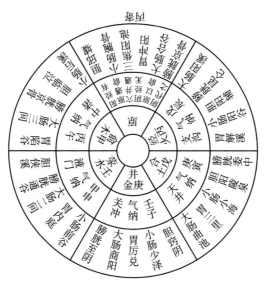

阳干子午流注图①

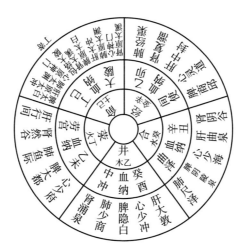

阴干子午流注图

---

　　① （图）束骨：原作“京骨”，据《针灸大全》《针灸聚英》《针灸大成》及文义改。

上阳图法，以胆、小肠、胃、大肠、膀胱挨去，如胆井窍阴，至小肠荥前谷，胃腧陷谷，大肠经阳溪，膀胱合委中数之。第二次小肠井少泽，胃荥内庭，大肠腧三间，膀胱经昆仑，胆合阳陵泉。第三次胃井厉兑，大肠荥二间，膀胱腧束骨，胆经阳辅，小肠合小海。第四次大肠井商阳，膀胱荥通谷，胆腧临泣，小肠经阳谷，胃合三里。第五次膀胱井至阴，胆荥侠溪，小肠腧后溪，胃经解溪，大肠合曲池。以上各阳经原穴，俱于腧穴并过之，重遇阳干，气纳三焦。阴图以肝心脾肺肾挨次输数，如阳图通转，各阴经原穴即腧也，亦于腧穴并过之，重遇阴干，血纳包络。

逐日按时流注穴

甲日乙丑时肝荥行间。从涌泉至此。肾水生肝木，井木生荥火也。

丁卯心俞神门，并过肾原太溪。

己巳脾经商邱。

辛未肺合尺泽。

癸酉与前癸亥时重遇阴干，血纳包络井中冲，阴井属木，癸水生木。

甲戌胆井窍阴，引气行。

乙日丙子小肠荥前谷。

戊寅胃俞陷谷，并过胆原邱墟。

庚辰大肠经阳溪。

壬午膀胱合委中。

甲申与前甲戌时重遇阳干，气纳三焦荥液门，阳荥属水，生甲木。

乙酉肝井大敦，引血行。

丁亥心荥少府。

丙日己丑脾俞太白，并过肝原太冲。

辛卯肺经经渠。

癸巳肾合阴谷。

乙未与前乙酉时重遇阴干，血纳包络荥劳宫，阴荥属火，乙木生火。

丙申小肠井少泽，引气行。

戊戌胃荥内庭。

丁日庚子大肠俞三间，并过小肠原宛①骨，又过三焦原阳池，返本还原。

壬寅膀胱经昆仑。

甲辰胆合阳陵泉。

丙午与前丙申时重遇阳干，气纳三焦俞中渚，阳俞木生丙火。

丁未心井少冲，引血行。

己酉脾荥大都。

辛亥肺俞太渊，并过心原神门，又过包络原太陵，返本还原。

戊日癸丑肾经复溜。

乙卯肝合曲泉。

丁巳与前丁未时重遇阴干，血纳包络俞太陵，阴俞属土，丁火生土。

戊午胃井厉兑，引气行。

庚申大肠荥二间。

壬戌膀胱俞束骨，并过胃原冲阳。

---

① 宛骨：后作"腕骨"，经穴名。《灵枢·杂病》："衄而不止，衃血流，取足太阳；衃血，取手太阳。不已，刺宛骨下；不已，刺腘中出血。"

己日甲子胆经阳辅。

丙寅小肠合小海。

戊辰与前戊午时重遇阳干，气纳三焦经支沟，阳经火生戊土。

己巳脾井隐白，引血行。

辛未肺荥鱼际。

癸酉肾俞太溪，并过脾原太白。

乙亥肝经中封。

庚日丁丑心合少海。

己卯与前己巳时重遇阴干，血纳包络经间使，阴经属金，己土生金。

庚辰大肠井商阳，引气行。

壬午膀胱荥通谷。

甲申胆俞临泣，并过大肠原合谷。

丙戌小肠经阳谷。

辛日戊子胃合三里。

庚寅与前庚辰时重遇阳干，气纳三焦合天井，阳合属土，生庚金。

辛卯肺井少商，引血行。

癸巳肾荥然谷。

乙未肝俞太冲，并过肺原太渊。

丁酉心经灵道。

己亥脾合阴陵泉。

壬日辛丑与前辛卯时重遇阴干，血纳包络合曲泽，阴合属水，辛金生水。

壬寅膀胱井至阴，引气行。

甲辰胆荥侠溪。

丙午小肠俞后溪，并过膀胱原京骨。

戊申胃经解溪。

庚戌大肠合曲池。

癸日壬子与前壬寅时重遇阳干，气纳三焦井关冲，阳井金，生壬水。

癸亥肾井涌泉，引血行。

流注开阖 《医学入门》

人每日一身周流六十六穴，每时周流五穴。除六原穴，乃过经之所。相生相合者为开，则刺之；相克者为阖，则不刺。

阳生阴死，阴生阳死。如：

甲木死于午，生于亥；

乙木死于亥，生于午；

丙火生于寅，死于酉；

丁火生于酉，死于寅；

戊土生于寅，死于酉；

己土生于酉，死于寅；

庚金生于巳，死于子；

辛金生于子，死于巳；

壬水生于申，死于卯；

癸水生于卯，死于申。

凡值生我我生，及相合者，乃气血生旺之时，故可辨虚实刺之。克我我克，及阖闭时穴，气血[1]衰绝，非气行未至，即

---

① 气血：《医学入门·针灸·杂病穴法》《针灸大成·流注开阖》此下均有"正直"二字。

气行已过，不得①妄引邪气，坏乱真气也。

流注时日

阳日阳时阳穴，阴日阴时阴穴，阳以阴为阖，阴以阳为阖。阖者，闭也。闭则以本时天干与某穴相合者针之。

阳日遇阴时，阴日遇阳时，则前穴已闭，取其合穴针之。合者，甲与己合化土，乙与庚合化金，丙与辛合化水，丁与壬合化木，戊与癸合化火。五门十变，此之谓也。

其所以然者，阳日注府则气先至而血后行；阴日注藏则血先至而气后行，顺阴阳者，所以顺气血也。

或曰：阳日阳时已过，阴日阴时已过，遇有急疾奈何？曰：夫妻子母互用，必适其病为贵耳。

妻闭则针其夫，夫闭则针其妻；

子闭则针其母，母闭则针其子。

必穴与病相宜，乃可针也。

用穴则先主而后客，用时则弃主而从宾。

假如甲日胆经为主，他穴为客，针必先主后客，其甲戌等时主穴不开，则针客穴。

按日起时，循经寻穴，时上有穴，穴上有时，分明实落，不必数上衍数，此所以宁守子午，而舍尔灵龟也。按：徐氏灵龟飞腾针法，乃无稽之说，故此不录，所可宗者惟八脉交会八穴也。

八脉交会八穴

公孙二穴，父，通冲脉；内关二穴，母，通阴维脉。合于

---

① 不得：《医学入门·针灸·杂病穴法》《针灸大成·流注开阖》均作"误刺"，当据改。

心、胸、胃。

后溪二穴，夫，通督脉；申脉二穴，妻，通阳跷脉。合于目内眦、颈项、耳、肩膊、小肠、膀胱。

临泣二穴，男，通带脉；外关二穴，女，通阳维脉。合于目锐眦、耳后、颊、颈、肩。

列缺二穴，主，通任脉；照海二穴，客，通阴跷脉。合于肺系、咽喉、胸膈。

按：此八穴乃通奇经八脉，参交互注，犹十二经之有井荥俞经合也。其治病主客相应之法，详见卷五。

十二经纳天干歌诸府配阳，诸藏配阴

甲胆乙肝丙小肠，丁心戊胃己脾乡，
庚属大肠辛属肺，壬属膀胱癸肾藏，
三焦阳府须归丙，包络从阴丁火旁。

景岳曰：旧云"三焦亦向壬中寄，包络同归入癸方"，虽三焦为决渎之官，犹可言壬，而包络附心主，安得云癸？且二藏表里皆相火也，今改正之。

子午流注逐日按时定穴歌

甲日戌时胆窍阴，丙子时中前谷荥，
戊寅陷谷阳明腧，返本丘墟木在寅，
庚辰经注阳溪穴，壬午膀胱委中寻，
甲申时纳三焦水，荥合天干取液门。
乙日酉时肝大敦，丁亥时荥少府心，
己丑太白太冲穴，辛卯经渠是肺经，
癸巳肾宫阴谷合，乙未劳宫火穴荥。

丙日申时少泽当，戊戌内庭医①胀康，

庚子时在三间腧，本原腕骨可祛黄，

三焦寄有阳池穴，返本还原慎莫忘②，三焦阳池，旧本在壬日下，误。

壬寅经火昆仑上，甲辰阳陵泉合长，

丙午时受三焦腧，中渚之中仔细详。

丁日未时心少冲，己酉大都脾土逢，

辛亥太渊神门穴，包络太陵寄丁宫，

此是寄宫真的法③，包络太陵，旧本在癸日下，误。癸丑复溜肾水通，

乙卯肝经曲泉合，丁巳包络太陵中。

戊日午时厉兑先，庚申荥穴二间迁，

壬戌④膀胱寻束骨，冲阳土穴必还原，

甲子胆经阳辅是，丙寅小海穴安然，

戊辰气纳三焦脉，经穴支沟刺必痊。

己日巳时隐白始，辛未时中鱼际取，

癸酉太溪太白原，乙亥中封内踝比，

丁丑时合少海心，己卯间使包络止。

庚日辰时商阳居，壬午膀胱通谷之，

甲申临泣为腧木，合谷金原返本归，

丙戌小肠阳谷火，戊子时居三里宜，

庚寅气纳三焦合，天井之中不用疑。

① 医：《针灸大全》《针灸聚英》《针灸大成》作"治"。

② 三焦……慎莫忘：《针灸大全》《针灸聚英》《针灸大成》均无此句。

③ 包络……真的法：《针灸大全》《针灸聚英》《针灸大成》均无此句。

④ 戌：原作"戌"，据《针灸大全》《针灸聚英》《针灸大成》改。

辛日卯时少商木，癸巳然谷何须忖，

乙未太冲原太渊，丁酉心经灵道引，

己亥脾合阴陵泉，辛丑曲泽包络准。

壬日寅时起至阴，甲辰胆脉侠溪寻①，

丙午小肠后溪腧，本原京骨亦同斟②，

戊申时至解溪胃，庚戌大肠曲池临③，

壬子气纳三焦位，井穴关冲一片金④。

癸日亥时井涌泉，乙丑行间穴定然，

丁卯腧穴神门是，本寻肾水太溪原⑤，

己巳商邱内踝穴，辛未肺经尺泽连，

癸酉中冲包络纳⑥，流⑦传后学莫忘言。

十二经病井荥腧经合补泻 《针灸聚英》今较正

手太阴肺属辛金。辛日乙未时，血行本原太渊。

补虚：又丁日辛亥时。太渊为腧土。土生金，为母经。曰虚则

---

① 寻：《针灸大全》《针灸聚英》《针灸大成》均作"荥"。

② 本原京骨亦同斟：《针灸大全》《针灸聚英》《针灸大成》等作"返求京骨本原寻"另，此下脱"三焦寄有阳池穴，返本还原似嫡亲"。

③ 戊申……曲池临：《针灸大全》《针灸聚英》《针灸大成》均作"戊申时注解溪胃，大肠庚戌曲池真。"

④ 壬子……一片金：《针灸大全》《针灸聚英》《针灸大成》此下有"关冲属金壬属水，子母相生恩义深"二句。

⑤ 丁卯……太溪原：《针灸大全》《针灸聚英》《针灸大成》等此下有"包络大陵原并过"。

⑥ 癸酉中冲包络纳：《针灸大全》《针灸聚英》《针灸大成》等此下有"子午截时安定穴"。

⑦ 流：通"留"。《太素·寒热·虫痛》"则寒汁流于肠中，流于肠中即虫寒"，《针灸大全》《针灸聚英》《针灸大成》等"流"作"留"，即异文相证。

补其母。

泻实：用甲日辛未时。尺泽为合水。金生水，为子经。曰实则泻其子。

手阳明大肠属庚金。庚日甲申时，气行木原合谷。

补：用壬日庚戌时。曲池为合土。

泻：用戊日庚申时。二间为荥水。

足阳明胃属戊土。戊日壬戌时，气行本原冲阳。

补：用壬日戊申时。解溪为经火。

泻：用戊日戊午时。厉兑为井金。

足太阴脾属己土。己日癸酉时，血行本原太白。

补：用丁日己酉时。大都为荥火。

泻：用甲日己巳时。商丘为经金。

手少阴心属丁火。丁日辛亥时，血行本原神门。

补：用丁日丁未时。少冲为井木。

泻：又甲日丁卯时。神门为腧土。

手太阳小肠属丙火。丁日庚子时，气行本原宛骨。

补：用壬日丙午时。后溪为腧木。

泻：用己日丙寅时。小海为合土。

足太阳膀胱属壬水。壬日丙午时，气行本原京骨。

补：用壬日壬寅时。至阴为井金。

泻：用戊日壬戌时。束骨为腧土。

足少阴肾属癸水。甲日丁卯时，血行本原太溪。

补：用戊日癸丑时。复溜为经金。

泻：用癸日癸亥时。涌泉为井木。

手厥阴心包络寄丁。属相火。丁日辛亥时，血行本原太陵。

补：用甲日癸酉时。中冲为井木。

泻：又戊日丁巳时。**太陵为腧土。**

手少阳三焦寄丙。属相火。丁日庚子时，气行本原阳池。

补：用丁日丙午时。**中渚为腧木。**

泻：用辛日庚寅时。**天井为合土。**

足少阳胆属甲木。乙日戊寅时，气行本原丘墟。

补：用壬日甲辰时。**侠溪为荥水。**

泻：用己日甲子时。**阳辅为经火。**

足厥阴肝属乙木。丙日乙丑时，血行木原太冲。

补：用戊日乙卯时。**曲泉为合水。**

泻：用甲日乙丑时。**行间为荥火。**

按：藏府各有五行生合之义，井荥俞经合，各有气血流注日时，今合为一法，则学者易晓也。又如心病虚者，补其肝木；实者，泻其脾土，是亦补母泻子之谓。又如心虚者，取少海之水，所以伐其胜也；心实者，取少府之火，所以泄其实也。余藏皆同论治者，当于此会而通之。

子母补泻迎随

《六十九难》曰：虚者补其母，实者泻其子，当先补之，然后泻之。此以别经为子母也。母，生我之经，如肝虚则补肾经也，母气实则生之益力。子，我生之经，如肝实则泻心经也，子气衰则食其母益甚。不虚不实，以经取之者，是正经自生病，不中他邪也，当自取其经，故言以经取之。即于本经取所当刺之穴，不必补母泻子也。

《七十五难》曰：东方实，西方虚；泻南方，补北方，何谓也？然：金木水火土，当更相平。言金克木，木克土，循环相制，不令一藏独盛而生病也。东方木也，西方金也。木欲实，金当平之；火欲实，水当平之；土欲实，木当平之；金欲实，火当平之；水欲实，土当平之。东方者，肝也，则知肝实；西方者，肺也，则知肺虚。泻南方火，补北方水。火者木之子也；水者木之母也。水胜火。泻火者，一则以夺木之气，一则以去金之克。补水者，一则以益金之气，一则以制火之光，故曰水胜火。子能令母实，母能令子虚，故泻火补水，欲令金得平木也。母能令子实，子能令母虚，乃五行之生化，即虚者补母，实者泻子之义。今言子能令母实，母能令子虚者，用针之予夺也。经曰：不能治其虚，何问其余，此之谓也。虚，指肺虚而言也。

《七十二难》曰：所谓迎随者，知营卫之流行，经脉之往来也，随其逆顺而取之，故曰迎随。迎者，针锋逆其来处为泻；随者，针锋顺其往处为补。

泻南方补北方论《溯洄集》①

王安道曰：夫子能令母实，母能令子虚。以常情观之，则曰心火实，致肝木亦实，此子能令母实也。脾土虚致肺金亦虚，此母能令子虚也。心火实，固由自旺；脾土虚，乃由肝木制之，法当泻心补脾，则肝肺皆平矣。越人则不然，其子能令母实，子谓火，母谓木②，固与常情无异。其母能令子虚，母谓水，子谓木，则与常情不同矣。故曰：水者，木之母也。子能令母实一句言病因也，母能令子虚一句言治法也。盖③火为木之子，

---

① 溯洄集：即《医经溯洄集》，王履所著，其乃元末明初著名医学家、画家、诗人。

② 木：原作"水"，据《医经溯洄集·泻南方补北方论》改。

③ 盖：《医经溯洄集·泻南方补北方论》作"其意盖曰"。二者义均通顺。

子助其母，使之过分而为病①。若补水之虚，使力可胜火，火势退，而水②势亦退，此则母能虚子之义，所谓不治之治也。此虚谓抑其过而欲虚之也③。水胜火三字，此越人寓意处，虽泻火补水并言，然其要又在于补水耳。若水不虚，而火独暴旺者，固不必补水可也。先因水虚，而致火旺者不补水可乎？且夫肝之实也，其因有二：心助肝，肝实之一因也；肺不能制肝，肝实之二因也。肺之虚也，其因亦有二：心克肺，肺虚之一因也；脾受肝克，而不能生肺，肺虚之二因也。今补水而泻火，火退则木气削，又金不受克而制木，东方不实矣；金气得平，又土不受克而生金，西方不虚矣。若以虚则补母言之，肺虚则当补脾，岂知肝势正盛，克土之深，虽每日补脾，安能敌其正盛之势哉？纵使土能生金，金受火克，亦所得不偿所失矣，此所以不补土，而补水也。或疑木旺补水，恐水生木，而木愈旺，殊不知木已旺矣，何待生乎？况水之虚，虽峻补尚不能复其本气，安有余力生木哉？若能生木，则能胜火矣。泻火补水，使④金得平木，正所谓能治其虚。不补土，不补金，乃泻火，补水，使金自平，此法之巧而妙者。苟不能晓此法，而不能治此虚，则不须问其他，必是无能之人矣。

---

① 病：同治本注"病矣，水为本之，毋若补水之虚"。

② 水：原作"木"，据《医经溯洄集·泻南方补北方论》改。

③ 此虚谓抑其过而欲虚之也：《针灸素难要旨·难经·补泻》《医经溯洄集·泻南方补北方论》均作"此虚字，与'精气夺则虚'之虚字不同，彼虚谓耗其真而致虚，此虚谓抑其过而欲虚之也。"

④ 使：此上《医经溯洄集·泻南方补北方论》有"正欲"二字。

奇经八脉总论《本草刚①目》②

人身有经脉、络脉，直行曰经，旁行曰络。经凡十二：手之三阴三阳、足之三阴三阳是也。络凡十五：乃十二经各有一别络，而脾又有一大络，并任、督二络，为十五络也。共二十七气，相随上下，如泉之流，如日月之行，不得休息。阴脉营于五藏，阳脉营于六府，阴阳相贯，如环无端③。其流溢之气入于奇经，转相灌溉，内温藏府，外濡腠理。奇经凡八脉，不拘制于十二正经，无表里配合，故谓之奇。盖正经犹沟渠，奇经犹河泽④，正经之脉隆盛，则溢于奇经。故秦越人比之：天雨降下，沟渠溢满，滂沛妄行，流于河泽，此《灵》《素》未发之旨也。

八脉

阳维起于诸阳之会，由外踝而上行于卫分；

阴维起于诸阴之交，由内踝而上行于营分，所以为一身之

---

① 刚：通"纲"。"刚""纲"古音均属见纽阳部，音同可通。此处"刚"在《本草纲目》作"纲"，正是异文相证。

② 本草刚目：此篇文字引自李时珍《奇经八脉考》，不宜据此即认为李学川误，理由是可能或有多种情况，例如：其一，或当时即有《奇经八脉考》附刊于《本草纲目》之后的一种版本（二书合刊本），因《本草纲目》部头大、份量更重，故该版本当时就习惯叫作"本草纲目本"，李学川用的就是这种版本，因而学川在此提示"用的是'本草纲目本'"；其二，或当时《奇经八脉总论》这篇文字内容就有附属于当时的《本草纲目》之中的特殊情况，因提示之；其三，或当时《奇经八脉考》并不太有名，或有人并不清楚是李时珍所著，故李学川在此提示"作者同时还著有《本草纲目》"，即"乃著《本草纲目》之人所著"。

③ 如环无端：《奇经八脉考·奇经八脉总论》此下有"莫知其纪，终而复始"。

④ 河泽：《奇经八脉考·奇经八脉总论》作"湖泽"，下同。

纲维也。

阳跻起于跟中，循外踝上行于身之左右；

阴跻起于跟中，循内踝上行于身之左右，所以使机关之跻捷也。

督脉起于会阴，循背而行于身之后，为阳脉之总督，故曰阳脉之海。

任脉起于会阴，循腹而行于身之前，为阴脉之承任，故曰阴脉之海。

冲脉起于会阴，夹脐而行直冲于上，为诸脉之冲要，故曰十二经脉之海。

带脉则横围于腰，状如束带，所以总约诸脉者也。

是故阳维主一身之表，阴维主一身之里，以乾坤言也。阳跻主一身左右之阳，阴跻主一身左右之阴，以东西言也。督主身后之阳，任、冲主身前之阴，以南北言也。带脉横束诸脉，以六合言也。故医而知此八脉，则十二经、十五络之大旨得矣。

络脉论 《医门法律》

经有十二，络亦有十二。络者兜络之义，即十二经之外城也。复有胃之大络、脾之大络及奇经之大络，则又外城之通界，皇华出入之总途也，故又曰：络有十五焉。十二经生十二络，十二络生一百八十系络，系络生一百八十缠络，缠络生三万四千孙络。自内而生出者，愈多则愈小，稍大者在俞穴肌肉间，营气所主外廓，繇①是出诸皮毛，方为小络，方为卫气所主。故外邪从卫而入，不遽入于营，亦以络脉缠绊之也。至络中邪

---

① 繇（yóu 由）：古同"由"。《皇朝文鉴·述医》："其患非他，繇觊师之胜医师耳。"

盛则入于营矣。故曰：络盛则入于经，以营行经脉之中故也。然风寒六淫外邪，无形易入，络脉不能禁止，而盛则入于经矣。若营气自内所生诸病，为血为气，为痰饮，为积聚，种种有形，势不能出于络外，故经盛入络，络盛返经，留连不已，是以有取于砭射，以决出其络中之邪。

《难经》以阳跷、阴跷、脾之大络，共为十五络，遂为后世定名。昌[1]谓阳跷、阴跷二络之名原误，当是共指奇经为一大络也。盖十二经各有一络，共十二络矣。此外有胃之一大络，由胃下直贯膈肓，统络诸络脉于上；复有脾之一大络，繇脾外横贯胁腹，统络诸络脉于中；复有奇经之一大络，繇奇经环贯诸经之络于周身上下。盖十二络以络其经，三大络以络其络也。尝[2]推奇经之义，督脉督诸阳而行于背。任脉任诸阴而行于前，不相络也。冲脉直冲于胸中。带脉横束于腰际，不相络也。阳跷、阴跷同起于足跟，一循外踝，一循内踝，并行而斗其捷，全无相络之意。阳维、阴维，一起于诸阳之会，一起于诸阴之交，名虽曰"维"，乃是阳自维其阳，阴自维其阴，非交相维络也。设阳跷、阴跷可言二络，则阳维、阴维更可言二络矣。督、任、冲、带，俱可共言八络矣。《难经》云：奇经之脉，如沟渠满溢，流于深湖。故圣人不能图，是则奇经明等之络，夫岂有江河大经之水，拟诸沟渠者哉？又云：人脉隆盛，入于八脉而不环周，故十二经亦不能拘之溢蓄，不能环流灌溉诸经者也。全是经盛入络，故溢蓄止在于络，不能环溉诸经也。然则奇经

---

① 昌：指喻昌，字嘉言，明末清初著名医学家，与张路玉、吴谦齐名，号称清初三大家。著有《寓意草》《尚论篇》《尚论后篇》《医门法律》等。

② 尝：此上《医门法律·一明络脉之法·络脉论》有"昌（喻昌）"字。然无此"昌"字亦不损学川文义，盖因前文已有"昌谓"耳。

共为一大络，夫复何疑？

周身经络部位歌《类经》

脉络周身十四经，六经表里督和任。

阴阳手足经皆六，督总诸阳任总阴。

诸阳行外阴行里，四肢腹背皆如此。

督由脊骨过龈交，脐腹中行任脉是。

足太阳经小指藏，从跟入腘会尻旁。

上行夹脊行分四，前系睛明脉最长。

少阳四指端前起，外踝阳关环跳里。

从胁贯肩行曲鬓，耳前耳后连眦尾。

大指次指足阳明，三里天枢贯乳行。

腹第三行通上齿，环唇侠鼻目颧迎。

足有三阴行内廉①，厥中少后太交前。

肾出足心从内踝，侠任胸腹上廉泉。

太厥两阴皆足拇，内侧外侧非相联。

太阴内侧冲门去，腹四行兮挨次编。

厥阴毛际循阴器，斜络期门乳肋间。

手外三阳谁在上，阳明食指肩髃向。

颊中钻入下牙床，相逢鼻外迎香傍。

三焦名指阳明后，贴耳周回眉竹凑。

太阳小指行下低，肩后盘旋耳颧遘②。

还有三阴行臂内，太阴大指肩前配。

---

① 行内廉：《类经图翼·经络·周身经络部位歌》作"内联廉"。

② 遘（gòu 够）：相遇。《素问·五运行大论》："上下相遘，寒暑相临。"

厥从中指腋连胸，极泉小内心经位。

手足三阳俱上头，三阴穴止乳胸游。

唯有厥阴由颡后，上巅会督下任流。

经脉从来皆直行，络从本部络他经。

经凡十四络十六，请君切记须分明。

《经脉》篇止十五络。《平人气象论》曰：胃之大络，名曰虚里，贯膈络肺，出于左乳下，其动应衣。是共十六络也。

手太阴肺经穴分寸歌从胸至手，左右二十二穴

肺起中府三肋间，上行寸六抵云门，

腋下。三寸。动脉求天府，侠白肘端五寸论，

尺泽肘中约纹是，孔最腕上七寸取，

列缺去腕一寸半，经渠寸口陷中主，

太渊掌后横纹头，鱼际节后散脉里，

少商大指内侧端，相离爪甲如韭耳。

手阳明大肠经穴分寸歌从手至头，左右四十穴

商阳食指内侧边，二间来寻本节前，

三间节后陷中取，合谷虎口歧骨联，

阳溪腕中上侧是，偏历腕后三寸安，

温溜腕后去五寸，下廉曲。池前五寸看，

上廉曲池下三寸，池下二寸三里逢，

曲池曲肘纹头尽，肘髎大骨外廉中，

肘上三寸寻五里，臂臑髃下一寸空，

肩髃肩端两骨罅①，巨骨肩尖义骨中，

天鼎颈中缺盆上，扶突颊下一寸详，

禾窌水沟旁五分，鼻孔半寸号迎香。

足阳明胃经穴分寸歌 从头至足，左右九十穴

胃之经兮足阳明，承泣目下七分寻，

承下三分名四白，巨髎鼻孔旁八分，

地仓挟吻四分近，大迎颔下寸三程，

颊车耳下八分穴，下关耳前动脉行，

头维神庭旁四寸五分，人迎结。喉旁寸半真，

水突筋前直迎下，气舍喉下一寸乘，

缺盆舍下横骨陷，气户璇玑四寸旁，

库房屋翳及膺窗，乳中乳根穴寸六量，自库房至乳根左右十

穴，各去一寸六分。

不容巨阙旁二寸，再下寸五承满屯，

承满下一寸梁门起，关门太乙滑肉门，

天枢须认脐旁是，枢下一寸取外陵，

下至大巨水道穴，归来气街一寸凭，自梁门以下至气街，左

右二十穴，各去一寸。

髀关膝上尺有二，伏兔膝上六寸登，

阴市膝上方三寸，梁丘离膝二寸称，

犊鼻膝膑寻陷中，膝下三寸三里兴，

里下三寸上廉穴，再下二寸条口应，

下廉条下一寸是，踝上八寸觅丰隆，

---

① 罅（xià 下）：缝隙；裂缝。《温病条辨·解儿难》："愚之学，实不
足以著书，是编之作，补苴罅漏而已。"

解溪足腕陷中的，溪下寸半冲阳通，
陷谷庭后还二寸，内庭次指外陷中，
厉兑大次指端上，去爪如韭井穴空。

足太阴脾经穴分寸歌 从足至腹，左右四十二穴

大指内侧脾隐白，节后陷中求大都，
太白内侧核骨下，节后一寸公孙呼，
商丘内踝微前陷，踝上三寸三阴交，
再上三寸漏谷是，膝下五寸地机朝，
膝下内侧阴陵泉，血海膝膑上内廉，
箕门穴在鱼腹上，动脉应手越筋间，
冲门横骨两端动，府舍再上七分看，
腹结府舍上三寸，腹结穴在冲门上三寸七分，大横下一寸三
分。大横脐旁三寸半，
腹哀巨阙旁六寸，食窦乳边寸半算，
天溪胸乡周荣贯，相去一寸六分同，自食窦至周荣左右八穴，
各去一寸六分，开中六寸。
大包腋下有六寸，季胁中间大络通。

手少阴心经穴分寸歌 从胸至手，左右十八穴

少阴心起极泉穴，腋下筋间动引胸，
青灵肘上三寸取，少海屈肘五分供，
灵道掌后一寸半，通里腕后一寸踪，
阴郄腕后方半寸，神门掌后锐骨隆，
少府小指本节末，小指内侧取少冲。

手太阳小肠经穴分寸歌从手至头，左右三十八穴

小指端外为少泽，前谷节前看外侧，

节后横纹取后溪，腕骨腕前骨陷侧，

阳谷锐骨下陷处，腕上一寸名养老，

支正腕后量五寸，小海肘端五分好，

肩贞肩端后陷中，臑腧大骨下陷考，

天宗肩大骨下陷，秉风肩上举有空，

曲垣肩中曲胛里，外腧胛上一寸从，

肩中腧大椎旁二寸，天窗颊下动脉详，

天容耳下曲颊后，颧髎面颀锐骨量，

听宫耳内如珠子，俱属小肠手太阳。

足太阳膀胱经穴分寸歌

从头至足，《灵枢·经脉》篇马氏注止①有一百二十六穴，今较
正得左右一百三十四穴

足太阳兮膀胱经，目眦内角始睛明，

眉头陷中取攒竹，额下眉冲动脉轻，

曲差神庭旁寸半，五处挨排列上星，上星旁一寸半。

承光通天络却玉枕穴，后循一寸五分行，

天柱项后发际内，大筋外廉之陷中，

自此脊中开二寸，第一大杼二风门，

三椎肺腧厥阴四，心五督六膈七论，

肝九胆十脾十一，胃腧十二椎下扪，

---

① 止：通"只"，仅。《景岳全书·外科钤下·囊痈》："仍以前汤止加
黄柏、金银花。"下同。

十三三焦十四肾，气海腧在十五究，

大肠腧当十六椎，关元腧穴十七记，

十八椎下小肠腧，十九椎边号膀胱，

中膂内腧二十椎，白环二十一椎当，

上次髎与中下髎，腰髁骨下八空昭，十六椎至十八椎处侠脊

高起之骨名腰髁骨。

会阳阴尾尻骨旁，背部二行诸穴了，

又开脊中三寸半，第二椎下为附分，

三椎魄户四膏肓，五椎之下神堂欣，

譩譆六椎膈关七，魂门第九阳纲十，

十一意舍脾相应，十二胃仓穴推循，

十三肓门正坐取，十四志室不须论，

十九胞肓廿秩边，背部三行诸穴匀，

承扶臀下阴纹处，下行六寸是殷门，

浮郄斜上殷一寸，委阳还下并殷门，

委中膝腘约纹里，腘下三寸①寻合阳，

承筋脚跟上七寸，穴在腨肠之中央，

承山腿肚分肉间，外踝七寸上飞扬，

跗阳外踝上三寸，昆仑外跟陷中详，

跟下仆参拱足取，阳跷即申脉。踝下五分张，

金门申脉下一寸，京骨外侧大骨当，

束骨本节后陷中，通谷节前陷中量，

---

① 三寸：《铜人腧穴针灸图经·足太阳膀胱经左右凡一百二十六穴》《针灸聚英·足太阳经脉穴》《针灸大成·足太阳膀胱经考正穴法》均同，而《针灸甲乙经·足太阳及股并阳跷六穴凡三十六穴》《类经图翼·经络·足太阳膀胱经穴》则均作"二寸"。

至阴井出小指端，外侧爪甲角之旁。

足少阴肾经穴分寸歌 从足至腹，左右五十四穴

足掌心中是涌泉，然谷内踝一寸前，
太溪踝后跟骨上，大钟跟后踵中边，
水泉太溪下一寸，照海踝下四分真，
复溜踝上计二寸，交信隔筋二寸匀，
筑宾内踝上腨分，阴谷膝下曲膝间，
横骨大赫并气穴，四满中注五穴连，
上行相去皆一寸，肓腧脐旁半寸眠，
商曲肓腧上二寸，旧云一寸误相传，
石关阴都通谷会，三穴上行一寸群，
幽门再上一寸半，以上开中只五分，
步廊神封灵墟起，神藏彧中到腧府，
每穴相离一寸六，分。开中二寸挨排取。

手厥阴心包络经穴分寸歌 从胸至手，左右十八穴

心包络起天池间，乳上一寸腋下三，寸。
腋下二寸天泉穴，曲泽肘内横纹弯，
郄门去腕后五寸，间使腕后三寸量，
内关去腕正二寸，太陵掌后横纹详，
劳宫屈拳名指取，中指之末中冲良。

手少阳三焦经穴分寸歌 从手至头，左右四十六穴

名指外侧起关冲，液门小次指陷中，
中渚液门上一寸，阳池手表腕上空，

外关腕后二寸陷，腕后三寸开支沟，

会宗腕后内三寸，三阳络支沟上一寸求，

四渎肘前五寸取，天井肘上一寸端，

井上一寸清冷渊，消泺对腋臂外看，

臑会肩前三寸下，肩髎臑上陷中安，

天髎缺盆起肉上，天牖耳后一寸观，

翳风耳后尖骨陷，瘈脉耳本青络充，

颅息亦寻青络脉，角孙发际耳廓通，

耳门耳缺陷中取，和髎耳前动脉融，

丝竹空居眉后陷，三焦经穴此为终。

足少阳胆经穴分寸歌 从头至足，左右八十八穴

足少阳起瞳子髎，目外眦旁五分循，

耳前陷中听会穴，上行一寸客主人，

颔厌曲角上廉系，悬颅正在太阳端，

悬厘曲角下廉会，曲鬓耳上发际安，

率谷耳上发寸半，天冲耳后发际量，

浮白发际一寸摸，窍阴空在枕骨傍，

完骨耳后发四分，本神神庭旁三寸现，

阳白眉上方一寸，发上五分临泣献，

临后寸半目窗穴，正营承灵又三寸，各去寸半。

脑空耳后枕骨下，风池哑门任脉穴名。旁陷中，

肩井肩上陷中按，渊液腋下三寸通，

辄筋向前平两乳，日月期门肝经穴。下五分，

京门监骨腰间便，带脉肋下寸八分，

五枢带脉下三寸，维道章下五三逢，章门下五寸三分。

居髎章门下八寸三分，环跳髀枢宛中容，

风市垂手中指末，膝上五寸中渎供，

膝上二寸阳关穴，阳陵膝下一寸从，

阳交外踝上七寸，踝上六寸外丘留，

踝上五寸光明别，阳辅踝上四寸收，

踝上三寸悬钟会，丘墟踝前陷中酸，

临泣丘墟下三寸，地五会去临五分，

侠溪正在歧骨陷，窍阴小次指外端。

足厥阴肝经穴分寸歌 从足至腹，左右二十八穴

大指外侧名大敦，行间两指缝中存，

太冲本节后二寸，踝前一寸号中封，

蠡沟踝上五寸是，中都踝上七寸中，

膝关犊鼻 胃经穴。 下二寸，曲泉曲膝尽横纹，

阴包股内有槽处 膝上四寸，五里冲下三寸看，五里在胃经气

冲穴下三寸。

阴廉气冲下二寸，急脉毛际系睾丸，

章门下脘旁六寸，期门乳下二肋端。

任脉穴分寸歌 腹部中行，凡二十四穴

任脉会阴两阴间，曲骨毛际陷中扪，

中极脐下四寸取，三寸关元二石门，

气海脐下一寸半，阴交脐下一寸论，

脐之中央号神阙，脐上一寸水分源，

下脘建里中脘上脘，各离一寸次第班，

巨阙脐上六寸半，鸠尾蔽骨下五分，

中庭膻中下寸六取，膻中正在两乳间，

膻上一寸六分起，玉堂紫宫华盖关，自膻中至华盖四穴，各去一寸六分，共得四寸八分。

璇玑膻上六寸四，分。旧云五寸八，误。玑上寸六天突是，

廉泉颔下骨尖会，唇下宛中承浆已。

督脉穴分寸歌

凡二十八穴，起于长强，循背至头，此歌自上及下者，顺也

督脉龈交唇内乡，兑端正在唇中央，

水沟鼻下沟中索，素髎宜向鼻端详，

前后发际尺二寸，发上五分神庭当，

发上一寸上星位，二寸陷中囟会方，

前顶发上三寸半，百会顶中号三阳，

后顶强间至脑户，相去各是寸半量，自百会至脑户，共四寸五分。

后发一寸风府穴，哑门发上五分藏，

项下脊骨二十一，分为三假论短长，

每椎一寸四分一厘，上之七节如是镶，

大椎第一节上是，一椎之下陶道知，

第三椎下身柱穴，五椎神道不须疑，

灵台六椎下至阳七，上七节自大椎穴至此，共九寸八分七厘。筋缩九椎十中枢，

十一脊中穴所在，十三椎下悬枢都，

命门十四居脐后，中七节每椎一寸六分一厘，共一尺一寸二分七厘。十六椎下阳关当，

二十一节腰腧定，脊尾骨端是长强。下七节每椎一寸二分六

厘，共八寸八分二厘。

以上十四《经穴分寸歌》，出于徐氏、滑氏及《灵枢·经脉》篇马元台注、王肯堂、《经络考》等书，今较正。

内景赋 《类经》

尝计夫人生根本兮，由乎元气；表里阴阳兮，升降沉浮；出入运行兮，周而复始；神机气立兮，生化无休。经络兮行乎肌表，藏府兮通于咽喉。喉在前，其形坚健；咽在后，其质和柔。喉通呼吸之气，气行五藏；咽为饮食之道，六府源头。气食兮何能不乱？主宰者会厌分流。从此兮下咽入膈，藏府兮阴阳不侔。五藏者，肺为华盖，而上连喉管，肺之下，心包所护，而君主可求。此即膻中，宗气所从，膈膜周蔽，清虚上宫。脾居膈下，中州胃同，膜联胃左，运化乃功。肝叶障于脾后，胆府附于叶东。两肾又居脊下，腰间有脉相通，主闭蛰^①封藏之本，为二阴天一之宗。此属喉之前窍，精神须赖气充。又如六府，阳明胃先，熟腐水谷。胃脘通咽，上口称为贲门，谷气从而散宣，输脾经而达肺，诚藏府之大源，历幽门之下口，联小肠而盘旋，再小肠之下际，有阑门者在焉。此泌^②别之关隘，分^③清浊于后前：大肠接其右，导渣秽于大便；膀胱无上窍，由渗泄而通泉。羡二阴之和畅，皆气化之自然。再详夫藏府略备，三焦未言，号孤独之府，擅总司之权，体三才而定位，法六合而象天。上焦如雾兮，霭氤氲之天气；中焦如沤兮，化营

---

① 蛰：原作"垫"，据《类经图翼·经络·内景赋》改。
② 泌：底本原作"沁"，据文义改。
③ 分：《类经图翼·经络·内景赋》作"厘"，"分清"与"厘清"意同。

血之新鲜；下焦如渎兮，主宣通乎壅滞。此所以上焦主内而不出，下焦主出而如川。又总诸藏之所居，隔高低之非类。求脉气之往来，果何如而相济？以心主之为君，朝诸经之维系，是故怒动于心，肝从而炽；欲念方萌，肾经精沸。构难释之苦思，枯脾中之生意。肺脉涩而气沉，为悲忧于心内。惟脉络有以相通，故气得从心而至。虽诸藏之归心，实上系之联肺。肺气何生？根从脾胃，赖水谷于敖仓，化精微而为气。气旺则精盈，精盈则气盛。此是化源根，坎里藏真命。虽内景之缘由，尚根苗之当究。既云两肾之前，又曰膀胱之后。出大肠之上左，居小肠之下右。其中果何所藏？蓄坎离之交姤①，为生气之海，为元阳之窦。辟精血于子宫，司人生之夭寿。称命门者是也，号天根者非谬。使能知地下有雷声，方悟得春光弥宇宙。

标幽赋 《针经指南》

拯救之法，妙用者针。察岁时于天道，定形气于予心。春夏瘦而刺浅，秋冬肥而刺深。春气在毛，夏气在皮，秋气在分肉，冬气在骨髓，故春夏及瘦人皆刺浅，秋冬及肥人皆刺深。若有针入而气逆者，失其浅深之宜也。不穷经络阴阳，多逢刺禁；既论藏府虚实，须向经寻。原夫起自中焦，水初下漏，太阴为始，至厥阴而方终，穴出云门，抵期门而最后。人之气脉周流，每日寅时从中焦肺经起，交至肝经期门穴而终。正经十二，别络走三百余支；各经有横络，孙络散走三百余支脉。正侧仰伏，气血有六百余候。手足三阳，手走头而头走足；手足三阴，足走腹而胸走手。

---

① 交姤（gòu 够）：交媾；同房。此处泛指相交、相会。《遵生八笺·延年却病笺·心书九章》："自双关深入泥丸，与神交姤（指阴阳二气的相交）……交姤之后，仍化为甘露（阴液）。"

要识迎随，须明逆顺。况夫阴阳，气血多少为最。厥阴、太阳，少气多血；太阴、少阴，少血多气。而又气多血少者，少阳之分；气盛血多者，阳明之位。先详多少之宜，次察应至之气。轻滑慢而未来，沉涩紧而已至。言入针之后，值轻浮滑虚慢迟，乃真气未来；沉重涩滞紧实，是正气已来。既至也，量寒热而留疾；留，住也。疾，速也。未至也，据虚实而候气。气之至也，如鱼吞钩饵之沉浮①；气未至也，如闲处幽堂之深邃。气速至而速效，气迟至而不治。

观夫九针之法，毫针最微。七星上应，众穴支持。本形金也，有蠲邪扶正之道；其体象金。短长水也，有决凝开滞之机。其流通象水。定刺象木，或斜或正；其劲直象木。口藏比火，进阳补羸。其气温象火。循机扪塞以象土，其填补象土。实应五行而可知。然是三寸六分，包含妙理：虽细拟②于毫发，同贯多歧，可平五藏之寒温，能调六府之虚实。拘挛闭塞，遣③八邪而去矣；手足拘挛，气血不通之症，先追散八风之邪。寒热痹痛，开四关而已之。寒痹、热痹、痛风之类，针两肘、两膝之穴。凡刺者，使本神朝而后入；既刺也，使本神定而气随。神不朝而勿刺，神已定而可施。定脚处，取气血为主意；下手处，认水木是根基。言用针必先认五行子母相生。天、地、人三才也，涌泉同璇玑、百会；百会应天，璇玑应人，涌泉应地。上、中、下三部也。大包与天枢、地机。上部大包，中部天枢，下部地机。阳跷、

---

① 沉浮：《针经指南·针经标幽赋》作"浮沉"，义同。

② 拟：《玉龙经》《普济方》《医学纲目》均同，而《针经指南》《针灸大全》并作"桢"。

③ 遣：原作"追"，据《针经指南》《针灸大全》等改。

阳维并督、带①，此四脉属阳。主肩、背、腰、腿在表之病；阴跻、阴维、任、冲脉，此四脉属阴。去心腹胁肋在里之疑。疑，疾也。二陵、阴、阳陵泉。二跻、照海、申脉。二交，足太阴经三阴交、足少阳经阳交。似续而交五大；续，接续。五大，五体也。两间、二间、三间。两商、少商、商阳。两井，天井、肩井。相依而别两支。大抵②取穴之法，必有分寸，先审自意，次观肉分。或伸屈而得之；或平直而安定。在阳部筋骨之侧，陷下为真；在阴分郄䐃之间，动脉相应。取五穴用一穴而必端；取三经用一经而可正。头部与肩部详分，督脉与任脉易定。

明标与本，论刺深刺浅之经；住痛移疼，取相交相贯之径。如手太阴列缺交于阳明之络，足阳明丰隆别走太阴之类。岂不闻藏府病，而求章门、气海、腧、募之微；经络滞，而求原、别、交、会之道。各经之原，及阳别、阴交、八会诸穴。更穷四根、三结，依标本而刺无不痊；四根，诸经根于四肢，即井穴也。三结，即太阴结于大包，少阴结于廉泉，厥阴结于玉堂也。但用八法、五门，分主客而针无不效。详见前。八脉始终连八会，本是纪纲；十二经络十二原，是为枢要。详见后。一日取六十六穴之法，方见幽微；阳干注府，三十六穴；阴干注藏，三十穴。一时取十二经脉之原，始知要妙。旧有《十二经之原歌》今较正云：

甲出丘墟乙太冲，丙居宛骨阳池同③，

针灸逢源

二一四

---

① 带：《针灸大成》同，而《针经指南》《针灸大全》《针灸聚英》并作"脉"。

② 大抵：《针灸大成》同，而《针经指南》《玉龙经》《针灸聚英》则作"足见"。

③ 阳池同：《针灸大全》《针灸大成》作"是原中"。

丁出神门太陵①过，戊当胃脉冲阳通②，

己出太白庚合谷，辛原本注太渊空③，

壬归京骨是原④穴，癸出太溪跟骨⑤中，是也。

原夫补泻之法，非呼吸而在手指；义见《宝命全形》《离合真邪》等论。速效之功，要交⑥正而识本经。如心病取小肠经穴之类。交经缪刺，左有病而右畔取；泻络远针，头有病而脚上针。巨刺与缪刺各异，微针与妙针难传⑦。观部分而知经络之虚实，视沉浮而辨藏府之寒温。且夫先令针耀，而虑针损，次藏口内，而欲针温。目无外视，手如握虎，心无内慕，如待贵人。左手重而多按，欲令气散；右手轻而徐入，不痛之因。空心恐怯，直力⑧侧而多晕；背目沉掐，坐卧平而弗⑨昏。推于十干、十变，知孔穴之开阖；详见前。论其五行、五藏，察日时之旺衰。得五行生者，旺；受五行克者，衰。如心之病得甲乙之日时者，生旺；遇壬癸之日时者，克衰。余仿此。伏如横弩，应若发机。言血气未应针则伏如横弩，血气既应针则退如发机。

阴交、阳别而定血晕，任脉阴交、脾经三阴交、膀胱经飞扬皆主血病。阴跷、阳维而下胎衣。肾经照海、三焦经外关。痹厥偏枯，迎随俾经络接续；漏崩带下，温补使气血依归。静以久留，

---

① 太陵：《针灸大全》《针灸大成》作"原内"。

② 戊当胃脉冲阳通：《针灸大全》《针灸大成》作"戊胃冲阳气可通"。

③ 注太渊空：《针灸大全》《针灸大成》作"出太渊同"。

④ 是原：《针灸大全》《针灸大成》作"阳池"。

⑤ 跟骨：《针灸大全》《针灸大成》作"大陵"。

⑥ 交：原作"支"，据《针经指南》《针灸大全》等改。

⑦ 针难传：《针经指南》《针灸大全》《针灸大成》等并作"刺相通"。

⑧ 力：通"立"。"力""立"古音均属来纽职部，音同可通。此处"力"《针经指南》《针灸大全》《针灸大成》作"立"，正是异文相证。

⑨ 弗：《针经指南》作"沉"，《针灸大全》《针灸大成》作"没"。

停针待之。必准者，取照海治喉中之闭塞；端的处，用大钟治心内之呆痴。大抵疼痛实泻，痒麻虚补。体重节痛而俞居，心下痞满而井主。心胀咽痛，刺太冲而必除；脾冷胃疼，泻公孙而立愈。胸满①刺内关，胁②痛针飞虎。三焦经支沟穴。筋挛骨痛补魂门，体热劳嗽泻魄户。头风头痛，刺申脉与金门；足太阳经。眼痒眼疼，泻光明到③地五。足少阳经。泻阴郄止盗汗，治小儿骨蒸；刺偏历利小便，医大人水蛊。中风环跳宜刺，虚损天枢可取④。由是午前卯后，辰巳二时。太阴生而疾温；离左酉南，未申二时。月朔死而速冷。月死生数，望前谓之生，望后谓之死。以一月而比一日，午前谓之生，无泻午后谓之死，无补。循扪弹努，留吸母而坚长；循扪，皆摩也。弹努者，着力之意，留吸坚长，须待热至也。母者，虚则补其母也。爪下伸提，疾呼子而嘘短。爪下者，掐穴令气血散，然后下针也。伸，即提也，施针轻浮之谓。疾呼嘘短，去之速也。子者，实则泻其子也。动退空歇，迎夺右而泻凉；用针摇动而退伸提空，歇以候气行，此谓泻法。推内进搓，随济左而补暖。推，推转，进针犹搓线之状，慢慢转针，此谓补法。慎之！大患危疾，色脉不顺而莫针；寒热风冷⑤，饥饱醉劳而切忌。望不补而晦不泻，弦不夺而朔不济。如非急症，不可犯此日忌。精其心而穷其法，无灸艾而坏其皮；正其理而求其源，

① 胸满：《针经指南》《针灸大全》《针灸大成》此下有"腹痛"二字。或系李学川认为"腹痛"刺内关穴并非首选而不取。

② 胁：《针经指南》《针灸大全》《针灸大成》此下有"疼肋"二字，意与"胁痛"同，学川为与上句保持五字对，因未取之。

③ 到：《针经指南》作"与"，于意为胜；《针灸大全》《针灸大成》作"于"。

④ 取：《针灸大全》《针灸大成》同，《针经指南》作"补"。

⑤ 冷：《针经指南》《针灸大全》《针灸大成》等作"阴"。

免投针而失其位。避灸处和四肢，四十有九①；禁刺处，除六腧，二十有二。《禁针歌》有二十五穴。昔高皇抱疾未瘥，李氏刺巨阙而后苏；太子暴死为厥，越人针维会而复醒。秦越人过虢，虢太子死未半日，越人诊其脉曰：太子之病为尸厥，脉乱，故形如死也。乃使弟子子阳砺针砥石，以取外三阳五会，即任脉中极穴，一名玉泉也，盖手之三阳脉维于玉泉，又足三阴、任脉之会，故曰维会。肩井、曲池，甄权刺臂痛而即射；悬钟、环跳，华佗刺躄足而立行。秋夫针腰俞②而鬼免沉疴，王纂针交俞而妖精立出。续齐谐记，徐秋夫疗腰痛鬼，缚茅作人，为针腰目二处。交俞未详。取肝俞与命门③，使瞽者见秋毫之末；刺少阳之交别，俾聋夫听夏蜹④之声。交，谓手足少阳二脉之交会，翳风、角孙、禾髎穴也。别，谓手少阳之别外关也。

嗟夫！去圣逾远，此道渐坠。或不得意而散其学，或幸⑤其能而犯禁忌。愚庸智浅，难契于元微⑥，至道渊深，得之者有几？

窦汉卿《标幽赋》旧有杨继洲注，其未详处，窃以己见附之。

---

① 九：原作"七"，据《针经指南》《针灸大全》《针灸大成》改。
② 俞：原作"目"，据《针经指南》《针灸大全》《针灸大成》改。
③ 命门："睛明"穴别名。
④ 蜹（ruì 瑞）：蚊子一类的小虫。《通俗文》："小蚊曰蜹。"
⑤ 幸：《玉龙经》作"炫"，义胜；《针经指南》《针灸大全》作"衍"，《针灸聚英》《针灸大成》并作"愆"。本篇题作《针经指南》，故当从之。
⑥ 元微：《针经指南》《玉龙经》《针灸大全》《针灸聚英》《针灸大成》等并作"玄言"。元，通"玄"，各书并作"玄言"正乃异文相证。又，《串雅·自序》："为问今之乘华轩、繁徒卫者，胥能识证、知脉、辨药，通其元妙者乎？"

百症赋 《针灸聚英》

百症腧穴，再三用心。囟会连于玉枕，头风疗以金针。悬颅、颔厌之中，偏头痛止；强间、丰隆之际，头痛难禁。原夫面肿虚浮，须仗水沟、前顶；耳聋气闭，全凭听会、翳风。面上虫行有验，迎香可取；耳中蝉噪有声，听会堪攻。目眩兮，支正、飞扬；目黄兮，阳纲、胆腧。攀睛，攻少泽、肝腧之所；泪出，刺临泣、头维之处。眼中漠漠，即寻攒竹、三间；目视晄晄，急取养老、天柱。雀目汗①气，睛明、行间而细推；项②强伤寒，温溜、期门而主之。廉泉、中冲，舌下肿痛堪取；天府、合谷，鼻中衄血宜追。耳门、丝竹空，治牙疼于顷刻；颊车、地仓穴，正口㖞于片时。喉痛兮，液门、鱼际可疗；转筋兮，金门、丘墟所医。阳谷、侠溪，颔肿口噤并治；少商、曲泽，血虚口渴同施。通天去鼻内无闻之苦，复溜祛舌干口燥之悲。哑门、关冲，舌缓不语为要紧；天鼎、间使，失音嗫嚅之休迟。太冲泻唇㖞以速愈，承浆住③牙疼而即移。项强多恶风，束骨相连于天柱；热病汗不出，大都更接于经渠。

且如两臂顽麻，少海就旁于三里；半身不遂，阳陵远达于曲池。建里、内关，扫尽胸中之苦闷；听宫、脾腧，祛残心下之悲凄。久知胁肋疼痛，气户、华盖有灵；腹内肠鸣，下脘、陷谷能平。胸胁支满何疗？章门不用细寻；膈疼蓄饮难禁，膻中、巨阙宜取。痞④满更加噎塞，中府、意舍所行；胸膈停留

---

① 汗：原作"肥"，据《针灸聚英》《针灸大成》改。
② 项：《针灸聚英》《针灸大成》此上有"审他"二字。
③ 住：《针灸聚英》《针灸大成》作"泻"。
④ 痞：《针灸聚英》《针灸大成》作"胸"。

瘀血，肾腧、巨髎有征。胸满项强，神藏、璇玑已试；背连腰痛，白环、委中曾经。脊强兮，水道、筋缩；目眩兮，颧髎、大迎。瘛病非颅息不愈；脐风须然谷方醒。委阳、天池，腋肿针而立散；后溪、环跳，腿疼刺之即轻。梦魇不宁，厉兑相谐于隐白；发狂奔走，上脘同起于神门。惊悸怔忡，取阳交、一作阳溪。解溪勿误；反张悲哭，仗天冲、大横须精。癫疾必身柱、本神之令；发热仗少冲、曲池之津。岁热时行，陶道复求肺腧理；一作中膂俞。风痫常发，神道还须心腧宁。湿寒湿热下髎定；厥寒厥热涌泉清。寒栗恶寒，二间疏通阴郄善①；烦心呕吐，幽门开彻玉堂明。行间、涌泉，主消渴之肾竭；阴陵、水分，去水肿之脐盈。瘵瘵②传尸，趋魄户、膏肓之路；中邪霍乱，寻阴谷、三里之程。治疸消黄，谐后溪、劳宫而看；倦言嗜卧，往通里、大钟而行③。咳嗽连声，肺腧须迎天突穴；小便赤涩，兑端独泻太阳经。心与小肠火盛者，刺手少阴俞神门，在掌后兑骨端；又刺手太阳腕骨、阳谷。刺长强与承山，善主肠风新下血；针三阴交与气海，专司白浊久遗精。且如肓腧、横骨，皆肾经穴。泻五淋之久积；阴郄、后溪，治盗汗之多出。脾虚谷以不消，脾腧、膀胱腧觅；胃冷食而难化，魂门、胃腧堪责。鼻痔必取龈交，瘿气须求浮白。大敦、照海，患寒疝而善蠲；

---

① 善：《针灸聚英》《针灸大成》作"暗"。

② 瘵瘵（láozhài 劳寨）：病名，相当于肺结核病，具有传染性的慢性消耗性疾病。《医宗金鉴·杂病心法要诀·瘵瘵总括》："瘵瘵阴虚虫乾血。"注："久病痨疾而名曰瘵。瘵者，败也，气血两败之意也。"

③ 行：《针灸聚英》《针灸大成》作"明"。

五里、臂臑，生疬疮而能治。至阴、屋①翳，疗痒疾之疼多；肩髃、阳溪，消瘾风之热极。

妇人经事改常，自有地机、血海；女子少气漏血，不无交信、合阳。带下产崩，冲门、气冲宜审；月潮违限，天枢、水泉细详。肩井乳痈而极效；商丘痔漏而最良。脱肛趋百会、尾骶②之所，《大成》作尾翳，误。无子搜阴交、石关之乡。石关，足少阴经。中脘主乎积痢；外丘收乎大肠。寒疟兮商阳、太溪验；疝癖③兮冲门、血海强。夫医乃人之司命，非智士而莫为；针又④理之元⑤微，须至人之指教。先究其病源，后攻其穴道，随手见功，应针取效。

玉龙赋 《针灸聚英》

夫参博以为约⑥要，辑简而舍繁⑦，总《玉龙》以成赋，信金针而讨论⑧。原夫卒暴中风，顶门、百会；失音难语，哑门、

---

① 屋：《针灸聚英·百证赋》作"屏"。屏翳，会阴穴别名。《铜人腧穴针灸图经》载会阴穴可治"皮痛，谷道瘙痒"。《针灸大成·百症赋》"屏翳"作"屋翳"，屋翳主治皮肤痛不能近衣，故作屋翳，亦通。

② 骶：《针灸聚英》《针灸大成》作"翠"。

③ 疝癖（xuánpǐ 玄匹）：疾病名，指腹股沟淋巴结肿大、结块。

④ 又：《针灸聚英》《针灸大成》作"乃"。

⑤ 元：《针灸聚英》作"渊"。

⑥ 约：《针灸聚英》《针灸大成》无，当删。

⑦ 繁：《针灸聚英》《针灸大成》作"烦"。烦，通"繁"。《素问·生气通天论》："阳气者，烦劳则张。"《本草纲目·张鼎思叙》"然品类既烦，名称或杂"刘衡如注："烦，通繁。"

⑧ 而讨论：《针灸聚英》《针灸大成》作"以获安"，于义为胜。

丰隆①。头风鼻渊，上星、合谷②；耳聋腮③肿，听会④、翳风。攒竹、头维，治目疼头痛；乳根、俞府，疗气嗽⑤痰哮。风市、阴市，驱腿脚之乏力；阴陵、阳陵，除膝肿之难熬。二白医痔妙⑥，间使治疟高，大敦去疝气，膏肓补虚劳。天井医瘰疬瘾疹；神门治癫痫呆痴⑦。咳嗽风痰，太渊、列缺宜刺；尪羸⑧喘促，璇玑、气海当知。期门、大敦能治坚痃疝气；劳宫、太陵，可疗心闷疮痍。心悸虚烦刺三里，时疫痎疟寻后溪。绝骨、三里、三阴交，脚气宜此；睛明、太阳、鱼尾，目症凭兹。老者便多，命门兼肾腧着艾；妇人乳肿，少泽于太阳可推。身柱蠲嗽，能除脊痛；至阳却疸，善治神疲。长强、承山，灸痔最妙；丰隆、肺腧，痰嗽称奇。风门主感冒寒邪之嗽；天枢理内伤⑨脾泄之危。风池、绝骨，而疗乎伛偻；人中、曲池可治其仆痿⑩。期门刺伤寒未解，经不再传；鸠尾针癫痫已发，慎其妄施。阴交、水分⑪、三里，蛊胀宜刺；一灸水分。商丘、解溪、丘墟，脚痛堪追。尺泽理筋急不用；腕骨疗手腕难移。肩脊痛兮，五枢兼于背缝；在肩端骨，直腋缝尖针二寸。肘挛疼兮，尺

---

① 失音难语哑门丰隆：《针灸聚英》《针灸大成》作"脚气连延，里绝三交"。

② 合谷：《针灸聚英》《针灸大成》作"可用"。

③ 腮：《针灸大全》同，《针灸聚英》作"肋"。当从《针灸聚英》。

④ 听会：《针灸聚英》《针灸大成》作"偏高"。

⑤ 气嗽：《针灸聚英》《针灸大成》作"嗽气"。

⑥ 妙：《针灸聚英》《针灸大成》作"漏"。

⑦ 癫痫呆痴：《针灸聚英》《针灸大成》作"呆痴笑咷"。

⑧ 尪羸（wāngléi 汪雷）：指瘦弱背驼之人。尪，古同"尫"，脊背骨骼弯曲。

⑨ 内伤：《针灸聚英》《针灸大成》作"感患"。

⑩ 仆痿：《针灸聚英》作"伛偻"，《针灸大成》作"痿伛"。

⑪ 分：原作"道"，据《针灸聚英》《针灸大成》改。

泽合于曲池。风湿搏于两肩，肩髃可疗；壅热盛乎三焦，关冲最宜。手臂红肿，中渚、液门要辨；脾虚黄疸，腕骨、中脘何疑。伤寒无汗，攻复溜宜泻；伤寒有汗，取合谷当随。欲调饱满之气逆，三里可胜；要起六脉之沉匿，复溜称奇。照海、支沟，通大便之秘；内庭、临泣，理小腹之膜。天突、膻中医喘嗽；地仓、颊车疗口㖞。迎香攻鼻窒为最；肩井除臂痛难擎①。二间治牙疼；中魁理翻胃而即愈；百劳止虚汗；通里疗心惊而即差②。大小骨空，治眼烂能止冷泪；左右太阳，医目疼善除血翳。心腧、肾腧，治腰肾虚乏之梦遗；人中、委中，除背③脊痛闪之难制。太溪、昆仑、申脉，最疗足肿之迍④；涌泉、关元、丰隆，为治尸劳之例。印堂可治惊搐；神庭专理头风。太陵、人中频泻，口气全除；带脉、关元多灸，肾败堪攻。腿脚重疼，针髋骨、膝关、膝眼；行步艰楚，灸三里、中封、太冲。取内关与照海，医腹疼⑤之块；搐迎香于鼻内，消眼热之红。肚痛秘结，太陵合外关于支沟；腿风湿痛，居髎兼环跳于委中。上脘、中脘，治九种之心痛；赤带白带，求中极之异同。又若心虚热壅，少冲明于济夺；目昏血溢，肝腧辨其实虚。慕心传之妙法⑥，究用针⑦之疾徐。或值挫闪疼痛⑧，此为难拟腧

---

① 难擎：《针灸聚英》《针灸大成》作"如拿"。
② 差：后作"瘥（chài）"，病愈。
③ 背：《针灸聚英》《针灸大成》作"腰"。
④ 迍（zhūn 谆）：行路艰难的样子。《玉龙歌》："肾俞艾灸起遭迍。"
⑤ 疼：《针灸聚英》《针灸大成》作"疾"。
⑥ 慕心传之妙法：《针灸聚英》《针灸大成》作"当心传之玄要"。
⑦ 用针：《针灸聚英》《针灸大成》作"手法"。
⑧ 痛：《针灸聚英》《针灸大成》此下有"之不定"三字。

穴①，辑管见以便②读，幸高明无哂③诸。

通元④指要赋《卫生宝鉴》

必欲治病，莫如用针。巧运神机之妙，工开圣理之深。外取砭针，能蠲邪而扶正；中含水火，善回阳而倒阴。

原夫络别支殊，经交错综，或沟池溪谷以歧异，或山海丘陵而隙共。斯流派以难揆，在条纲而有统。理繁而昧，纵补泻以何功；法捷而明，自迎随而得用。

且如行步难移，太冲最奇。人中除脊膂之强痛，神门去心性之呆痴。风伤项急，始求于风府；头晕目眩，要觅于风池。耳闭须听会而治也；眼痛则合谷以推之。胸结身黄，取涌泉而即可；脑昏目赤，泻攒竹以偏宜。两肘拘挛，仗曲池而平扫；四肢懈惰，凭照海以消除。牙齿痛，吕细堪治；吕细，经外穴名，又太溪别名。头项强，承浆可保。太白宣导于气冲，脾家真土，能生肺金。阴陵开通于水道。阴陵泉真水，能滋济万物。腹膨而胀，夺内庭兮休迟；筋转而疼，泻承山而在早。

大抵脚腕痛，昆仑可愈；股膝疼，阴市能医。痫发癫狂兮，凭后溪而疗理；疟生寒热兮，仗间使以扶持。期门刺胸满血膨而可已，劳宫退胃翻心痛亦何疑！

稽夫大敦治七疝之偏坠，王公谓此；三里却五劳之羸瘦，华佗言之。腕骨祛黄，然谷泻肾。行间治膝肿目疾⑤，尺泽去

---

① 腧穴：《针灸聚英》《针灸大成》作"定穴之可祛"。
② 便：《针灸聚英》《针灸大成》此下有一"诵"字。
③ 哂（shěn 审）：讥笑。刘知几《史通·自叙》："莫不哂其徒劳。"
④ 元：通"玄"。
⑤ 目疾：《卫生宝鉴》作"腰疼"，当据改。

肘疼筋紧。目昏不见，二间宜求①；鼻窒无闻，迎香可引。肩井除两臂不任；丝竹疗头疼难忍。咳嗽寒痰，列缺堪治；眵䁾冷泪，临泣尤准。髋骨将腿痛以祛残；髋骨，经外奇穴，梁丘穴两旁。杨氏注髋骨二穴，在委中上三寸胯枢中，误。肾腧把腰疼而泻尽。越人治尸厥于维会②，随手而苏。见《标幽赋》。文伯泻死胎于阴交，应针而陨。宋时徐文伯视妇人临产危症，乃子死腹中，刺足三阴交，又刺太冲效。

圣人察麻与痛，分实与虚。实则自外而入也；虚则自内而出诸。故济母而裨其不足，夺子而平其有余。观二十七之经络，一一明辨；据四百四十病症，件件皆除。故得使夭枉都无，跻斯民于寿域；几微已判，彰往古之元书。

又闻心胸病，求掌后之太陵；肩背痛，责肘前之三里。冷痹肾败，取足阳明之土；三里。连脐腹痛，泻足少阴之水。阴谷。脊闲心后者，针中渚而立痊；胁下肋边者，刺阳陵而即止。头项痛，拟后溪以安然；腰脚疼，在委中而已矣。

席弘赋 《针灸大全》

凡欲行针须审穴，要明补泻迎随诀。
胸背左右不相同，呼吸阴阳男女别。
气刺两乳求太渊，未应之时泻列缺。
列缺头疼及偏正，重泻太渊无不应。
耳聋气否③听会针，迎香穴泻功如神。

---

① 求：《卫生宝鉴·流注指要赋》《针灸大成·通玄指要赋》作"取"。
② 维会：经穴别名，出自《循经考穴编》，位于脐正中，又名脐中、神阙，即肚脐。
③ 否：后作"痞"。

谁知天突治喉风，虚喘须寻三里中。

手连肩脊痛难忍，合谷针时及太冲。

曲池两手不如意，合谷下针宜仔细。

心疼手颤少海间，若要除根觅阴市。

但患伤寒两耳聋，耳门听会疾如风。

五般肘痛寻尺泽，冷渊针后却收功。

手足上下针三里，食癖气块凭此取。

鸠尾能治五般痫，若下涌泉人不死。

胃中有积刺璇玑，三里功多人不知。

阴陵泉治心胸满，针到承山饮食思。

大杼①若连长强寻，小肠气痛即行针。

委中专治腰间痛，脚膝肿时寻至阴。

气滞腰疼不能立，横骨大都堪救急。

气海专能治五淋，更针三里随呼吸②。

睛明治眼未效时，合谷光明安可缺。

人中治癫功最高，水肿水分气海消③。

冷嗽先宜补合谷，却须针泻三阴交。

牙疼腰痛并咽痹，二间阳溪疾怎逃。

更有三间肾俞妙，善除肩背浮风劳。

若针肩井须三里，不刺之时气未调。

---

① 杼：原作"抒"，据《针灸大全》《针灸聚英》《针灸大成》改。

② 气海……随呼吸：《针灸大全》此下尚有"期门穴主伤寒患，六日过经尤未汗。但向乳根二肋间，又治妇人生产难。耳内蝉鸣腰欲折，膝下明存三里穴。若能补泻五会间，且莫逢人容易说。"

③ 人中……气海消：《针灸大全》《针灸聚英》《针灸大成》均作"人中治癫功最高，十三鬼穴不须饶。水肿水分兼气海，皮内随针气自消。"学川略取而省之。

最是阳陵泉一穴，膝间疼痛用针烧①。

脚疼膝肿针三里，悬钟二陵三阴交。

更向太冲须引气，指头麻木自轻飘。

转筋承山昆仑刺，鱼际目眩立便消②。

肚疼须是公孙妙，内关相应必然瘳③。

冷风冷痹疾难愈，环跳腰腧足太阳经八窌。针与烧。

伤寒二日寻风府④，呕吐还须上脘疗。

妇人心痛丰隆穴，《大成》作心俞。癥瘕痃癖⑤三里高。

小便不禁关元好，大便秘涩大敦烧。

髋骨腿疼三里泻，复溜气滞便离腰⑥。

若逢七疝小腹痛，照海阴交曲泉针。

仍不应时求气海，关元同泻效如神。

小肠气结痛连脐，速泻阴交莫再迟。

良久涌泉针取气，此中玄妙少人知。

小儿脱肛患多时，先灸百会次尾骶。《大成》作鸠尾，误。

久患伤寒肩背痛，但针中渚得其宜。

---

① 最是……用针烧：《针灸大全》此下有"委中腰痛脚挛急，取得其经血自调。"

② 转筋……立便消：《针灸大全》《针灸聚英》《针灸大成》均作"转筋目眩针鱼腹，承山昆仑立便消"。当从。

③ 瘳（chōu 抽）：病愈。《素问·痹论》："各随其过，故病瘳也。"

④ 伤寒二日寻风府：《针灸大全》《针灸聚英》《针灸大成》均作"风府风池寻得到，伤寒百病一时消。阳明二日寻风府"，当据补。

⑤ 癥瘕痃癖：《针灸大全》《针灸聚英》《针灸大成》均作"男子疝疼"，当从。

⑥ 髋骨腿疼三里泻，复溜气滞便离腰：《针灸大全》《针灸聚英》《针灸大成》此下尚有"从来风府最难针，却用工夫度浅深，倘若膀胱气未散，更宜三里穴中寻"。

肩上痛连脐不休，手中三里便须求。

下针麻重即须泻，得气之时不用留①。

咽喉最急先百会，太冲照海及阴交。

噎不住时气海灸，定泻三里一时消。

逼针泻气须令吸，若补随呼气自调②。

杂病穴法歌《医学入门》

杂病随宜③选杂穴，仍兼原合与八法。

经络交会④别论详，藏府俞募当谨始。

根结标本理元微，四关三部识其处。

伤寒一日刺风府，阴阳分经次第取。伤寒一日，太阳经取风府，在表刺三阳经穴，在里刺三阴经穴，过经未汗刺期门、三里，惟阴症宜灸关元穴。

汗吐下法非有他，合谷内关阴交杵。汗法刺合谷，行九九数，搓数十次，得汗。行泻法，汗止身温出针。如汗不止，针阴市、复溜、合谷。吐法刺内关，补之提气上行，又推战一次，病人多呼几次即吐。如吐不止，补足三里。下法刺三阴交，行六阴数毕，口鼻闭气，吞鼓腹中，将泻，插一下即泻。如泄不止，刺合谷，行九阳数。

一切风寒暑湿邪，头疼发热外关起。

头面耳目口鼻病，曲池合谷为之主。

① 下针……不用留：《针灸大全》《针灸聚英》《针灸大成》此下尚有"腰连胯痛急必大，便于三里攻其隘。下针一泻三补之，气上攻噎只管在"。

② 咽喉……气自调：《针灸大全》《针灸聚英》《针灸大成》作"补自卯南转针高，泻从卯北莫辞劳，逼针泻气令须吸，若补随呼气自调。左右拈针寻子午，抽针行气自迢迢，用针补泻分明说，更用搜穷本与标。咽喉最急先百会，太冲照海及阴交。学者潜心宜熟读，席弘治病名最高"。

③ 宜：《医学入门》《针灸大成》作"症"，义近。

④ 交会：《医学入门》《针灸大成》作"原会"，当据改。

偏正头疼左右针，列缺太渊不用补。

头风目眩项捩_{①音列}。强，申脉金门手三里。

赤眼迎香鼻_内。出血奇，头临泣太冲合谷侣。_{俱泻。}

耳聋侠溪_②与金门，合谷针之能听语。

鼻塞鼻渊并鼻痔，合谷太冲随手取。

口噤㖞斜流涎多，地仓颊车仍可举。

口舌生疮舌下窍，三棱刺血非粗卤。_{刺舌下两边紫筋。}

舌裂出血刺内关，太冲三阴交走上部。

舌上生苔合谷当，手三里治舌风舞。

牙风面肿颊车神，合谷临泣泻不数。

二陵_{手太陵、足阳陵。}二跷_{阴阳交，三阴交、阳交。}头项手足互相与。

两井两商二三间，手上诸风得其所。

手指连肩相引疼，合谷太冲能救苦。

手三里治肩连脐，脊间心后称中渚。

冷嗽只宜补合谷，三阴交泻即时住。

霍乱中脘可刺深，三里内庭泻几许。

心痛翻胃针劳宫，少泽上中二脘侣_③。

心疼手颤少海求，两足拘挛阴市睹。

太渊列缺穴相连，能祛气痛刺两乳。

胁痛只须阳陵泉，公孙内关腹痛止。

六经疟疾《素问》详，又刺指端舌下紫。危氏刺手十指，及

① 捩（liè 列）：扭转；扭绞。《冷庐医话·用药》："令捣姜捩汁，折齿灌之而苏。"

② 侠溪：《医学入门》《针灸大成》作"临泣"。

③ 少泽上中二脘侣：《医学入门》《针灸大成》作"寒者少泽细手指"。

舌下紫肿筋出血。

痢疾合谷三里宜，邪干气分为白痢，针此。甚者必须兼中膂。邪干血分为赤痢，针小肠俞。

心胸痞满阴陵泉，针到承山饮食美。

泄泻肚腹诸般疾，三里内庭功无比。

水肿水分与复溜，一云泻水分，先用小针，次用大针，以鸡翎管透之，水出浊者死，清者生，急服紧皮丸敛之。若脚肿欲放水者，于复溜穴取之。水分针不及灸。胀满中脘三里揣。

腰痛环跳委中神，若连背痛昆仑武。

腰腿俱疼髋骨升，旧本腕骨，误。三里降下随拜跪。

腰连脚痛怎主医，环跳行间与风市。

脚膝诸痛取行间，三里申脉金门侈。

脚若转筋眼发花，然谷承山法自古。

两足难移先悬钟，条口后针能步履。

膝下酸麻补太溪，仆参内庭盘跟楚。脚盘痛刺内庭；脚跟痛，刺仆参。

脚连胁腋痛难当，环跳阳陵泉内杵。

冷风湿痹针环跳，阳陵三里烧针尾。用燔针，知痛即止。

七疝大敦与太冲，男妇五淋血海通。

大便虚秘补支沟，泻足三里效可拟。

热秘气秘先长强，大敦阳陵堪调护。

小便不通阴陵泉，三里泻下溺如注。

内伤食积针三里，璇玑相应块亦消。

脾病气血先合谷，后取三阴交针用烧。

一切内伤内关穴，痰火积块退烦潮，

吐血尺泽功无比，衄血上星与禾髎。

喘息列缺足三里，呕噎阴交不可饶。

劳宫能治五般痫，更刺涌泉疾若挑。

神门专治心痴呆，人中间使祛癫妖。

尸厥鬼迷百会穴，更针隐白与神门[①]。《缪刺论》又以竹管吹两耳。

妇人经闭泻合谷，三里至阴催孕妊。虚者更补合谷。

死胎胞衣不得下，阴交照海内关寻[②]。泻。

小儿惊风少商穴，人中涌泉刺莫深。

痈疽初起审其穴，只刺阳经不刺阴。详见卷五。

伤寒流注分手足，太冲内庭可浮沉[③]。

孙真人针十三鬼穴歌

百邪癫狂所谓病，针有十三穴须认。

凡针之体先鬼宫，次针鬼信无不应。

一一从头逐一求，男从左起女从右。

一针人中鬼宫停，左边下针右出针；入三分。

第二手大指甲下，少商穴名鬼信三分深；

三针足大指甲下，隐白名曰鬼垒刺二分；

四针掌上太陵穴，针入五分为鬼心；

五针申脉为鬼路，火针三分七锃锃；

第六却寻大椎上，入发一寸名鬼枕；风府穴，入二分。

七刺耳垂下八分，颊车穴，入五分。名曰鬼床针要温；

---

① 与神门：《医学入门》《针灸大成》作"效昭昭"。

② 死胎胞衣……内关寻：《医学入门·针灸·杂病穴法》《针灸大成·杂病穴法歌》作"死胎阴交不可缓，胞衣照海内关寻"。

③ 太冲内庭可浮沉：《医学入门》《针灸大成》此下有"熟此筌蹄手要活，得后方可度金针。又有一言真秘诀，上补下泻值千金"。

八针承浆名鬼市，从左出右君须记；入三分。

九针劳宫为鬼窟；入二分。一作间使，义同。十针上星名鬼堂；入二分。

十一阴下缝三壮，男会阴穴。女玉门头为鬼藏；可入三分。

十二曲池名鬼腿，火针仍要七锃锃；入五分。

十三舌下中央缝①，金针出血名鬼封。横安针一枚于口，令舌不动，刺出血，甚效。

手足两边相对刺，若逢孤穴只单通。此是先师真妙诀，狂猖恶鬼走无踪。

男先针左，女先针右。单日为阳，双日为阴。阳日阳时针右转，阴日阴时针左转。

症治要穴歌 《集古增新共二十八首》

伤寒过经犹未解，须向期门穴上针，

忽然气喘攻胸膈，三里泻多须用心。

无汗伤寒泻复溜，汗多合谷亦宜求，泻。

若还六脉皆微细，针下补多脉易浮。

时行邪疟最难禁，有汗噫嘻与侠溪，

腰痛太溪血郄妙，冲阳厉兑太冲齐。

疟疾间使大椎良，后溪合谷与膏肓，

更加三里悬钟穴，疟发脾寒即便康。

中暑人中百会搜，阳明合谷内庭求，

热伤肺气膈胸满，列缺气海中极收。

中风合谷大肠原，八脉之中申脉援，

---

① 舌下中央缝：《针灸大全》《针灸大成》作"舌头当舌中"。

三里肩井并环跳，委中风市阳陵泉。

口噤先须申脉详，<small>阳跷脉与后溪相应。</small>颊车合谷与承浆，

㖞斜添入地仓穴，<small>宜针透颊车。</small>不效翳风听会良。

瘫痪阳溪并曲池，肩髃合谷外中渚，

行间申脉昆仑穴，三里阳陵风市推。

五痫百会内关通<small>阴维脉与公孙应。</small>稽，鬼腿<small>曲池穴</small>神门与后溪，

鸠尾心腧刺灸得，上星通里愈痴迷。

哮喘先教中脘寻，肺腧天突中府临，

气海三里俱称妙，列缺针之病不侵。

痨瘵传尸灸四花，膏肓肺腧实堪夸，

大椎穴并三椎骨，<small>身柱穴。</small>鬼眼功多用勿差。

蛊胀应知照海灵，<small>照海通阴跷脉与列缺应。</small>行间气海与三阴，<small>交。</small>

水沟三里内庭稳，分水多针病转深。

九种心痛及脾疼，曲泽太陵三里寻，

上中脘与冲阳穴，内关公孙主客针。

腹中疗①痛刺冲阳，三里胃腧太白良，

支沟章门去闭结，内关气海商丘当。

太陵穴治发痧凶，列缺委中天府松，

百会百劳十宣妙，何愁痧病结心胸。

后溪穴刺治头风，百会风池丝竹空，

合谷上星足三里，化痰利气中脘通。

外障先针小骨空，睛明合谷太阳中，

---

① 疗（jiǎo 脚）：义同"绞"，形容腹中急痛。《脾胃论·脾胃损在调饮食适寒温》："腹胁虚满，肠鸣疗痛。"

后溪主穴休忘却，攒竹风池尽可通。

鼻窒迎香列缺寻，列缺通任脉与照海应。上星风府太渊针，

若言舌肿廉泉妙，玉液金津傍舌心。左金津、右玉液，在舌下两旁紫纹上针出血。

牙疼颊车外关称，合谷太溪然谷应，

聤耳①翳风并耳门，暴聋听会窍阴增。耳生疮，出浓水，曰聤耳。

臂痛少泽与外关，肩髃合谷曲池间，

握物拘挛曲泽当，中渚腕骨少海兼。

四肢浮肿阴陵泉，合谷中都中渚先，

行间内庭曲池穴，三阴交与液门连。

腿疼环跳及委中，临泣阳陵泉可通，

最好大钟并京骨，支沟阳辅病堪攻。

穿跟风痛刺商丘，丘墟解溪三里求，

申脉行间昆仑穴，照海临泣病堪休。

膝风太白与丰隆，膝眼梁丘针可通，

并有膝关足三里，阴阳陵泉及委中。

腰痛委中髎穴宜，昆仑束骨白环随，

太溪原穴飞扬络，申脉如针病即除。

七疝奔豚首大敦，章门照海要讨论，

归来然谷太冲穴，气海关元与阑门。

妇人带下经不调，气海白环赤白带下可刺之。中极烧，

肾腧关元并照海，间使穴其三阴交。

妇人临产若艰难，一泻三阴交即安，

① 聤（tíng 庭）耳：耳窍化脓性疾病。

合谷独阴在足第二指下横纹中。挨次取，胜教方术服仙丹。

补泻雪心歌《聚英》

行针补泻分寒热，泻寒泻①热须分别，
捻指向外泻之方，捻指向内补之诀。
补左须当大指前，补右大指往后拽，旧本泻左泻右，误。
泻左次指向前搓，泻右大指往上拽②。旧本补左补右，误。
如何补泻有两般，盖是经从两边发，
补泻又要识迎随，经络之逆顺。随则为补迎为泻。
古人补泻左右分，今人乃为男女别，
男女经脉一般生，昼夜循环无暂歇。
两手阳经从上头，阴经胸走手指辄，
两足阳经头走足，阴经上走腹中结。
随则针头随经行，迎则针头迎经夺，
更有补泻定呼吸，吸泻呼补真奇绝。
补则呼出却入针，循摩针用三飞法，循摩，旧本囵③声。按：
道家演法，必从泥丸宫运祖气囵的一声。囵，声是也。针家不用此法，
故易之。三飞法见下。

气至出针吸气入，疾而一退急扪穴。

泻则吸气方入针，伸提气令通身达，伸提气令，旧本囵声
祖气。

---

① 泻：《针灸聚英》《针灸大成》均作"补"，当据改。
② 补左……上拽：《针灸聚英》《针灸大成》作"泻左须将大指前，泻右大指当后拽，补左大指向前搓，补右大指往下挪。"
③ 囵（huò货）：原指拉船纤时的呼号声。《玉篇·力部》："囵，牵舡声。"此处通"咄（duō多）"：泛指用力之声。《正字通·力部》："囵，通'咄'。"

气至出①针呼气，徐而三退穴开捺②。

此诀出自梓桑君，我今授汝心已雪，

正是补泻元中元③，莫向人前轻易说。

泻诀补诀《神应经》

陈宏刚曰：取穴既正，左手大指掐其穴，右手置针于穴上，令患人咳嗽一声，随咳内④针至分寸。候数穴针毕，停少时，用右手大指及食指持针，细细动摇，进退搓捻其针，如手颤之状，谓之催气。约行五六次，觉针下气紧，却用泻法。如针左边，用右手大指、食指持针，大指向前，食指向后，以针头轻提往左转。如有数针，俱依此法。俱转毕，仍用右手大指、食指持针，以食指连搓三下谓之飞。仍轻提往左转，略退针半分许，谓之三飞一退。依此法行至五六次，觉针下沉紧，是气至极矣。再轻提往左转一二次。如针右边，以左手大指、食指持针，大指向前，食指向后，依前法连搓三下，轻提针头向右转，是针右边泻法。欲出针时，令病人咳嗽一声，随咳出针，此为泻法。凡人有疾，皆邪气所凑，虽病人瘦弱，不可专行补法。经曰：邪之所凑，其气必虚。如患赤目等疾，明见其为邪热所致，可专行泻法；其余诸疾，只宜平补平泻。须先泻后补，谓之先泻邪气，后补真气，此乃先师不传之秘诀也。如人有疾，

---

① 出：原作"入"，据《针灸聚英》《针灸大成》改。

② 捺：《针灸聚英·补泻雪心歌》作"禁"。此字后21字《针灸聚英·补泻雪心歌》无。

③ 此诀……补泻元中元：此三句与《医学入门》所节录"雪心歌"、《针灸大成·补泻雪心歌》同，却不见于《针灸聚英》，可见此赋各本并不相同。

④ 内：后作"纳"。

依前用手法催气取气，泻之既毕，却行补法：令病人吸气一口，随吸转针，如针左边，捻针头向右边，用右手大指、食指持针，食指向前，大指向后，仍捻针深入一二分，使真气深入肌肉之分；如针右边，捻针头转向左边，用左手大指、食指持针，食指向前，大指向后，仍捻针深入一二分。如有数穴，依此法行之。既毕，停少时，于针头上轻弹三下。如此三次，仍用左手大指、食指持针，以大指连搓三下谓之飞。将针深进一二分，以针头向左边，谓之一进三飞。依此法行至五六次，觉针下沉紧，或针下气热，是气至足矣。令病人吸气一口，随吸出针，急以手按其穴，此为补法。

按：补泻散见于《宝命》《八正》《离合真邪》《针解》等篇，又有井合、流注、迎随诸法，而《大成》书中有烧山火、透天凉、青龙白虎等名，皆失经义。《内经》针，即刺也。俗以针在穴中良久者谓针，针至穴即去者谓刺，非也。

用针咒

天灵节①荣，愿保长生，太玄之一，守其真形，五藏神君，各保安宁，神针一下，万毒潜形，急急如律，令摄九针②。

凡针默念咒一遍，吹气在针上，想针如火龙，从病人心腹中出其病，速愈。

---

① 节：《神应经·杂病部》作"朗"，义胜。
② 九针：原缺，据《神应经·杂病部》补。

九针图《灵枢》

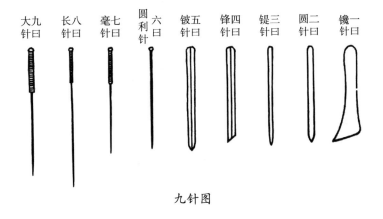

九针图

一曰镵针：头大末锐，取法于巾针，至末寸半，渐①锐之，长一寸六分，主热在头身用之。《金鉴》曰：镵者，锐也，欲浅刺不令深入。

二曰员针：筩其身，卵其锋，取法于絮针，长一寸六分，主治分肉间气满。

三曰锃针：其身大，其末员，取法于黍粟之锐，长三寸半，主按脉取气，令邪气出。

四曰锋针：筩其身，锋其末，取法于絮针，长一寸六分，主痈热出血用之。《金鉴》曰：刃三隅，其上去八分，下留八分。

五曰铍针：其末如剑锋，广二分半，长四寸，主取大痈脓，又名剑针也。铍，音批，鈚同。

六曰员利针：尖如牦，且员且锐，微大其末，反小其身，取法于牦针，长一寸六分，主取痈痹。

七曰毫针：尖如蚊虻喙，取法于毫毛，长一寸六分，主寒热痛

---

① 渐：《灵枢·九针论》《医宗金鉴·镵针主治法歌》作"卒"。

痹在络。

八曰长针：长其身，锋其末，取法于綦针，长七寸，主取深邪远痹。《大成》曰：今之名跳针是也。

九曰大针：其锋微员，取法于锋针，长四寸，主取大气不出关节，解肌排毒用之。《金鉴》曰：形如铤，粗而且巨。

按：《类经》注曰：巾针、絮针、綦针等制，必古针名也。《大成》：第一镵针注曰箭头针也。第四锋针注曰三棱针也。其针式皆与《灵枢》不同，意亦相通。第九大针作火针，注曰一名燔针。《调经论》注：燔针者，内针之后以火燔之，暖耳焠针者，用火先赤其针而后刺。

制针法

《本草》云：马衔铁无毒。《日华子》①云：古旧铤者好，或作医工针。柔铁即熟铁，有毒，故用马衔则无毒，以马属午属火，火克金，解铁毒，故用以作针，古曰：金针者，贵之也。又金为总名，铜铁金银之属皆是也。若用金针更佳②。

煮针方

先将铁丝于火中煅③红，次截之，或二寸，或三寸，或五寸，长短不拘。次以蟾酥涂针上，仍入火中微煅，不可令红，取起，照前涂酥，煅三次。至第三次，乘热插入腊肉皮之里、

---

① 日华子：即《日华子诸家本草》，简称《日华子本草》或《日华本草》。

② 若用金针更佳：《针灸聚英·铁针》无。

③ 煅（xiā 虾）：本读 xiā，为热、干的意思。《玉篇·火部》："煅，热也，干也。"但中医药界常将其误用为"煅烧""煅制"的"煅"字，即成了"煅"的俗讹字，故应读 duàn。

肉之外。将后药先以水二碗煎沸，次入针肉在内，煮至水干，倾出待冷，将针取出。于黄土中插百余下，以去火毒，色明方佳①。次以铜丝缠上，其针尖要磨圆，不可用尖刃。

麝香五分　胆矾　石斛各一钱　川②山甲　当归尾　朱砂　没药　川芎　广郁金　细辛各三钱　沉香　甘草各五钱　磁石一两，能引诸药入铁内

上药同针入水，用瓷罐煮半日，洗择之。

又方：

巴豆去壳　乌头各一两　麻黄五钱　木鳖子切片　乌梅各十个

上药同针入水如前煮法。原方有硫黄五钱，硫黄损铁，故去之。

第二次止痛方

乳香　没药　当归　花乳石③各五钱，可加甘草三钱

上药同针煮半日，取出，用皂角水洗，再于犬肉内煮一日，仍用瓦屑打磨净，端直，今以细砂皮先在木上打光，然后磨针亦得。再用松子油涂之，长近人气。

暖针法

《素问》遗篇注云：用圆利针、长针，未刺之时，先口内温

---

① 以去火毒色明方佳：《针灸大成》作"色明方佳，以去火毒"。

② 川：通"穿"，"川""穿"古音均属穿纽元部，音同可通。此处"川"多书作"穿"，正是异文相证。

③ 花乳石：又写作"花蕊石"，亦称"白云石"，中药矿物药名。为变质岩类含蛇纹石大理岩的石块，主含碳酸钙及含水硅酸镁，有活血止血之功效。

针，暖而用之。又曰：毫针于人近体，暖针至温方刺。旧云：口体温针，欲针入经络，气得温而易行也。今或投针于热汤中，亦此意耳。口温与体温微有不同，口温者针头虽热，而柄尚寒，不若着身温之，则针通身皆热矣。

王节斋[1]曰：近有温针者，乃楚人之法。其法针穴上，以香白芷作圆饼，套针上，以艾灸之，多以取效。此即《调经论》燔针也，可以治筋寒病。然古者针则不灸，灸则不针。夫针而加灸，灸而且针，乃后人俗法。此行于山野贫贱之人，经络受风寒者，或有效，只是温针通气而已，于血宜行，于疾无与也。古针法最妙，但恐不得其精而误用之，则危拙见于顷刻，惟灸得穴，有益无害。

火针法

火针即焠针，频以麻油蘸其针，灯上烧令通红，用方有效。若不红，不能去病，反损于人。烧时令针头低下，恐油热伤手，先令他人烧针，医者临时用之，以免手热。先以墨点穴，使针时无差。火针甚难，须有临阵之将心，方可行针。先以左手按穴，右手用针，切忌太深，恐伤经络，太浅不能去病，惟消息取中耳。凡行火针，必先安慰病人，勿令惊惧，与灸略同而疼无几时。一针之后，速便出针，不可久留，即以左手速按针孔，则能止痛。人身诸处皆可行火针，惟面上忌之。火针不宜针脚气，反加肿痛，宜破痈疽发背。溃脓在内，外面皮无头者，但按毒上软处以溃脓；其阔大者，按头尾及中以墨点记，宜下三针，决破出脓。凡针肿上，不可按之，即以手指从两旁捻之，

---

[1] 王节斋：即明代医学家王纶（1453—1510），字汝言，号节斋，撰有《本草集要》《名医杂著》等书，尤以后者最为鸣世。

令脓随手而出。或肿大脓多，针时须侧身回避，恐脓射出污^①身也。

孙真人雷火针法

治闪挫诸骨间痛，及寒湿气而畏刺者，用：

沉香　木香　乳香　茵陈　羌活　干姜　川山甲各三钱 麝香少许　艾叶二两　以绵纸半尺

先铺艾茵于上，次将药末掺之卷极紧，收用。按定痛穴，以笔点记，外用纸六七层隔穴，将卷艾药，取太阳真火，用圆珠火镜皆可，燃红按穴上，良久取起，剪去灰，再烧再按，九次即愈。其法灸一火，念咒一遍。先撚火在手，念咒曰：雷霆官将，火德星君，药奏奇功，方得三界六府之神，针藏烈焰，炼成于仙都九转之门，蠲除痛患，扫荡妖氛。吾奉南斗六星，太上老君，急急如律令。咒毕，即以雷火针按穴灸之。务要诚敬^②，勿令妇女鸡犬见。

太乙针法

艾绒二两　桃树皮　乳香　没药　硫黄　雄黄　川山甲 川乌　草乌各一钱　麝香三分

上药为末，用绵纸一层、药一层，卷紧或用线扎，灸时用红布衬于痛处，将此针在火上烧着灸之，如雷火针法。

---

① 污：原作"汗"，据《针灸大成·火针》改。

② 务要诚敬：《针灸大成·雷火针法》于此句前尚有"乃孙真人所刺，今用亦验。"

艾　叶

《本草》云：艾，味苦，气微温，阴中之阳，无毒，主灸百病。三月三日、五月五日，采曝干，陈久者良，辟恶杀鬼。又采艾之法，五月五日，灼艾有效。制艾先要如法：令干燥，入石臼捣细，筛去尘屑。取洁白为上，须令焙大燥，则灸有力，火易燃，如润无功。《图经》云①：旧不著所出，但云生田野间，今随处有之。惟蕲州所产，叶厚而干高，气味最胜，用之尤妙。丹溪曰：艾性至热，入火灸则上行，入药服则下行。

艾炷大小先后

《明堂》曰：灸炷下广三分，若不三分，则火气不达，病不愈，则是灸炷欲大，惟头与四肢欲小耳。又曰：艾炷依小箸头作，其病脉粗细，状如细线，但令当脉灸之。雀粪大炷，亦能愈疾。如腹胀、疝瘕、痃癖、伏梁气等，须大艾炷。《小品》曰：腹背烂烧，四肢但去风邪而已，不宜大炷。如巨阙、鸠尾，当脉上灸之不过四五壮，艾炷宜小。若艾炷大而复灸多，其人永无心力；头上灸多，令人失精神；背脚灸多，令人血脉枯竭，四肢细而无力。

《外台》云：人年三十已上，灸头不灸三里，令人气上冲目。

《明堂》云：先灸上后灸下，先灸少，后灸多，皆宜审之。

《资生》云：凡灸当先阳后阴。言从头向左而渐下，次从头向右而渐下。

---

① 图经云：《古今医统大全》《针灸大成》于此句前尚有"《证类本草》云：出明州"。

壮数多少灸法

《千金》云：凡言壮数者，若丁壮病根深笃，可倍于方数，老少羸弱可减半。扁鹊灸法，有至三五百壮、千壮，此亦太过。曹氏灸法[1]，有百壮、五十壮，《小品》诸方亦然。惟《明堂》云：针入六分，灸三壮，更无余治。故后人无准，惟以病之轻重而增损之。凡灸头项，止于七壮，积至七七壮止。

灸法，坐点穴则坐灸，卧点穴则卧灸，立点穴则立灸，须得身体平直，毋令倾侧。若倾侧穴不正，徒破好肉耳。

艾灸补泻

《图翼》云：灸法有二报、三报，以至连年不绝者，前后相催，其效尤速，或自三壮、五壮，以至百壮、千壮者，由渐而增也。凡以火补者，勿吹其火，必待其从容彻底自灭，灸毕即可用膏贴之，以养火气。若欲报者，直待报毕贴之可也。以火泻者，可吹其火，传其艾宜于迅速，须待灸疮溃发，然后贴膏，此补泻之法也。然用火之法，惟阳虚多寒，经络凝滞者为宜。若诊其脉数，口干咽痛，面赤内热[2]等症，俱不宜灸也。

灸疮要法

《资生》云：凡着艾得疮发，所患即瘥，若不发，其病不

---

① 曹氏灸法：即《曹氏灸经》，是继《十一脉灸经》之后的一部灸法典籍。乃三国魏曹操之子曹翕所撰，一卷，仍惜早佚，著录于《隋书·经籍志》，晋陈延之《小品方》、唐杨上善《太素注》、唐孙思邈《千金要方》等均引用过其文，《医心方》中尚存其佚文十四条。

② 面赤内热：《类经图翼·针灸要览·诸证灸法要穴》此上有"火盛阴虚"四字。李学川于此只取症状，因病机前文已明矣。

愈。《甲乙经》云：灸疮不发者，故履底灸令热，熨之，三日即发。今人用赤皮葱三五茎去青，于溏灰①中煨热②拍破，热熨疮上十余遍，其疮三日遂发。又以生麻油渍之而发，亦有用皂角煎汤，候冷频点之。而亦有恐血气衰不发，服四物汤，滋养血气，不可一概论也。有复灸一二壮遂发，有食热炙之物，如烧鱼、煎豆腐、羊肉之类而发，在人以意取助，不可顺其自然。

灸后调摄法

《宝鉴》云：灸后不可就饮茶，恐解火气；及食，恐滞经气。宜停一二时，须得静室卧，平心定气，戒色欲劳怒，饥饱寒热。食忌生冷瓜果。惟食清淡养胃之物，使气血流通，艾火逐出病气。若食厚味醇酒，致生痰涎，阻滞病气矣。鲜鱼鸡羊，虽能发火，可施于初灸旬日之内，不可加于半月之后。今人不知恬养，虽灸何益？故因灸而反致害者有之。

洗灸疮

古人灸艾炷大，便用洗法。以赤皮葱薄荷煎汤，温洗疮周围，约一时久，驱逐风邪于疮口出，更令经脉往来不涩，自然疾愈。若灸火退痂后，用东南桃枝青嫩皮煎汤温洗，能护疮中诸风；若疮黑烂，加胡荽③煎洗；若疼不可忍，加黄连煎，神效。如不应灸而误灸之，灸疮痛不可忍，以致飞肉成片，名曰飞蝶，宜用大黄芒硝煎浓汁，频洗灸处。痛仍不止，可将此药

---

① 溏灰：即"塘灰"，带火星的灰。溏，通"塘"，"溏""塘"古音均属定纽阳部，音同可通。此处"溏"《针灸大成·灸疮要法》作"塘"正是异文相证。

② 热：《针灸大成·灸疮要法》作"熟"。

③ 胡荽（suī虽）：亦作"胡菱"。即芫荽，俗称"香菜"。

吃一二杯，即除矣。

贴灸疮

古人贴灸疮，不用膏药，要得脓出多而疾除。《资生》云：春用柳絮，夏用竹膜，秋用新绵，冬用兔腹下白细毛，或猫腹毛。今人多以膏药贴之，亦取其便，不可速易，若膏药不坏，久贴之可也。若速易，疮亦速愈，恐病根不尽除也。

灸疮膏方

白芷　川芎　黄连　薄荷　金星草　乳香　当归　黄芩
葱白　淡竹叶

上药各等分，用香麻油煎膏，临好用铅粉炒热收。
又方：
生地　元参　黄蓍①　当归　川芎　防风　乳香　葱白
各等分如前法煎。

治误针伤络血不止方

花蕊石　赤石脂　乳香　没药　儿茶　血竭　自然铜　血
余灰　白蜡　藤黄

上药各等分，为细末，掺上即愈。

治折针法

一用灵磁石引其肉中，针即出。

---

① 黄蓍（shī 失）：即"黄耆"，今多写作"黄芪"，中药名。"蓍"通"耆"，《瘟疫论·盗汗》："此属表虚，宜黄蓍汤。"又《瘟疫论·瘟疫初起》："日进参蓍，愈壅愈固。""蓍""耆"古时均属"脂"部字，故可通。

一用青蛙眼珠捣烂涂之，针即出。

一将原针穴边复下一针补之，针即出。

一用硫黄研细，水调涂上，以纸花贴之，觉痒时，针即出。

一用象牙屑碾细，水和涂上，针即出。

一用双杏仁捣烂，用鲜猪脂调匀，贴针疮上，针即出。

一用蝼蛄脑子捣烂，涂上，针即出。

倘因折针，经络有伤，脓血不止，用：

黄芪　当归　木香　沉香　乳香　肉桂

别研菉①豆粉糊丸，每服五十丸，热汤送下。

禁针穴歌

禁针穴道要先明，脑户囟会及神庭，

络却玉枕角孙穴，颅息承泣随承灵，

神道灵台膻中忌，水分神阙并会阴，

横骨气冲手五里，箕门承筋及青灵，

会宗乳中犊鼻里，厥阴急脉须丁宁。共二十五穴。

刺中五藏胆皆死，冲阳血出投幽冥。

孕妇不宜针合谷，三阴交内亦同论。

石门针灸应须忌，女子终身无妊娠。

外有云门并鸠尾，缺盆肩井客主人。

针若深时多晕倒，急补三里可平神。

要知天突低头取，背部诸腧切莫深。

① 菉（lù路）：草名，亦称"王刍"，即荩草。《说文·艸部》："菉，王刍也。从草，录声。"此处通"绿"，"菉豆"即"绿豆"。书证如《说文通训定声·需部》："菉，叚借为绿。"用例如《楚辞·招魂》："菉苹齐叶兮白芷生。"

禁灸穴歌

禁灸之穴四十七，承光哑门风府逆，
睛明攒竹下迎香，天柱素髎上临泣，
脑户耳门瘈脉通，禾窌颧窌丝竹空，
头维下关人迎等，肩贞天牖心腧同，
乳中脊中白环腧，鸠尾渊液和周荣，
腹哀少商并鱼际，经渠天府及中冲，
阳池阳关地五会，漏谷阴陵条口逢，
殷门申脉承扶上，伏兔髀关连委中，
阴市下行寻犊鼻，诸穴休将艾火攻。

逐日人神所在歌

人神之法将何起？一日先从足大指，
二日外踝三股内，四在腰髀五口里，
六手七居内踝次，八腕九尻十腰背，
十一鼻柱二发际，十三牙齿皆相类，
十四胃脘五遍身，六胸十七气冲寻，
十八股内十九足，二十外踝须分明，
廿一在手小指间，廿二外踝三足肝，廿三日在足，并肝经。
廿四手阳明勿错，廿五足阳明一般，
廿六在胸廿七膝，廿八阴中勿相逼。
廿九元来膝胫前，三十足跗须记得。

四季避忌日

春甲乙　夏丙丁　四季戊己　秋庚辛　冬壬癸

《灵枢·九宫八风》篇，以八节分八宫而称为太乙所居者，正合月建之序。盖月建所在之方，即时令所王之位，人身之气，无不应之。故凡针灸家当知避忌者，恐伤其王气耳。

　　太乙即八极也，故太乙立于中宫，而斗建其外，然后可以朝八风，占吉凶。所谓北辰北极，天之枢纽者以此。

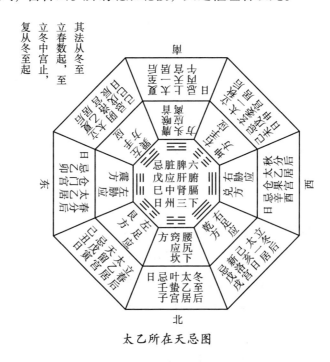

太乙所在天忌图

太乙所在天忌歌①

立春艮上起天留，己丑戊寅左足求。

春分震位仓门定，左胁东方乙卯投。

----

　　①　太乙所在天忌歌：本赋与《类经图翼·经络·太一人神避忌歌》最为接近，与《针灸大全·太乙人神歌》《针灸聚英·太乙人神歌》等书相应内容出入较大。

立夏戊辰与己巳，巽宫阴洛左手愁。

夏至上天丙午日，离宫膺至喉首头。

立秋哀委当右手，己未戊申坤上游。

秋分仓果西方兑，辛酉还从右胁谋。

立冬右足加新洛，戊戌己亥乾位收。

冬至坎方临叶蛰，壬子腰尻下窍流。

五藏六府并脐腹，招摇戊巳应中州。

针灸不拘三伏 《裴子言医》

针灸诸病，从未有以时令拘也，而世俗专泥于伏暑之月。不思病之感也，有浅有深；其治疗也，有缓有急：岂可概至伏暑之月而后针且灸耶？考诸《素问》《灵枢》以及《月令禁忌》令等书，不见有伏暑始宜针灸之说，不知世俗何所据而云然？但一岁之中最不可犯者，独在冬至前后旬余日。盖此时正在剥极复生，阴盛阳微之候，君子于此，自宜深潜玩密，保护微阳，而不便有所泄。《易》谓：先王以至日闭关，商旅不行后不省方。《素问》谓：蛰虫周密，君子居室，去寒就温，无泄皮肤，皆此义也。当此之际，则又不可遽执四时俱宜针灸之说，贼及天和也。

九宫尻神图

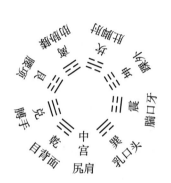

此尻神禁忌，一岁起坤，二岁到震，逐年顺飞九宫，周而复始。行年到处，所主伤败①，切忌针灸，若误犯之，恐变生他病②。

考诸针灸禁忌，有太乙人神，周身血忌，逐年尻神，逐日人神，男忌除，女忌破，男忌戌，女忌巳之类，医者不能知此避忌，反致气怯神伤，其病难瘳，理固然也。但卒仆痰厥，唇疔喉痹等急症，宜即用针灸治疗。若论忌神少缓，恐至不救。薛立斋治疗患，适值望日针之，其症乃愈。大抵尻神日，忌遇有急症，亦不可拘泥也。

问　疑《针灸大成》

问：用针浑是泻而无补，古人用之所以导气，治之以有余之病也。今人鲜用之，或知其无补而不用欤？抑元气禀赋之薄而不用欤？或斫丧之多而用针无益欤？抑不善用而不用欤？

经曰：阳不足者温之以气；精不足者补之以味。针乃砭石所制，既无气，又无味，破皮损肉，发窍于身，气皆从窍出矣，何得为补？经曰：气血阴阳俱不足，勿取以针，和以甘药，是也。又曰：形气不足，病气不足，此阴阳皆不足也，不可刺之，刺之重竭其气，老者绝灭，壮者不复矣。若此谓者，皆是有泻而无补也。

问：病有在气分者，有在血分者，不知针家，亦分气与血否？

---

① 败：《针灸大全》《针灸大成》作"体"，当从。
② 恐变生他病：《针灸大全》作"必致重则丧命，轻则发痈疽，宜速治之"，《针灸大成·尻神禁忌·九宫尻神禁忌图》作"轻发痈疽，重则丧命，戒之戒之！"

曰：气分、血分之病，针家亦所当知。病在气分，游行不定；病在血分，沉着不移。以积块言之，腹中或上或下，或有或无者，是气分也；或在两胁，或在心下，或在脐上下左右，一定不移，以渐而长者，是血分也。以病风言之，或左手移于右手，右足移于左足，移动不常者，气分也；或常在左足，或偏在右手，着而不走者，血分也。凡病莫不皆然。须知在气分者，上有病，下取之；下有病，上取之；在左取右，在右取左。在血分者，随其血之所在，应病取之。苟或血病泻气，气病泻血，是谓诛伐无过，咎将谁归！

问：皮肉筋骨脉病？

答曰：百病所起，皆始于荣卫，然后淫于皮肉筋脉，故经言：是动脉者，气也；所生病者，血也；先为是动，而后所生病也。由此推之，则知皮肉经脉，亦是后所生之病耳。刺法但举荣卫逆顺，则皮骨肉筋之治在其中矣。

问：呼吸之理？

答曰：此乃调和阴阳法也。故经言呼者因阳出，吸者随阴入。虽此呼吸分阴阳，实由一气而为体。盖呼则出其气，吸则入其气。欲补之时，气出针入，气入针出；欲泻之时，气入入针，气出出针。呼而不过三口，是外随三焦之阳；吸而不过五口，是内迎五藏之阴。先呼而后吸者，为阳中之阴；先吸而后呼者，为阴中之阳，乃各随其病气，阴阳寒热而用之。

问：针入几分，留几呼？

答曰：不如是之相拘。盖肌肉有浅深，病去有迟速。若肌肉厚实处，则可深；浅薄处，则宜浅。病去则速出针，病滞则久留针。

问：补泻有不在井、荣、腧、经、合者多，如何？

答曰：如睛明、瞳子髎治目疼，听宫、丝竹空、听会治耳聋，迎香治鼻病，地仓治口㖞，风池、头维治头项，古人亦有不系井、荥、俞、经、合者如此。盖以其病在上，取之上也。

问：经穴流注，病在各经络，按时补泻①，能去病否？

答曰：病著于经，其经自有虚实，补虚泻实，亦自中病也。有一针而愈，有数针始愈。盖病有新痼浅深，新浅者，一针可愈；深痼者，必屡针乃除。丹溪、东垣有一剂愈者，有至数十剂而愈者，今人用一针不愈，则不再针矣。且病非独出于一经一络者，其发必有六气之兼感、标本之差殊，或一针以愈其标，而本未尽除；或独取其本，而标尚复作：必数针方绝其病之邻也。

问：《内经》治病，汤液少而针灸多，何也？

答曰：古者劳不至倦，逸不至流，食不肥鲜以戕其内，衣不蕴热以伤其外，起居有节，寒暑知避，恬澹虚无，精神内守，病安从生？虽有贼风虚邪，不能深入，不过凑于皮肤，经滞气郁而已。以针行气，以灸散郁，则病随已，何待汤液耶？今者道德日衰，以酒为浆，以妄为常，纵欲以竭其精，多虑以散其真，不知持满，不解御神，务快其心，过于逸乐，起居无节，寒暑不避，故病多从内生，外邪亦易中也。经曰：针刺治其外，汤液治其内。病既属内，非汤液则不能济也。和缓以后，方药甚行，而针灸兼用，固由世不古，若今非昔比，亦业针法之不精，传授之未得耳。非古用针灸之多，今用针灸之少，亦非汤液之宜于今，而不宜于古也。

---

① 病在各经络按时补泻：《针灸大成·经络迎随设为问答》作"按时补泻，病在各经络"。

卷四　经穴考正

骨　度

古数如下，然骨有大者则太过，小者则不及，此亦言其则耳。

头之大骨围二尺六寸。头骨谓之髑髅。男子自项①及耳并脑后共八片，惟蔡州人多一，共九片，脑后横一缝，当正直下至发际别有一直缝。女人头骨六片，亦脑后一横缝，当正直下则无缝也。

发所复者，颅至项一尺二寸。复者，言前发际至后项发际也。

发以下至颐长一尺。

两颧相去七寸。目下高骨曰颧。

耳前当耳门者，广一尺三寸。

耳后当完骨者，广九寸。完骨，耳后发际高骨也，左右相去广九寸。以上头部前后之尺寸。

结喉以下至缺盆中，长四寸。缺盆，天突穴处也。

缺盆以下至髑骭，长九寸。骭，鸠尾也。

骭以下至天枢长八寸。

天枢以下至横骨长六寸半。当作五寸。横骨，阴毛中曲骨也。

横骨横长六寸半。一曰七寸半。

胸围四尺五寸。乳之间为胸，胸前横骨三条，左右肋骨各十二条，八长四短，女人多擎夫骨二条，左右各十四条。

腰围四尺二寸。平脐周围曰腰。人之肥瘦不同，腰之大小亦异，四尺二寸，以中人之大略言也。

---

① 项：《类经·经络类·骨度》作"顶"，义胜。

两乳之间广九寸半。

两髀之间广六寸半，此当两股之中，横骨两头之处，俗名髀缝。以上胸腹部。

角以下至柱骨长一尺。头侧大骨曰角，颈项根曰柱骨。

行腋中不见者，长四寸。自柱骨通腋中，不见之处也。

腋以下至季胁，长一尺二寸。自腋至胁下尽处也。

季胁以下至髀枢，长六寸。足股曰髀，髀上外侧骨缝曰枢，此运动之机也。以上头身侧部。

项发以下至背骨，长三寸半。自后发际以至大椎项骨三节处，《灵枢》作二寸半，《图翼》作三寸半，今依折法为三寸。

脊骨以下至尾骶二十一节长三尺。脊骨，脊骨也。脊骨外小而内巨，共二十四节。今云二十一节者，除项骨三节不在内也。男子尾骶骨尖，女子尾骶骨平。以上头背部。

肩至肘，长一尺七寸。

肘至腕，长一尺二寸半。臂掌之节曰腕。

腕至中指本节长四寸。

本节至其末，长四寸半。指之后节曰本节。其末，指端也。手之大指三节，两节在外，本节在掌；食指、中指、无名指、小指俱四节，三节在外，本节在掌。其节节交接处皆有碎骨筋膜联络，足趾同。

横骨上廉下至内辅之上廉，长一尺八寸。骨际曰廉，膝旁之骨内曰内辅，外曰外辅。

内辅之上廉以下至下廉，长三寸半。

内辅下廉下至内踝，长一尺三寸。踝，髁骨也。

内踝以下至地，长三寸。自横骨至此皆内侧，以下皆外侧。

髀枢下至膝中，长一尺九寸。膝中，言膝外侧骨缝之次。

膝以下至外踝，长一尺六寸。

外踝以下至京骨，长三寸。京骨，足小指本节后大骨下，赤白肉际也。

京骨以下至地，长一寸。

膝腘以下至跗属，长一尺二寸。膝在前，腘在后。跗属者，凡两踝前后，胫掌所交之处，皆为跗之属也。

跗属以下至地，长三寸。

足长一尺二寸，广四寸半。足，足掌也。广，阔也。以下四肢部。

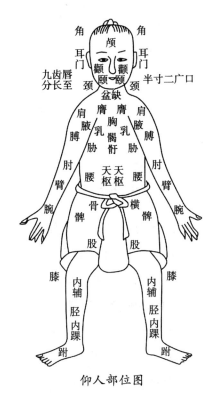

仰人部位图

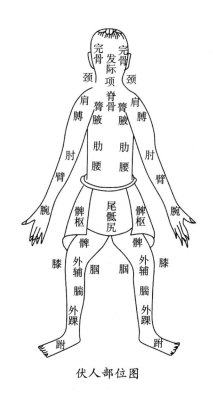

伏人部位图

头部折法

前发际至后发际，折为一尺二寸。如人前发际不明者，取眉心直上行三寸；后发际不明者，取大椎上行三寸；详见《骨度》。前后俱不明者，眉心起至大椎，共折作一尺八寸，头部直寸法依此。横寸法，以眼内眦角至外眦角，此为一寸。

按：足太阳经曲差开督脉神庭一寸半，足少阳经本神开曲差一寸半，足阳明经头维开本神一寸半，自神庭至头维共得四寸半，皆以头之大骨围二尺六寸折法方准此节，眼内眦角至外眦角为一寸，未必皆合。

背部折法

大椎穴至尾骶骨，共计二十一节，通折三尺。项骨三节不在数。

上七椎，各一寸四分一厘，共九寸八分七厘。

中七椎，各一寸六分一厘，共一尺一寸二分七厘[①]。

下七椎，各一寸二分六厘，共八寸八分二厘。

总共二尺九寸九分六厘，不足四厘者，有零未尽也。

背部直寸法依此。

横寸依中指同身寸法。

脊骨内阔一寸，第二行夹脊一寸半，三行夹脊三寸，脊骨左右各半寸未算也。

凡夹脊一寸半者，当作"去中二寸"。大杼等穴，并依此法。

凡夹脊三寸者，当作"去中三寸半"。附分等穴，并依此法。

胸腹部折法

天突宛中至膻中，折为八寸，下行一寸六分为中庭，共得九寸六分。一作八寸四分，误。

骺上蔽骨尖下至脐心，折为八寸。人无蔽骨者，取歧骨下至脐，共折九寸。

脐心下至毛际曲骨穴，折为五寸。

胸腹直寸法依此。

横寸法用两乳相去，折为八寸。

按：《骨度篇》两乳间广九寸半，详较针灸书。足厥阴经期门在

---

① 共一尺一寸二分七厘：《类经图翼·经络·骨度》此下有"第十四节与脐平"。

乳旁一寸半，章门去中六寸，得两乳为九寸之数，而足阳明经乳根去中四寸，足少阳经带脉去中七寸半，得两乳间为八寸之数，故各经开中寸法以两乳间，横折八寸约取之。

中指同身寸法

以男左女右手大指、中指圆曲交接如环，取中指中节横文①两头尽处，比为一寸。凡手臂一作足字，误。尺寸，及背腹横寸，无折法之处皆依此法。

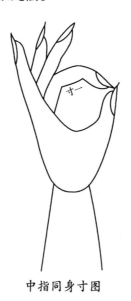

中指同身寸图

同身寸说《类经图翼》

同身寸者，谓同于人身之尺寸也。人之长短肥瘦各自不

---

① 文：后作"纹"。用例如《针灸全生·十二经经穴分寸歌并图·足太阳膀胱经经穴分寸歌》："承扶，禁灸：尻臀下，阴股上，约文中。"又同篇，"委中，禁灸：腘中央约文中。"

同，而穴之横直尺寸亦不能一，如今以中指同身寸法一概混用，则人瘦而指长，人肥而指短，岂不谬误？故必因其形而取之，方得其当。如《标幽赋》曰：取五穴用一穴而必端；取三经用一经而可正。盖谓并邻经而正一经，联邻穴而正一穴。譬之切字之法，上用一音，下用一韵，而夹其声于中。则其经穴之情，自无所遁矣。故头必因于头，腹必因于腹，背必因于背，手足必因于手足，总其长短大小而折中之，庶得谓之同身寸法。

周身骨部名目

巅顶巅也。

脑头中髓也。

囟音信，脑盖骨也。婴儿脑骨未合，软而跳动之处，谓之囟门。

额颅囟前为发际，发际前为额颅。

颜额上曰颜。《说文》曰：眉目之间也。

頞音遏，鼻梁，亦名下极，即山根也。

頄音拙，目下为頄。

颞颥颞，柔涉切。颥，音如。耳前动处，盖即俗所云两太阳也。一曰鬓骨。

䫴音坎。

鸠①音求，颧颊间骨。

颊耳下曲处为颊。

---

① 鸠：通"頄"，故下文标"音'求'"。頄（qiú 求），颧骨。另，《类经图翼·经络·周身骨部名目》作"頄"正是异文相证。训诂书证如王引之《经义述闻》："鸠……皆以九为声，古字多假借"；用例如《针灸全生·十二经经穴分寸歌并图·手太阳小肠经经穴分寸歌》："颧髎：在鸠骨下廉，锐面骨端陷中。"《针灸大成》《类经图翼》"鸠"作"頄"。

颐音移，颔中为颐。

颔音含，腮下也。

目系目内深处脉也。

目内眦目内角也。

目锐眦目外角也。

人中唇之上，鼻之下也。

齿牙前小者曰齿，后大者曰牙。

舌本舌根也。

咽所以通饮食，居喉之后。

喉所以通呼吸，居咽之前。

嗌音益，喉也。

会厌在喉间，为音声启闭之户。

肺系喉咙也。

颃颡颃，音杭。颡，额也。

颈项头茎之侧曰颈，头茎之后曰项，又脑后曰项。

天柱骨肩骨上际，颈骨之根也。

肩解膂上两角为肩解。

肩胛胛，音甲。肩解下成片骨也，亦名肩髆。

巨骨膺上横骨。

膺音英，胸前为膺，一曰胸两旁高处为膺。

胸中两乳之间也。

膈膈膜也。膈上宗气之所聚，是为膻中。

腋胁之上际。

季胁胁下尽处，短小之胁。

胠音区，腋之下，胁之上也。

鸠尾蔽心骨也。

髑骬①音吉②于，即鸠尾别名。

中音杪，季胁下两旁空软处也。

脊骨脊，音即，椎骨也。

䏚音申，膂内曰䏚。夹脊肉也。

膂吕同，脊骨曰吕，象形也。又曰夹脊，两旁肉也。

髃骨髃音鱼，端也。肩端之骨。

腰骨尻上横骨也。

腰髁髁，苦瓦切③，即 腰髋骨，自十六椎而下，侠脊附着之处也。

腹脐之上下皆曰腹，脐下为少腹。

毛际曲骨两旁为毛际，其动脉即足阳明之气冲也。

胪间、卢二音，皮也，又腹前曰胪。

睾音高，阴丸也。

篹初贯切，屏翳两筋间为篹，篹内深处为下极。

下极两阴之间，屏翳处也，即会阴穴。

臀音屯，机后为臀，尻旁大肉也。

机侠腰髋骨两旁为机。

髋音宽，尻臀也，一曰两股间。

尻开高切，尾骶骨也，亦名穷骨。

---

① 髑骬（héyú 禾于）：《类经图翼·经络·周身骨部名目》作"髑骭"。骬，一作"骬"。髑骬，多义词，此处指"鸠尾"穴，出《甲乙经》。

② 吉："吉"与"结"可互为通假，"吉""结"二字之读音在很多地区皆因方言而全同者，如宜宾话即是。再稽以古音，"吉"属群纽质部，"结"属溪纽质部，叠韵而声纽亦溪纽双声，故可通假。《类经图翼·经络·周身骨部名目》作"结"正是异文相证。但《类经图翼》与《针灸逢源》的这一注音有误，髑并不读"jí 吉"或"jié 结"，而应读"hé 禾"。

③ 切：原文漫漶不清，据《类经图翼·经络·周身骨部名目》补。

肛音工，俗音纲，大肠门也。

臑音猱，肩髃下内侧对腋处，高起㼌白肉也。

肘手臂中节也，一曰自曲池以上为肘。

臂肘之上下皆名为臂，一曰自曲池以下为臂。

腕臂掌之交也。

兑骨手外髁也。

寸口关前后两手动脉，皆曰寸口。

关手掌后动脉高起处曰关。

鱼际手腕之前，其肥肉隆起处形如鱼者统谓之鱼。寸之前，鱼之后，曰鱼际穴。

大指次指谓大指之次指，即食指也。足同。

小指次指谓小指之次指，即无名指也。足同。

髀音彼，股也。一曰股骨。

髀关伏兔上交纹处。

髀厌捷骨之下为髀厌，即髀枢中也。

髀枢捷骨之下，髀之上，曰髀枢，当环跳穴。

股大腿也。

伏兔髀前膝上①起肉处。

膑音频，膝盖骨也。

腘音国，膝后曲处。

辅骨膝下内外侧大骨也。

成骨膝外廉之骨独起者。

腨音篆，一名腓肠，下腿肚也。

腓肠腓，音肥，足肚也。

---

① 上：原作"下"，据《类经图翼·经络·周身骨部名目》改。

胻骨胻，音杭，足胫骨也。

骬音干，足胫骨也。

胫形去声，足茎骨也。

绝骨外髁上尖骨也。

腘音窘，筋肉结聚之处也。《直音》云：肠中脂。王氏曰：肘膝后肉如块者。

髁骨髁，音科，足跗后两旁圆骨，内曰内踝，外曰外髁，一作踝骨，俗名孤拐骨。手宛两旁圆骨亦名髁骨。

跗附、甫二音，足面也。

内筋内踝上大筋在太阴后，上踝二寸所。

足歧骨大指本节后曰歧骨。

跟骨跟，音根。足根也。

覈骨①一作核骨，足大指本节后，内侧圆骨也。

踵足根也。

踹音煆，足根也，又与腨通用。

三毛足大指爪甲后为三毛，毛后横纹为聚毛。

十二经络次序《十四经发挥》

十二经络，始于手太阴，其支者，从腕后出次指端，而交于手阳明。手阳明之支者，从缺盆上挟口鼻，而交于足阳明。足阳明之支者，从跗上出大指端，而交于足太阴。足太阴之支者，从胃别上膈，注心中，而交于手少阴。手少阴无支者，直

---

① 覈（hé 合）骨：即"核骨"，突出像核状的骨头。覈，通"核"。训诂书证如《周礼·地官·大司徒》"其植物宜覈物"孙诒让正义："郑君作核，从今文假借字也。"

自本经少冲穴而交于手太阳①。手太阳之支者别颊上至目内眦，而交于足太阳。足太阳之支者，从髁内左右别下合腘中，下至小指外侧端，而交于足少阴。足少阴之支者，从肺出，注胸中而交于手厥阴。手厥阴之支者，从掌中循小指次指出其端，而交于手少阳。手少阳之支者，从耳后出目锐眦，而交于足少阳。足少阳之支者，从跗上入大指爪甲，出三毛，而交于足厥阴。足厥阴之支者，从肝别贯膈，上注肺，入喉咙之后，上额循巅，行督脉，络阴器，过毛中，行任脉，入缺盆，下注肺中②，而复交于手太阴也。

按③：人一呼脉行三寸，呼吸定息，脉行六寸。一日一夜，凡一万三千五百息。脉行八百一十丈，每刻一百三十五息，每时八刻，计一千八十息，脉行六十四丈八尺。营卫四周于身，十二时，九十六刻，计一万二千九百六十息，脉行七百七十七丈六尺，为四十八周身；刻之余分，得五百四十息，脉行三十二丈四尺为二周于身，总之为五十度周身，八百一十丈，脉合一万三千五百息也，故《五十营》篇曰：二百七十息，气行十六丈二尺，一周于身。此经脉之常度也。而《子午流注针灸》等书因人身经脉之行始于水下一刻，遂以寅时定为肺经，以十二时挨配十二经，而为之歌曰：

肺寅大卯胃辰宫，
脾巳心午小未中，
膀申肾酉心包戌，
亥三子胆丑肝通。

---

① 而交于手太阳：《十四经发挥·手足阴阳流注篇》此下有"不假支授，盖君者出令者也"二句。
② 入喉咙之后……下注肺中：《十四经发挥·手足阴阳流注篇》无此句。
③ 按：下文与《难经·一难》最为相似。

继后张世贤①、熊宗立②复为分时注释，殊不知纪漏者以寅初一刻为始，而经脉运行之度起于肺经，亦以寅初一刻为纪，故首言水下一刻，而一刻之中，气脉凡半周于身矣，焉得有大肠属卯时，胃属辰时等次也？且如手三阴脉长三尺五寸，足三阳脉长八尺，手少阴、厥阴左右俱止十八穴，足太阳左右一百三十四穴，此其长短多寡，大相悬绝，安得按时分配？其失经旨远矣。

十二经脉

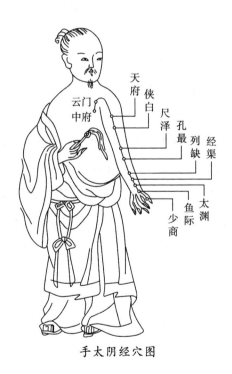

手太阴经穴图

---

① 张世贤：明代医家，字天成，号静斋。擅长针灸，著有《图注八十一难经》。

② 熊宗立：明代正统、成化年间著名的刻书家和医学家，（熊氏）《宗谱》载："宗立，礼公三子，行华十三，字道宗，号道轩，又号勿听。"

手太阴肺经穴考 左右二十二穴

中府一名膺俞。　在云门下一寸六分，乳上三肋间，动脉应手陷中，旁开华盖任脉穴名。六寸，仰取之。肺之募，手足太阴之会。针三分，灸五壮。治肺急胸满，少气不得卧。

云门　在巨骨下，侠胃经气户旁二寸，开中六寸，动脉应手陷中，举臂取之。针三分，灸五壮。治四①肢热不已，咳逆短气，喉痹瘿气，臂痛不举。

天府　在臂臑内廉，腋下三寸动脉陷中，点墨于鼻尖，凑到臂处是穴。针四分，禁灸，灸之令人气逆。治恶语善忘，衄血喘息，痎疟寒热，目眩瘿气。

侠白　在天府下，肘中约纹上去五寸动脉中。手太阴之别。针三分，灸五壮。治心痛气短。

尺泽　在肘中约纹上，屈肘横纹两筋间动脉陷中。肺脉所入为合，实则泻之。针三分，灸五壮。治心烦气短，喉痹口干，咳血，小便数，肩痛，四肢肿，善嚏悲哭，小儿慢惊风。

孔最　在腕上七寸，上骨下骨间陷中，侧取之。手太阴郄。同隙，针三分，灸五壮。治肘臂痛，屈伸难，咳逆吐血，失音咽痛。

列缺　在腕后侧上一寸五分，两手交叉当食指末处筋骨罅中。手太阴之络，别走阳明。人有寸关尺三部脉不见，而见于列缺、阳溪，谓之反关脉，此经脉虚而络脉满也。《千金翼》谓阳脉逆，反大于寸口三倍者即此。针二分，灸七壮。治寒热疟，偏风头痛，惊痫口噤，咳嗽，下牙疼。

---

① 四：《类经图翼·手太阴肺经穴》此字前尚有"伤寒"二字，抑或李学川认为此穴此法不止仅限于独治"伤寒肢热"，故不取"伤寒"二字。

经渠　在寸口陷中，动脉应手，肺脉所行为经。针二分，禁灸。治胸背拘急，喉痹咳逆，心痛呕吐，热①病汗不出。

太渊　在掌后内侧横纹头动脉中。肺脉所注为俞，阴经俞即原，下仿此。虚则补之。脉会太渊，每日平旦寅时，气血从此始，故曰寸口者，脉之大会。针二分，灸三壮。治胸痹气逆，哕呕咳嗽，心痛咽干，目生白翳。

鱼际　在大指本节后，内侧白肉际陷中。肺脉所溜为荥。针二分，禁灸。治暗哑喉燥，心烦目眩。

少商　在大指内侧，去爪甲角如韭叶许。肺脉所出为井。针一分，出血，泄诸藏之热，禁灸。治颔肿喉痹，痎疟振寒。

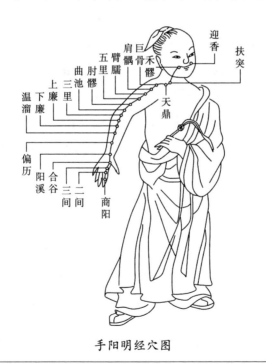

手阳明经穴图

---

① 热:《类经图翼·经络·手太阴肺经穴》此字前尚有"伤寒"二字，抑或李学川认为此穴此法不止仅限于独治"伤寒热病"，故舍去"伤寒"二字。

手阳明大肠经穴考左右共四十穴

商阳一名绝阳。　在食指内侧,去爪甲角如韭叶许。大肠脉所出为井。针一分,灸三壮。治耳鸣聋,寒热痎疟。

二间一名间谷。　在食指本节前内侧陷中。大肠脉所溜为荥,实则泻之。针三分,灸三壮。治喉痹颔肿,目疾齿痛。

三间一名少谷。　在食指本节后内侧陷中。大肠脉所注为俞。针三分,灸三壮。治下齿龋痛,肠鸣洞泄。

合谷一名虎口。　在食指大指歧骨间陷中,握拳取之。大肠脉所过为原,虚实皆拔之。针三分,灸三壮。孕妇禁针。昔有徐文伯泻足太阴经三阴交而补合谷,胎遂落,盖因血衰气旺也。治中风筋急,伤寒头痛,目翳风疹,唇吻不收。

阳溪一名中魁。　在手腕中上侧两筋间陷中,张大指次指取之。大肠脉所行为经。针三分,灸三壮。治热病烦心,目翳赤烂,耳鸣惊掣,肘臂不举。

偏历　在手腕后三寸。手阳明络,别走太阴。针三分,灸三壮。治寒热①癫疾多言,耳鸣鼻衄,喉痹齿痛,肩臂酸疼。

温溜一名逆注,一名池头。　在宛后五寸六寸间。手阳明郄。针三分,灸三壮。治肠鸣腹痛,伤寒哕逆,膈②中气闭,口舌肿痛。

下廉　在辅骨下,温溜上二寸五分,去上廉一寸,辅锐肉分。针五分,灸三壮。治痹痛乳痛,疬癖小肠气。

上廉　在三里下一寸,其分独抵阳明之会外斜。针五分,灸

---

①　寒热:《铜人腧穴针灸图经·手阳明大肠经左右凡二十八穴》《针灸大成·手阳明大肠经考正穴法》等此下有"疟"字。

②　膈:后作"膈"。用例如前文《素问·平人气象论》篇之"胃之大络,名曰'虚里',贯膈络肺,出于左乳下,其动应衣,脉宗气也"。

五壮。治手臂不仁，胸痛喘息，肠鸣小便难。

三里一名手三里。　在曲池下二寸，锐肉之端，按之肉起。针三分，灸三壮。治偏风下牙疼，颊肿瘰疬。

曲池　在肘外辅骨屈肘横纹头曲骨之中，以手拱胸取之。大肠脉所入为合，虚则补之。针七分，灸七壮。治瘾疹癫疾，皮肤痂疥，伤寒余热不尽，妇人经脉不通。

肘髎　在肘大骨外廉陷中，与手少阳经天井穴并，相去一寸四分。灸三壮，针三分。治肘节风痹，臂痛不举。

五里　在肘上三寸，行向里大脉中央，一云在天府穴下五寸。灸七壮，禁针。治气逆瘰疬。

臂臑　在肩髃下一寸，两筋两骨罅陷中，举臂取之。一曰平手取之。手足太阳、阳维之会。灸七壮，针三分，不宜深。治瘰疬臂痛。

按：肩至肘长一尺七寸，肩髃下一寸句上，旧有肘上七寸腘肉端七字，误，故删之。

肩髃一名中肩井，一名偏肩。　在膊音博。骨头肩端上两骨罅陷中，举臂取之有空。手太阳、阳明、阳跷之会。针八分，灸五壮。治中风瘫痪，肩臂痛不能向头，泄精憔悴，瘿气瘰疬。

巨骨　在肩尖上行两叉骨罅中。手阳明、阳跷之会。针四分，灸五壮。治胸中有瘀血，肩臂不得屈伸。

天鼎　在颈中缺盆上直扶突后一寸。针三分，灸三壮。治暴喑气哽，喉痹嗌肿，不得食。

扶突一名水穴。　在颈，当曲颊下一寸，人迎穴后一寸半，开中三寸，仰取之。针三分，灸三壮。治咳嗽上气，喉中如水鸡声。

禾髎一名长频。　在鼻孔下，夹水沟旁五分。针三分，禁灸。

治鼻塞鼽衄。

迎香　在禾髎上一寸，鼻孔旁五分。手足阳明之会。针三分，禁灸。治鼻有息肉，面痒浮肿。

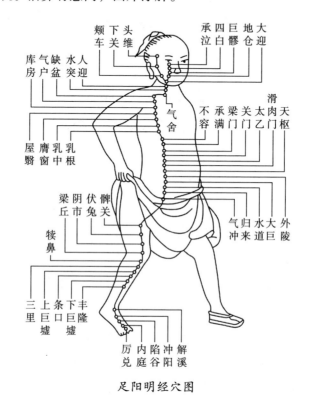

颊下头　承四巨地大
车关维　泣白髎仓迎

库气缺水人
房户盆突迎

气舍

不承梁关太肉天
容满门门乙门枢

屋膺乳乳
翳窗中根

梁阴伏髀
丘市兔关

犊鼻

气归水大外
冲来道巨陵

三上条下丰
里巨口巨隆
　墟　墟

厉内陷冲解
兑庭谷阳溪

足阳明经穴图

足阳明胃经穴考左右共九十穴

按：此一经自承泣穴出大迎，循颊车上至额颅，一本头维穴起，误。

承泣一名面髎，一名鼠穴。　在目下七分，上直瞳子陷中。足阳明、阳跷、任脉之会。禁针灸，一曰针三分。治冷泪出，昏夜无见。

四白　在目下一寸颧空骨内，直瞳子，正视取之。针三分，不宜深，禁灸。治目赤生翳。

巨髎　侠鼻孔旁八分，直瞳子。足阳明、阳跷之会，由此入上齿中，复出循地仓。针三分，灸七壮。

地仓一名会维　侠口吻旁四分外许，近下有脉微动是穴。若久患风，其脉亦有不动者。手足阳明、阳跷、任脉之会。针三分半，灸七壮。治口喎不语，饮水漏落。

大迎一名髓孔。　在曲颔前一寸二分骨陷中动脉。针三分，灸三壮。治风痉口噤，唇吻动，牙疼颊肿，寒热瘰疬。

颊车一名机关，一名曲牙。　在耳下八分曲颊端，开口有空。针四分，灸七壮。治牙关不开，口眼喎斜。

下关　在足少阳经客主人下，从颊车上行耳前动脉下廉，合口有空，开口则闭，闭口取之。足阳明、少阳之会。针三分，《铜人》注禁灸。治聤耳出脓，偏风口喎，牙车脱臼。

头维　在额角入发际督脉神庭旁四寸半。足阳明、少阳之会。针三分，没皮针向下，禁灸。治头目痛，泪出。

人迎一名天五会。　在颈下，侠结喉旁一寸五分，大动脉应手，伸头取之。足阳明、少阳之会。针四分，过深杀人，禁灸。治吐逆霍乱，喘呼不得息。

水突一名水门。　在颈大筋前直人迎下，气舍上，内贴气喉。针三分，灸三壮。治咳逆上气，咽喉痛肿，喘息不得卧。

气舍　在颈大筋①前，结喉下一寸许，夹任脉天突边陷中，贴骨尖上有缺处。针三分，灸三壮。治喉痹，哽咽瘿瘤。

缺盆一名天盖。　在肩上横骨陷中。为五脏六府之道。针三分，深则令人逆息，孕妇禁针，灸三壮。治息贲、胸满、水肿，瘰

---

①　筋：原作"筯"，据《针灸甲乙经》《类经图翼》等及文义改。

病喉痹，伤寒胸热。

气户　在巨骨下，夹足少阴腧府旁二寸，任脉璇玑旁各开四寸陷中，仰取之。针三分，灸五壮。治咳逆上气，胸背痛不得息。

库房　在气户下一寸六分，华盖旁四寸陷中，仰取之。针三分，灸五壮。治胸胁满，咳逆上气，唾脓血浊沫。

屋翳　在库房下一寸六分，紫宫旁四寸陷中，仰取之。针三分，灸五壮。治唾脓血浊沫，身肿皮肤痛。

膺窗　在屋翳下一寸六分，玉堂旁四寸陷中，仰取之。针四分，灸五壮。治胸满不得卧，肠鸣注泄，乳痈寒热。

乳中　当乳之中。《气府论》注曰：刺灸之生蚀疮，疮中有清汁脓血者可治，疮中有息肉若蚀疮者死。

乳根　在乳中下一寸六分，去中各四寸陷中，仰取之。又妇人屈乳头齐处是穴。针三分，灸三壮。治胸下满，膈气噎病，乳痛霍乱。《居家必用方》：凡病久得咳逆，于乳下一指许，男左女右，灸三壮即瘥，不瘥则不可治。

不容　在第四肋端，足少阴幽门旁一寸五分，去中各二寸，与巨阙平。针五分，灸三壮。治腹满痃癖，胸背引痛。

按：不容夹幽门旁一寸五分，诸书皆同。详考幽门去中五分，自不容至气冲左右二十四穴，合去中各二寸，《大成》以不容至滑肉门左右十二穴，另为去中三寸，误。

承满　在不容下一去半，旧本一寸，误。上脘旁二寸。针三分，灸五壮。治肠鸣腹胀，食饮不下。

梁门　在承满下一寸，中脘旁二寸。针三分，灸五壮。治胸胁积气，大肠滑泄。

关门　在梁门下一寸，建里旁二寸。针八分，灸五壮。治积气肠鸣，泄利不欲食，侠脐急痛，痎疟振寒，遗溺。

太乙　在关门下一寸，下脘旁二寸。针八分，灸五壮。治癫狂吐舌。

滑肉门　在太乙下一寸，水分旁二寸。针八分，灸五壮。治癫狂呕逆，舌强。

天枢一名长溪，一名谷门。　在滑肉门下一寸，脐旁二寸，去足少阴肓腧一寸五分陷中。大肠之募。针五分，灸五壮。治奔豚水肿，泄泻赤白痢，腹胀肠鸣，久积冷气，绕脐切痛，时上冲心，呕吐霍乱，女人癥瘕漏下。

外陵　在天枢下一寸，阴交旁二寸。针五分，灸五壮。治腹胀痛，心下如悬，下引脐痛。

大巨一名腋门。　在外陵下一寸，石门旁二寸。针五分，灸五壮。治小腹胀满，小便难，㿉疝。

水道　在大巨下一寸，旧本三寸。去中各二寸。针六分，灸五壮。治小腹胀痛引阴，胞中瘕，子门寒。

归来一名溪穴。　在水道下一寸，旧本二寸。旁开中行二寸。针八分，灸五壮。

按：水道穴与足少阳五枢穴平当脐下三寸之旁，又归来穴在气冲上一寸，当脐下四寸之旁，其上下各去一寸也。诸书云：水道在大巨下三寸，归来在水道下二寸，皆误。

气冲一名气街。　在归来下一寸，旁开中行二寸。腿肚中有肉核，名曰鼠溪①，直上一寸，动脉应手宛宛中，与脐下五寸，曲骨平。冲脉所起。灸三壮，禁针。治腹满不得正卧，㿉疝贲豚，妇人月水不利，娠妊子上冲心。

---

①　鼠溪：即"鼠蹊"，经穴名。溪通"蹊"，一种小老鼠。本卷《足太阴脾经穴考》作"鼠蹊"乃异文相证。

髀关　在膝上一尺二寸许，伏兔后交纹中。针六分，禁灸。治腰痛膝寒，痿痹股内筋急。

伏兔　在膝上六寸起肉间，正跪坐而取之，中行左右各三指按捺，上有肉起如兔之状，故名伏兔。针五分，禁灸。治膝冷不得温，风痹脚气。

阴市一名阴鼎。　在膝上三寸，伏兔下陷中，拜而取之。针三分，禁灸。治腰膝寒，痿痹不屈伸，寒疝，小腹满痛。

梁丘　在膝上二寸两筋间。足阳明郄。针三分，灸三壮。治膝痛冷痹。

犊鼻①　在膝盖骨下，胻骨上陷中，形如牛鼻，故名。刺犊鼻出液为跛，又禁灸。治风邪湿肿，若膝膑肿溃者不可治，不溃者可疗。犊鼻坚硬勿便攻，先用洗熨，而后微刺之。

三里即下陵，一名足三里。　在膝眼下三寸，胻骨外侧大筋内宛宛中，极重按之，则跗上动脉止矣。胃脉所入为合。针八分，灸止百壮。治胃中寒，脏气虚，腹胀腰痛，蛊毒痃癖，中风，寒湿脚气，噎隔哮喘等症。

上巨墟一名上廉。　在三里下三寸，两筋骨罅中，举足取之。针三分，灸七壮。治偏风脚气，侠脐腹痛。

条口　在上巨墟下二寸，举足取之。针五分，灸三壮。治足麻酸寒。

下巨墟一名下廉。　在条口下一寸，两筋骨罅中，举足取之。针三分，灸七壮。治偏风腿瘦，足不履地，毛焦肉脱，女子乳痈。

丰隆　在外踝上八寸，胻骨外廉陷中。足阳明络，别走太

①　犊鼻：即"犊鼻"，经穴名，以穴处凹陷如小牛鼻。"犊"通"犊"，小牛。

阴。针三分，灸三壮。治喉痹不能言，风逆癫狂，胸痛如刺，大小便难。

解溪　在足腕上陷中。胃脉所行为经，虚则补之。针三分，灸三壮。治厥气上冲，目眩头痛，癫疾悲惊，胕肿腹胀，大便下重，转筋霍乱。

冲阳一名会原，即所谓跗阳也。　在解溪下一寸半，足跗上高骨间动脉，去陷谷二寸。胃脉所过为原，虚实皆拔之。针三分，灸三壮。《刺禁论》曰：刺跗上中大脉，血出不止死。即此跗脚面也。治口眼㖞，齿龋跗肿，腹坚大，发寒热。

陷谷　在足大指之次指外间本节后陷中，去内庭二寸。胃脉所注为俞。针五分，灸三壮。治面目浮肿，水病善噫，肠鸣腹痛，振寒疟疾。

内庭　在足大指之次指本节前外间陷中。胃脉所溜为荥。针三分，灸三壮。治四肢厥逆，恶闻人声，振寒咽痛，口㖞鼻衄，上齿龋，赤白痢，疟不嗜食，腹胀痞满。患左灸右，患右灸左，觉腹中响，是其效也。妇人食蛊，行经头晕，小腹痛疾俱妙。

厉兑　在足大指之次指端，去爪甲如韭叶许。胃脉所出为井，实则泻之。针一分，灸一壮。治尸厥气绝，状如中恶，水肿心腹满，热病汗不出，寒疟齿龋，面肿喉痹，膝膑肿痛。

足太阴脾经穴考左右四十二穴

隐白　在足大指内侧，去爪甲角如韭叶。脾脉所出为井。针一分，灸二壮。治腹胀暴泄，衄血尸厥，妇人月事过时不止，小儿客忤惊风。

大都　在足大指本节后内侧，骨缝赤白肉际陷中。脾脉所溜为荥，虚则补之。针三分，灸三壮。治伤寒手足逆冷，腹满呕吐。

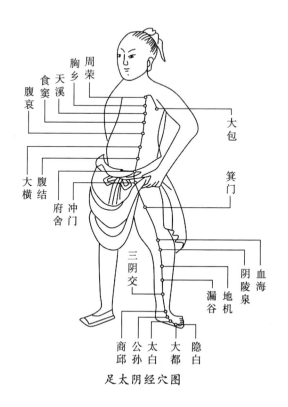

足太阴经穴图

太白　在足大指后，内踝前核骨下陷中。脾脉所注为俞。针三分，灸三壮。治身热烦满，腹胀呕吐，泻痢脓血，腰痛大便难，霍乱转筋，腹中切痛。

公孙　在足大指内侧，本节后一寸，内踝前陷中，正坐合足掌取之。足太阴络，别走阳明。针四分，灸三壮。治痰壅胸膈，寒疟不食，心疼积块，妇人气蛊。

商邱　在足内踝骨下微前陷中，前有中封，厥阴。后有照海，少阴。此穴居中。脾脉所行为经，实则泻之，针三分，灸三壮。治腹胀肠鸣，善太息，脾积痞气，黄疸寒疟，阴股内痛，狐疝走引小腹痛。

三阴交　在内踝上除踝三寸，骨下陷中。足三阴之交会。

针三分，灸三壮。治心腹胀满，四肢不举，疝癖疝气，膝内廉痛，女人赤白带下，月水不调，经脉闭塞，泻之立通，故妊妇禁针。

漏谷一名太阴络。　在内踝上六寸，夹骱骨下陷中。针三分，禁灸。治肠鸣腹胀，疝癖冷气，饮食不为肌肤，膝痹脚冷。

地机一名脾舍。　在膝下五寸，内侧夹辅骨下陷中，与漏谷相去五寸，伸足取之。足太阴郄。针三分，灸三壮。治腰痛不可俯仰，溏泄水肿，小便不利，女子癥瘕。

阴陵泉　在膝下内侧辅骨下陷中，屈膝横纹头取之。脾脉所入为合。针五分，禁灸。治腹胀满不嗜食，飧泄疝瘕，小便不利。

血海一名百虫窠。　在膝膑上一寸，内廉白肉际陷中。针五分，灸五壮。治一切血疾，诸疮痛痒。

箕门　在鱼腹上，越两筋间阴股内廉，动脉应手，一云股上起筋间。灸三壮，禁针。治小便不通，遗溺，鼠鼷肿痛。

冲门一名上慈宫。　在府舍下七分，《大成》作一寸，误。上去大横五寸，横骨两端约纹中，动脉去中各三寸半。自冲门至腹哀，左右十穴。《大成》作去中四寸半，误。足太阴、厥阴之会。针七分，灸三壮。治腹寒积聚，淫泺阴疝，妊娠冲心。

府舍　在腹结下三寸，去中各三寸半。足太阴、厥阴、阴维之会。《甲乙经》曰：此脉上下入腹，络胸，结心肺，从胁上至肩，此足太阴郄，三阴、阳明支别。针七分，灸五壮。治疝癖腹满，厥气霍乱。

腹结一名肠窟①。　在大横下一寸三分，去中各三寸半。针七分，灸五壮。治咳逆，绕脐腹痛，泻痢。

大横　在腹哀下六寸半。旧云：三寸半，误。平脐去中各三寸半。足太阴、阴维之会。针七分，灸五壮。治大风逆气，多寒洞痢。

腹哀　在日月下一寸半。足太阴、阴维之会。针三分、禁灸。治寒中热②不化，便脓血腹痛。

按：日月在期门下五分，《分寸歌》曰：腹哀期下方二寸，巨阙旁六寸也。《图翼》作去中三寸半，误。

食窦　在天溪下一寸六分，从腹哀上行三寸五分，去膻中各六寸，举臂取之。针四分，灸五壮。治胸胁支满，膈有水声。

天溪　在胸乡下一寸六分，去中各六寸，仰取之。针四分，灸五壮。治胸满上气，喉中有声，妇人乳肿。

胸乡　在周荣下一寸六分，去中各六寸，仰取之。针四分，灸五壮。治胸胁支满，引背痛不得卧。

周荣　在手太阴中府下一寸六分，乳上三寸二分旁，去中各六寸，仰取之。针四分。治胸满不得俯仰，食不下，咳逆。

大包　在足少阳渊液下三寸，从周荣外斜下行，布胸胁中，出九肋间。脾之大络，总统阴阳诸络，由脾灌溉五脏。针三分，灸三壮。治喘气，胸胁痛。

---

① 肠窟：《铜人腧穴针灸图经·针灸避忌之图》《针灸聚英·足太阴脾经》《针灸大成·足太阴脾经》同。《针灸甲乙经·腹自期门上直两乳夹不容》《类经图翼·经络》作"腹屈"。

② 热：《铜人腧穴针灸图经·针灸避忌之图》《针灸聚英·足太阴脾经》《针灸大成·足太阴脾经考正穴法》《类经图翼·经络》均作"食"，当据改。

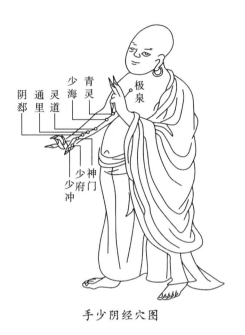

手少阴经穴图

手少阴心经穴考 左右一十八穴

极泉　在臂内腋下筋间，动脉入胸。针三分，灸七壮。治臂肘厥寒，心胁满痛，干呕烦渴，目黄。

青灵　在肘上三寸，伸肘举臂取之。灸三壮，《甲乙经》无此穴。治目黄胁痛，肩臂不举。

少海一名曲节。　在肘内廉节后大骨外，去肘端五分，屈肘向头取之。心脉所入为合。针五分，灸三壮。治寒热齿痛，目眩发狂，呕吐涎沫，瘰疬，肘腋胁痛。

灵道　在掌后一寸五分。心脉所行为经。针三分，灸三壮。治心痛干呕，瘛疭暴喑。

通里　在腕侧后一寸陷中。手少阴络，别走太阳。针三分，灸三壮。治热病，面热无汗，懊恼心悸，喉痹，肘臂痛，妇人经血过多，崩漏。

阴郄　在掌后脉中，去腕五分，当小指后。手少阴郄。针三分，灸三壮。治鼻衄吐血，洒淅恶寒，厥逆心痛，霍乱胸满。

神门一名兑冲，一名中都。　在掌后锐骨端陷中，当小指后。心脉所注为俞，实则泻之。针三分，灸七壮，炷如小麦。治惊悸怔忡，痴呆狂笑，疟疾心烦，大小①五痫。

少府　在小指本节后，外侧骨缝中，直掌中劳宫穴。心脉所溜为荥。针二分，灸七壮。治烦满，胸中痛，臂肘腋挛急，疟久不愈，阴挺出痒痛，遗尿偏坠，小便不利。

少冲一名经始。　在手小指内侧，去爪甲角如韭叶。心脉所出为井，虚则补之。针一分，灸一壮。治热病烦满，心胸胁痛，痰气悲惊，臑臂内后廉痛。

手太阳小肠经穴考左右三十八穴

少泽一名小吉。　在手小指外侧，去爪甲角一分陷中。小肠脉所出为井。针一分，灸一壮。治心烦咳嗽，疟寒热汗不出，喉痹舌强，妇人乳肿。

前谷　在小指外侧本节前陷中。小肠脉所溜为荥。针一分，灸三壮。治热病汗不出，痎疟癫疾，颈项颊肿引耳后。

后溪　在小指外侧本节后，拳尖起骨下陷中，握拳取之。小肠脉所注为俞，虚则补之。针一分，灸一壮。治疟疾癫痫，目翳鼻衄，耳聋胸满，项强，臂肘挛急。

腕骨　在手掌外侧腕前起骨下陷中，有歧骨鳞缝。小肠脉所过为原，虚实皆拔之。针二分，灸三壮。治热病汗不出，胁下痛，颈项肿，寒热耳鸣，目出冷泪生翳，臂腕五指之病，疟疾烦闷，惊风瘛疭。

---

① 大小：大人、小儿。

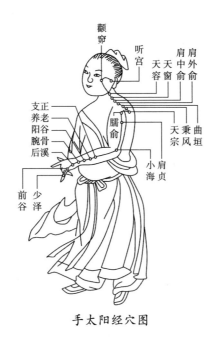

颅� 听宫 肩中俞 肩外俞 天容 天窗 支正 养老 阳谷 腕骨 后溪 臑俞 天宗 秉风 曲垣 前谷 少泽 小海 肩贞

手太阳经穴图

阳谷　在手外侧腕中，锐骨下陷中。小肠脉所行为经。针二分，灸三壮。治寒热齿痛，耳鸣耳聋，癫疾狂走。

养老　在手外侧锐骨上一空，腕后一寸许陷中。手太阳郄。针三分，灸三壮。治肩臂酸疼，手不能自上下。

支正　在腕后外廉五寸。手太阳络，别走少阴。针三分，灸三壮。治四肢弱，肘臂不能屈伸，十指痛不握。

小海　在肘外①大骨外，去肘端五分陷中，屈肘向头取之。小肠脉所入为合，实则泻之。针二分，灸三壮。治颈项肘臂痛，齿龈肿，五痫瘛疭。

肩贞　在肩曲腋下大骨旁，两骨解罅间，肩髃穴后陷中。

①　外：《针灸甲乙经》《铜人腧穴针灸图经》《针灸聚英》《类经图翼》均作"内"，当从。

针五分，灸三壮。治耳鸣耳聋，缺盆肩中热痛。

臑腧　在手少阳经肩髎后，大骨下胛上廉陷中，举臂取之。手足太阳、阳维、阳跻之会。针八分，灸三壮。治臂酸无力，肩痛引胛。

天宗　在秉风后肩大骨下陷中。针五分，灸三壮。治肩臂酸疼。

秉风　在肩上手少阳经天髎外，小髃骨后，举臂有空。手太阳、阳明、手足少阳之会。针五分，灸三壮。治肩痛不可举。

曲垣　在肩中央曲胛陷中，按之应手痛。针五分，灸三壮。治肩臂热痛拘急。

肩外腧　在肩胛上廉，旁开脊中三寸陷中，与大杼穴平。针六分，灸三壮。治肩胛痛。

肩中腧　在肩胛内廉，大椎旁二寸陷中。针三分，灸七壮。治咳嗽上气，唾血寒热，目视不明。

天窗一名窗笼。　在颈大筋前，曲颊下，手阳明经扶突后，动脉应手陷中。针三分，灸三壮。治颈痛不能回顾，颊肿耳聋，喉痛暴喑。

天容　在耳下曲颊后。针一分，灸三壮。治喉痹，咽中如梗，瘿气颈痈。

颧窌一名兑端。　在面顷骨下廉锐骨端陷中。手太阳、少阳之会。针二分，禁灸。治口㖞面赤，眼动齿痛。

听宫一名多所闻。　在耳中珠子，大如赤小豆。手太阳、少阳、足少阳之会。针三分，灸三壮。治失音癫疾，耳聋蝉鸣。

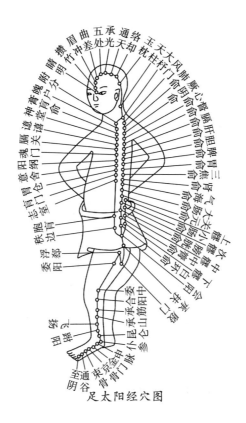

足太阳经穴图

足太阳膀胱经穴考左右一百三十四穴

睛明一名泪孔。　在目内眦头外一分宛宛中。手足太阳、足阳明、阴阳跷之会。针一分半，雀目者，可久留针，然后速出针。禁灸。治目内眦痛，攀睛努肉，泪出，眦痒，白翳眵眼。

攒竹一名始光，一名员柱，一名光明。　在眉头陷中。针三分，禁灸。治泪出目眩，瞳子痒，眼中赤痛，睑动，不得卧。

眉冲　在直眉头上神庭、曲差之间，发际微动脉是穴。针三分，禁灸。《类经》无此穴。治头痛鼻塞。

曲差一名鼻冲。　在神庭旁一寸五分，入发际。针二分，灸三壮。治目不明，衄衊鼻塞，顶痛心烦。

五处　在曲差后五分，夹上星旁一寸半。针三分，灸三壮。治脊强反折，瘛疭癫疾，目眩戴眼。

承光　在五处后一寸半。针三分，禁灸。治风眩呕吐，心烦目翳，鼻塞口㖞。

通天一名天白。　在承光后一寸半，一曰夹百会旁一寸五分。针五分，灸三壮。治头眩，鼻衄鼻痔。左臭灸右，右臭灸左，两鼻臭，左右灸之，去一块如朽骨，鼻气自愈。

络却一名强阳，一名脑盖。　在通天后一寸半。灸三壮，禁针。治头旋耳鸣，青盲内障。

玉枕　在络却后一寸半，起肉枕骨上，入发际三寸。针三分，灸三壮，一曰禁针。治目痛如脱，鼻塞不闻香臭。

按：通天在百会旁，百会、脑户相去四寸半，而《甲乙经》有玉枕，在络却后七分，夹脑户旁一寸三分，之说，其数不合。头横骨为枕。

天柱　在项后发际大筋外廉陷中。针五分，禁灸。治头眩脑痛。

大杼　在项后第一椎下两旁，去脊中二寸。《气府论》注曰：督脉别络、手足太阳三脉之会。针三分，灸五壮。治伤寒汗不出，背腰脊痛，项强目眩，痎疟癫疾。

按：背部第二行诸穴，一本去脊一寸半，脊骨左右各得五分，则大杼穴起至白环俞皆去脊中二寸矣。

风门一名热府。　在二椎下两旁，开脊中二寸。足太阳、督脉之会。针五分，灸五壮。治易感风寒，咳嗽痰血，多嚏鼽衄，痈疽发背。

肺腧　在三椎下两旁，开脊中二寸，又以手搭背，左取右，右取左，当中指末处。针三分，灸三壮。刺中肺，三日死，其动为咳。治内伤外感，咳嗽吐血，肺痈肺痿，背偻如龟。

厥阴腧　在四椎下两旁，开脊中二寸。针三分，灸三壮。此即心包络俞，《甲乙》无此穴。治咳逆心痛，呕吐烦闷。

心腧　在五椎下两旁，开脊中二寸。针三分。刺中心，一日死，其动为噫。《甲乙经》曰：禁灸，故世医谓可针不可灸。《明堂》曰：灸三壮。《千金方》言：风中心，急灸心俞百壮，服续命汤。又吐逆不得食者，灸百壮，当权其缓急可也。治中风偃卧不得，心气闷乱，健①忘悲泣。

督腧　在六椎下两旁，开脊中二寸。灸三壮。《类经》无此穴。治寒热心痛。

膈腧　在七椎下两旁，开脊中二寸。针三分，灸三壮，止百壮。此为血之会。治诸血证，及胸胁心痛，吐食反胃，腹胀痃癖。

肝腧　在九椎下两旁，开脊中二寸。针三分，灸七壮。刺中肝，五日死，其动为穴。治吐血目暗，胁满疝气。

胆腧　在十椎下两旁，开脊中二寸。针三分，灸三壮，止二七壮。刺中胆，一日半死，其动为呕。治口苦咽干，酒疸目黄。

脾腧　在十一椎下两旁，开脊中二寸。针三分，灸三壮。刺中脾，十日死，其动为吞。治内伤脾胃，吐泻痰疟，积块黄疸，小儿慢风。

胃腧　在十二椎下两旁，开脊中二寸。针三分，灸随年壮。治食后头眩，黄疸疟痢。

三焦腧　在十三椎下两旁，开脊中二寸。针三分，灸五壮。治胸腹胀满，饮食不消。

①　健：原文漫漶，据同治本补。

肾腧　在十四椎下两旁，开脊中二寸，前与脐平。针三分，灸随年壮。刺中肾，六日死，其动为嚏。治虚劳羸瘦，耳聋腰痛，梦遗精滑，脚膝拘急，妇人赤白带下。

气海腧　在十五椎下两旁，开脊中二寸。针三分，灸五壮。《甲乙经》无此穴。治腰痛痔漏。

大肠腧　在十六椎下两旁，开脊中二寸。针三分，灸三壮。治大小便难，腰痛腹胀，绕脐切痛。

关元腧　在十七椎下两旁，开脊中二寸。针三分，灸三壮。《类经》无此穴。治小便难，妇人瘕聚。

小肠腧　在十八椎下两旁开，脊中二寸。针三分，灸三壮。治淋沥遗尿，五痔便血。

膀胱腧　在十九椎下两旁，开脊中二寸。针三分，灸七壮。治腰脊腹痛，小便赤，遗溺。

中膂腧一名脊内腧。　在二十椎下两旁，开脊中二寸，伸起肉间。针三分，灸三壮。治肾虚消渴，腰脊强。

白环腧　在二十一椎下两旁，开脊中二寸。针五分，禁灸。治腰脊痛不得卧，疝痛，大小便不利。

上髎　在腰髁下一寸，夹十八椎下，脊旁第一空陷中，足太阳、少阳之络。针三分，灸七壮。治腰痛，次中下髎穴同。

次髎　在十九椎下，脊旁第二空陷中。针三分，灸七壮。

中髎　在二十椎下，脊旁第三空陷中。针二分，灸三壮。

下髎　在二十一椎下，脊旁第四空陷中。针二分，一云二寸，灸三壮。白环俞与八髎穴有以针向外斜入四五寸者，非古法也。《素问》曰：足厥阴支别者，与太阴、少阳结于腰髁下，侠脊第三第四骨空中，其穴即中髎、下髎也。

会阳一名利机。　在阴尾尻骨两旁去中五分。针二分，灸五壮。治便血久痔。

附分　在第二椎下，附项内廉两旁，开脊中三寸半。手足太阳之会。针三分，一日针八分，灸五壮。治肩背拘急，颈痛不得回顾。

按：此自大杼别脉，其支者，从肩膊内循行第二椎以下。背部第三行附分穴起，至秩边穴，皆去脊三寸，脊骨左右各得五分，则去脊中三寸半矣。

魄户　在三椎下两旁，开脊中三寸半。针五分，灸五壮。治虚劳肺痿，三尸①走疰②。

膏肓腧　在四椎下一分，五椎上二分两旁，开脊中三寸半。正坐曲脊，伸两手以臂着膝前，令正直手大指与膝头齐，以物支肘，无令臂动，乃从胛骨上角摸至胛角下头，其间当有四肋三间，依胛骨之际相去如容侧指许，按其中一间空处，觉牵引肩中酸疼是穴。灸百壮，止五百壮。治上气咳逆，痰火噎隔，梦遗，痼冷，虚劳诸病，灸后当气下㲯㲯③然如水流，若停痰宿疾，亦必下也。如病人已困，不能正坐，侧卧挽上臂令前，取穴灸之，觉气壅盛，可灸气海、足三里。音龙，大声。

神堂　在五椎下两旁，开脊中三寸半陷中。针三分，灸五壮。治脊强不可俯仰，寒热气逆。

譩譆　在六椎下两旁，开脊中三寸半。《甲乙经》曰：以手重按之，病人呼譩譆是穴，盖因其痛也。针六分，灸二七壮。

---

① 三尸：原指道家所称在人体内作祟的上中下三神，后被古代医学借指三种危害机体健康的寄生虫。唐段成式《酉阳杂俎·玉格》："三尸一日三朝：上尸青姑，伐人眼；中尸白姑，伐人五臟；下尸血姑，伐人胃命。"

② 疰（zhù 注）：传染性和病程长的慢性病，主要指劳瘵。《素问·五常政大论》："其令锐切，其动暴折疡疰。"

③ 㲯（lóng 龙）㲯：象声词，此处形容气行如水流之声。

治疟疾，胸腹胀，劳损不得卧。

膈关　在七椎下两旁，开脊中三寸半陷中，正坐开肩取之。针五分，灸三壮。治背痛恶寒脊强，饮食不下。

魂门　在九椎下两旁，开脊中三寸半陷中。针五分，灸三壮。治尸厥走疰，胸背连心痛，食不下，腹中雷鸣。

阳纲　在十椎下两旁，开脊中三寸半陷中。针五分，灸三壮。治肠鸣腹痛，身热小便涩。

意舍　在十一椎下两旁，开脊中三寸半。针五分，灸七壮。治腹胀呕吐，消渴目黄。

胃仓　在十二椎下两旁，开脊中三寸半。针五分，灸七壮。治腹满水肿，食不下，背脊痛。

肓门　在十三椎下两旁，开脊中三寸半。针五分，灸三十壮。治心下痛，大便坚，妇人乳疾。

志室　在十四椎下两旁，开脊中三寸半陷中。针五分，灸三壮。治背脊强，小便淋沥，失精。

胞肓　在十九椎下两旁，开脊中三寸半陷中，伏而取之。针五分，灸五壮。治腰脊痛，腹坚肠鸣。

秩边　在二十一椎下两旁，开脊中三寸半陷中，伏而取之。针五分，灸三壮。治五痔腰痛，小便赤。

承扶一名肉郄，一名阴关，一名皮部。　在尻臀下阴股上约纹中。针七分，灸三壮。治腰脊相引如解，久痔臀肿。

殷门　在承扶直下六寸，腘上两筋之间。针七分。治腰脊不可俯仰，恶血流注，外股肿。

浮郄　在殷门外循斜上寸许，当委阳上一寸，屈膝得之。针五分，灸三壮。治霍乱转筋，髀枢不仁。

委阳　在承扶下六寸。足太阳别络。针七分，灸三壮。治飞尸遁疰，痿厥，小便淋沥。

按：委阳穴在足太阳之前，少阳之后，出于腘中外廉两筋间，与殷门穴并。

委中一名血郄。　在腘中央约纹动脉陷中，伏卧取之。膀胱脉所入为合。针五分，禁灸。治热病汗不出，大风发眉落，腰脊背痛，遗溺，小腹坚，风痹，髀枢膝痛。

合阳　在膝腘约纹下三寸。针六分，灸五壮。治腰脊强，引腹痛，阴股热，腨酸肿，寒疝偏坠，女子崩带。

承筋一名腨肠，一名直肠。　在腨肠中央陷中，胫后从脚跟上七寸。灸三壮，禁针。治腨酸脚跟痛，五痔大便闭。

承山一名鱼腹，一名肉柱，一名肠山。　在腿肚下分肉间陷中。针三分，灸五壮。治霍乱转筋，痔肿便血。

飞扬一名厥阳。　在足外踝略后，量上七寸陷中。足太阳络别走少阴。针三分，灸三壮。治痔痛脚酸，癫疾寒疟。

跗阳　在足外踝上三寸筋骨之间，太阳前，少阳后。阳跷脉之郄。针五分，灸三壮。治霍乱转筋，髀枢股腨痛。

昆仑　在足外踝后五分，跟骨上陷中，细动脉应手。膀胱脉所行为经。针三分，灸三壮。治腿足腨肿，龂齿头痛，产难，胞衣不下，小儿发痫瘛疭。

仆参一名安邪。　在足跟骨下陷中，拱足取之。针三分，灸七壮。治足跟痛，霍乱转筋，吐逆尸厥，癫痫，身体反折。

申脉即阳跷。　在足外踝下五分陷中，容爪甲许白肉际。阳跷脉所生。针三分，灸三壮。治风眩牙疼，昼发之痫，腨酸腰脚痛，妇人气血痛。

金门一名梁关。　在足外踝下一寸。足太阳郄，阳维别属。针一分，灸三壮。治霍乱转筋，尸厥癫痫，疝气，膝腨酸，小儿张口摇头，身反。

京骨　在足外侧，小指本节后大骨下，此骨本名京骨。赤白肉际陷中。膀胱脉所过为原，虚实皆拔之。针三分，灸七壮。治腰痛项强，疟疟寒热，鼽衄目眩，内眦赤烂。

束骨　在足小指外侧，赤白肉际陷中。膀胱脉所注为腧，实则泻之。针三分，灸三壮。治肠澼痔疟，目眩惊痫，发背痈疔，项强不可回顾。

通谷　在足小指外侧本节前陷中。膀胱脉所溜为荥。针二分，灸三壮。治头项痛，目晾晾，鼽衄善惊，留饮胸满。

至阴　在足小指外侧，去爪甲角如韭叶。膀胱脉所出为井，虚则补之。针二分，灸三壮。治目生翳，胸胁痛，寒疟汗不出，小便不利。

足少阴肾经穴考 左右五十四穴

涌泉一名地冲。　在足心，屈足卷指宛宛中。肾脉所出为井，实则泻之。针三分，不宜出血，灸三壮。治风痫热厥，心痛喉痹，疝气贲豚，血淋气痛。

然谷一名龙渊，一名然骨。　在足内踝前，起大骨下陷中。肾脉所溜为荥。针三分，不宜出血，灸三壮。治咳血喉痹，少气烦满，寒疝温疟，跗肿痿厥，男子遗精，妇人阴挺出。

太溪一名吕细。　在足内踝后五分，跟骨上动脉陷中。肾脉所注为俞。针三分，灸三壮。治久疟咳逆，呕吐善噫，牙疼咽肿，溺黄消瘅，大便难。

大钟　在足跟后踵中，大骨上两筋间。足少阴络，别走太阳。针二分，灸三壮。治胸胀喘息，便难腰脊痛，舌干善惊恐，食噎不得下。

水泉　在足内踝下，当太溪下一寸是穴。足少阴郄。针四

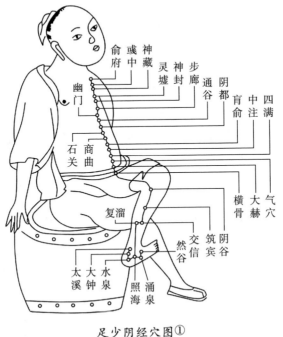

足少阴经穴图①

分，灸五壮。治目不能远视，女子月事不来，腹痛，小便淋，阴挺出。

照海　在足内踝下四分，微前高骨陷中，前后有筋，上有踝骨，下有软骨，其穴居中。阴蹻脉所生。针三分，灸七壮。治咽干呕吐，四肢懈惰，嗜卧善悲，久疟卒疝，腹痛淋病，阴挺出，月水不调。

复溜—名伏白，一名昌阳。　在足内踝后五分，除踝量上二寸，前傍骨陷中是伏溜②，后傍筋是交信，两穴只隔一筋。肾

脉所行为经，虚则补之。针三分，灸五壮。治舌干涎出，足痿脐寒，腹鸣水肿，五淋盗汗，齿龋，脉微细。

交信　在足内踝上二寸，少阴前，太阴后，廉筋骨间，从此斜外上行，过足太阴之三阴交，循筑宾。阴跷脉之郄。针四分，灸五壮。治五淋㿉疝，漏经阴挺。

筑宾　在足内踝后上腨分中。阴维之郄。针三分，灸五壮。治小儿胎疝，癫疾吐舌，呕吐涎沫，足腨痛。

阴谷　在膝下内辅骨后，大筋下，小筋上，按之应手，屈膝乃得之。肾脉所入为合。针四分，灸三壮。治舌纵涎下，腹胀满，股内廉痛，妇人漏下不止。

横骨一名曲骨端，一名下极。　在大赫下一寸，去脐旁之肓腧五寸，阴上横骨中，宛曲如仰月，当任脉曲骨旁五分。足少阴、冲脉之会。灸三壮，禁针。治小便不通，阴器下纵引痛。

按：少腹下尖不可概用腹中分寸，太阴经冲门至阳明经气冲一寸五分，气冲至横骨一寸五分，横骨至任脉曲骨五分，此左右各三行，以三寸五分，通计折量方准。自横骨至幽门左右二十二穴，《铜人》《千金》皆云去中一寸五分，《大成》分为横骨至肓俞各去中一寸，商曲至幽门各去中一寸半。详考《甲乙经》《灵枢素问注》《图翼》《经络考》等书皆作去中五分。

大赫一名阴维，一名阴关。　在气穴下一寸，中极旁五分。足少阴冲脉之会。针三分，灸五壮。治虚劳失精，阴器上缩，茎中痛，女人赤带。

气穴一名胞门，一名子户。　在四满下一寸，关元旁五分。足少阴、冲脉之会。针三分，灸三壮。治奔豚痛，妇人经不调。

四满一名髓府。　在中注下一寸，石门旁五分。足少阴、冲脉之会。针三分，灸三壮。治积聚疝瘕，脐下痛，女人恶血疗痛。

中注　在肓腧下一寸，阴交旁五分。足少阴、冲脉之会。针五分，灸五壮。治小腹热，大便坚燥，女子月事不调。

肓腧　在商曲下二寸，旧本一寸，误。脐旁五分。足少阴、冲脉之会。针一寸，灸五壮。治腹痛寒疝，大便燥。

商曲　在石关下一寸，下脘旁五分。足少阴、冲脉之会。针五分，灸三壮。治腹中积聚，时切痛，不嗜食。

石关　在阴都下一寸，建里旁五分。足少阴、冲脉之会。针五分，灸三壮。治哕噫呕逆，气淋小便黄，大便燥闭，妇人无子，或恶血上冲腹痛。

阴都一名食宫。　在通谷下一寸，中脘旁五分。足少阴、冲脉之会。针三分，灸三壮。治寒热痎疟，气抢胁下热痛。

通谷　在幽门下一寸。当作一寸半。上脘旁五分，足少阴、冲脉之会。针五分，灸五壮。治口㖞暴暗，积饮痃癖，胸满食不化。

幽门一名上门。　在巨阙旁五分，步廊下一寸六分。足少阴、冲脉之会。针五分，灸五壮。治胸中引痛，心下烦闷，小腹胀满，女子心痛逆气。

步廊　在神封下一寸六分陷中，中庭①旁二寸，仰取之。针三分，灸五壮。治胸胁满痛，咳逆喘息，呕吐不食。

神封　在灵墟下一寸六分，膻中旁二寸，仰取之。针三分，灸五壮。治胸满不得息，乳痈，洒淅恶寒。

灵墟　在神藏下一寸六分，玉堂旁二寸，仰取之。针三分，灸五壮。治胸胁满痛，呕吐咳逆。

---

① 庭：《类经图翼》《针灸聚英》《针灸大成》作"行"。

神藏　在彧中下一寸六分陷中，紫宫旁二寸，仰取之。针四分，灸五壮。治咳逆不得息，呕吐不嗜食。

彧中　在俞府下一寸六分，华盖旁二寸，仰取之。针三分，灸五壮。治咳逆多唾，胸胁支满。

俞府　在巨骨下，璇玑旁二寸陷中，仰取之。针三分，灸五壮。治咳逆上气，呕吐不食，胸中痛。

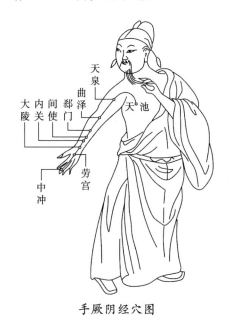

手厥阴经穴图

手厥阴心包络经穴考左右十八穴

天池一名天会。　在腋下三寸，乳上[1]一寸，直腋撅肋间有动脉，去中六寸所。手厥阴、足少阳之会。针三分，灸三壮。治胸膈烦满，热病汗不出，腋肿，寒热疟。

---

①　上：《铜人腧穴针灸图经》《类经图翼》《针灸聚英》《针灸大成》等作"后"，当据改。

天泉一名天湿。　在曲腋下二寸，举臂取之。针六分，灸三壮。治胸胁支满，咳逆，膺臂间痛。

曲泽　在肘内廉大筋内侧横纹中动脉。心包络脉所入为合。针三分，灸三壮。治心痛善惊，身热烦渴，臂肘摇动，逆气呕吐。

郄门　在掌后去腕五寸。手厥阴郄。针三分，灸五壮。治衄血，心痛，呕哕。

间使　在掌后去腕三寸，两筋间陷中。心包络脉所行为经。针三分，灸五壮。治伤寒结胸，疟疾口渴，中风气塞，霍乱干呕，妇人月水不调，小儿客忤。如瘰疬不愈，患左灸右，患右灸左。

内关　在掌后去腕二寸，两筋间，对外关穴。手厥阴络，别走少阳。针五分，灸五壮。治心暴痛，支满肘挛，疟疾气块。

太陵　在掌后骨下横纹两筋间陷中。心包络脉所注为俞，实则泻之。针五分，灸三壮。治热病汗不出，心悬如饥，惊恐悲泣，头痛目赤，喉痹呕血，肘臂挛痛，小便如血，病①疮疥癣。

劳宫一名五里，一名掌中。　在掌中央动脉，屈无名指尖尽处是穴。心包络脉所溜为荥。针三分，灸三壮。治中风悲笑不休，痰火胸痛，衄血烦渴，口疮，鹅掌风。

中冲　在手中指端，去爪甲如韭叶。心包络脉所出为井，虚则补之。针一分，灸一壮。治热病汗不出，心痛烦满舌强。

---

①　痟（guō 郭）：《针方六集·手厥阴心主及臂凡一十六穴》作"脓"。痟为一种疮。《儒门事亲·虫䘌之生湿热为主诀》："因人疮处，以生痟疽癣瘘病疥。"

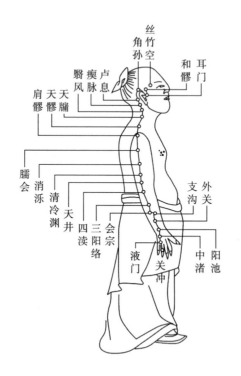

手少阳经穴图①

手少阳三焦经穴考左右四十六穴

关冲　在手小指次指外侧，去爪甲角如韭叶。三焦脉所出为井。针一分，灸三壮。治喉痹口干，头痛霍乱，胸中气噎，不食，肘臂痛不能举。

液门　在小指次指两歧骨间陷中，握拳取之。三焦脉所溜为荥。针三分，灸三壮。治惊悸妄言，寒厥，臂痛不得上下，痎疟寒热，头痛目赤，耳暴聋，咽外肿，牙龈痛。

中渚　在无名指本节后陷中，液门上一寸。三焦脉所注为

---

①　图中"卢息"即"颅息"，经穴名。正文"卢"作"颅"乃异文相证。

俞，虚则补之。针二分，灸三壮。治肘臂五指不得屈伸，目眩生翳，耳聋咽肿。

阳池一名别阳。　在手表腕上陷中，自本节后直对腕中。三焦脉所过为原，虚实皆拔之。针二分，禁灸。治消渴烦闷，寒热疟，或因折伤，捉物不得。

外关　在腕后二寸两骨间。手少阳络，别走心主。针三分，灸三壮。治耳聋浑焞①无闻，五指痛不能握，肘臂不得屈伸。

支沟一名飞虎。　在腕后三寸两骨间陷中。三焦脉所行为经。针三分，灸七壮。治热病汗不出，肩臂酸重，霍乱呕吐，暴喑，卒心痛，产后血晕，不省人事。

会宗　在腕②后三寸空中。一曰空中一寸。手少阳郄。针三分，灸五壮。一曰禁针。治五痫耳聋。

按：支沟、会宗皆腕后三寸，但支沟穴在外关斜向臂侧，会宗穴在外关直上一寸之空中为别。

三阳络一名通门。　在臂上大交脉，支沟上一寸。针一分，灸五壮。治暴喑耳聋，嗜卧，四肢不欲动。

四渎　在肘前五寸外廉陷中。针六分，灸三壮。治暴气耳聋，下齿龋痛。

天井　在肘外大骨尖后，肘上一寸两筋间陷中，屈肘拱胸取之。三焦脉所入为合，实则泻之。针二分，灸三壮。治咳嗽上气，寒热凄凄，不得卧。

清冷渊　在肘上二寸，伸肘举臂取之。针三分，灸三壮。治诸痹痛，肩背肘臑不能举。

---

①　浑焞（tūn吞）：形容听觉不清的样子。《针灸甲乙经·手太阳少阳脉动发耳病》："耳焞焞浑浑聋无所闻，外关主之。"

②　腕：原作"脘"，形近而误，据文义改。

消泺 在肩下臂外，肘上分肉间①。针五分，灸五壮。治风痹，颈项强，寒热头痛。

臑会一名臑髎。 在臂前廉，去肩端三寸宛宛中。手少阳、阳维之会。针五分，灸五壮。治臂酸痛无力，项瘿气瘤寒热。

肩髎 在肩端臑上陷中，斜举臂取之。针七分，灸三壮。治臂肩痛不能举。

天髎 在肩缺盆中，上毖骨际陷中，按缺盆陷处，上有空起肉上是穴。手足少阳、阳维之会。针八分，灸三壮。治肩臂酸，缺盆痛，颈项急，胸中烦满。

天牖 在颈②大筋外发际中，上斜夹耳后一寸，当手太阳天容穴后，足太阳天柱穴前，足少阳完骨穴下是也。针一分，禁灸。治暴聋目不明，头风面肿，项强。

翳风 在耳后尖角陷中，按之引耳中。手足少阳之会。针三分，灸七壮。俱令咬钱口开取穴。治耳聋，口眼㖞斜，脱颔颊肿，瘰疬。

瘈脉一名资脉。 在耳本后，鸡足青络脉中。针一分，灸三壮。治头风耳鸣，小儿惊痫瘈疭。

颅息 在耳后上间青络脉中。灸三壮，禁针。治耳鸣喘息，小儿呕吐，瘈疭发痫，身热头痛。

角孙 在耳廓中间，发际下，开口有空。手足少阳、手太阳之会。针三分，灸三壮。治目生翳，齿龈肿，不能嚼。

耳门 在耳前起肉，当耳缺处陷中。针三分，灸三壮。治耳

---

① 肘上分肉间：《针灸甲乙经》《铜人腧穴针灸图经》《针灸聚英》《针灸大成》《类经图翼》均作"腋斜肘分下"。

② 颈：原作"筋"，据《铜人腧穴针灸图经》《针灸聚英》《针灸大成》《类经图翼》改。

聋，聤耳浓出，齿龋唇吻强。

和髎　在耳前锐，发下横动脉中。手足少阳，手太阳之会。针三分，灸三壮。治头痛耳鸣，颈肿，瘰疬口噼。

丝竹空一名目髎。　在眉后陷中。足少阳脉气所发。针三分，禁灸。治目眩视物晄晄，风痫戴眼，拳毛倒睫，偏正头风。

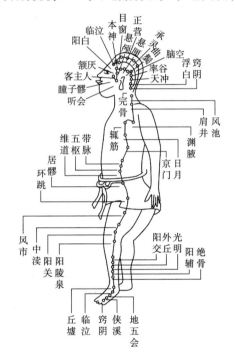

足少阳经穴图

足少阳胆经穴考左右八十八穴

瞳子髎一名太阳，一名前关。　在目外眦旁五分。手足少阳、手太阳之会。针三分，灸三壮。治目痒，翳膜青盲，远视晄晄，泪出多眵。

听会一名听河，一名后关。　在耳前陷中，客主人下一寸动脉宛宛中，去耳珠下开口有空。针三分，灸三壮。治耳聋耳鸣，牙车脱臼，齿痛口㖞斜。

客主人一名上关。　在耳前起骨上，开口有空。《本输》篇曰：刺之，呿①不能欠。手足少阳、足阳明之会。针一分，不得深灸，三壮。治口眼偏斜，耳鸣耳聋。

颔厌　在耳前曲角，颞颥上廉。《图翼》曰脑空之上。手足少阳、足阳明之会。针三分，过深令人耳聋，灸三壮。治偏头痛，目眩耳鸣。

悬颅　在耳前曲骨上，颞颥之中。《寒热病》篇曰：足阳明有挟鼻入于面者，名曰悬颅。足少阳、阳明之会。针三分，禁深，灸三壮。治牙齿疼，头偏痛引目，热病汗不出。

悬厘　在耳前曲角上，颞颥下廉。手足少阳、阳明之会。针三分，灸三壮。治面肿头偏痛，目锐眦赤。

曲鬓一名曲发。　在耳上入发际曲隅陷中，鼓颔有空。足少阳、太阳之会。针三分，灸三壮。治颔颊肿，引牙车不得开，颈项不能回顾，头角痛为巅风，目眇②。

率谷　在耳上入发际一寸半陷中，嚼牙取之。足少阳、太阳之会。针三分，灸三壮。治脑两角痛，胃膈寒痰呕吐，酒风皮肤肿。

天冲　在耳后三分许，入发际二寸。足少阳、太阳之会。针三分，灸三壮。治癫疾风痉，牙龈肿，惊恐头痛。

浮白　在耳后入发际一寸。足少阳、太阳之会。针三分，灸

----

① 呿（qū 区）：口张开。唐杜牧《李贺集序》："鲸呿鳌掷，牛鬼蛇神，不足为其虚荒诞幻也。"又明刘基《铅山龙泉》诗："鲸颢狌猎起，虎口呿呀张。

② 眇（miǎo 秒）：眼睛失明，或一目失明的疾病。苏轼《日喻》："生而眇者不识日。"又，明罗贯中《三国演义》曰："见一先生，眇一目，跛一足。"

三壮。治耳聋耳鸣，齿痛喉痹，项瘿咳逆，胸满不得息。

窍阴—名枕骨。　在耳后完骨上，枕骨下，动摇有空。足少阳、太阳之会。针三分，灸三壮。治四肢转筋，头项痛引耳，目痛舌强喉痹。

完骨　在耳后入发际四分。足少阳、太阳之会。针三分，灸三壮。治头风耳后痛，齿龋喉痹。

本神　在神庭旁三寸，横直耳上入发际四分。足少阳、阳维之会。针三分，灸七壮。治惊痫吐沫，项强急痛，目眩。

阳白　在眉上一寸直瞳子。《甲乙》曰：足少阳、阳明、阳维之会。针二分，灸三壮。治目昏多眵。

临泣　在目上入发际五分陷中，正睛取之。足少阳、太阳、阳维之会。针三分，禁灸。治目眩生翳，惊痫反视。

目窗—名至荣。　在临泣后一寸半。别本一寸，误。足少阳、阳维之会。针三分，灸五壮。治头目眩痛，远视不明。

正营　在目窗后一寸半。别本一寸，误。足少阳、阳维之会。针三分、灸三壮。治目眩头偏痛，齿龋唇吻急。

承灵　在正营后一寸半。足少阳、阳维之会。灸五壮，禁针。治脑风头痛，恶风鼻窒。

脑空—名颞颥。　在承灵后一寸半，夹玉枕骨下陷中。耳后微高者，名为枕骨，足太阳、少阳之筋结于此。足少阳、阳维之会。针四分，灸五壮。治头痛不可忍，项强不得顾，目瞑心悸，发即心乱。

风池，在耳后脑空下发际陷中，大筋外廉，按之引耳。足少阳、阳维之会。针七分，灸七壮。治偏正头痛，伤寒热病汗不出，痎疟，颈项痛，目眩赤痛泪出，耳聋，腰背痛。

肩井—名膊井。　在缺盆上大骨前一寸半，以三指按取，当中指下陷中。手足少阳、足阳明、阳维之会，连五脏气。针五分，若过深令人闷倒，急补三里；灸三壮。孕妇禁针。治中风气塞，头项臂痛，妇人难产，手足厥逆。

渊液①一名泉液。　在腋下三寸宛宛中，举臂取之。针三分，禁灸。治寒热马刀疡，胸满，臂不举。

辄筋　在腋下三寸，复前行一寸着胁，侧卧屈上足取之。针六分。治胸中暴满，不得卧，太息多唾。

日月一名神光。　在期门下五分，第三肋端横直蔽骨旁。胆之募，足太阴、少阳、阳维之会。针七分，灸五壮。治太息善悲，小腹热，呕宿汁。

京门一名气俞，一名气府。　在监骨腰中，季肋本夹脊。侧卧，屈上足，伸下足，举臂取之。一云脐上五分，旁开九寸半。肾之募。针三分，灸三壮。治寒热腹胀，肠鸣洞泄，水道不利，腰髀引痛。

带脉　在季胁下一寸八分陷中，脐上二分，旁开七寸半。两乳间横折八寸取之。古以两乳相去为九寸半，故又云带脉在脐旁八寸半。足少阳、带脉之会。针六分，灸五壮。治腰腹纵如囊水状，疝气偏坠，妇人带下。

五枢　在带脉下三寸，夹水道旁五寸半陷中。水道在脐下三寸，旁开二寸，五枢开中七寸半。足少阳、带脉之会。针一寸，灸五壮。治疝癖小腹痛，寒疝卵上入腹，妇人赤白带下。

维道一名外枢。　在章门下五寸三分。当脐下三寸三分，旁开六寸。足少阳、带脉之会。针八分，灸三壮。治呕逆不嗜食。

---

① 液：通"腋"。训诂书证如《说文通训定声·豫部》："液，段借为掖。"古籍用例如《遵生八笺·四时调摄笺》："《家塾事亲》曰：元日取小便洗液气，大效。"

居髎　在章门下八寸三分，监骨上陷中。足少阳，阳跷之会。针八分，灸三壮。治腰引小腹痛，肩臂不得举。

环跳　在髀枢中砚子骨下宛宛中。侧卧，伸下足，屈上足取之。足少阳、太阳之会。针二寸，灸五壮。治冷风湿痹不仁，腰股膝痛，不得转侧。

风市　在膝上外侧两筋间，舒手着腿，中指尽处陷中。针五分，灸五壮。治中风腿膝无力，浑身瘙痒麻痹。

中渎　在髀骨外，膝上外廉五寸分肉间陷中。足少阳络，别走厥阴。针五分，灸五壮。治寒气客于分肉间，攻痛，筋痹不仁。

阳关一名阳陵。　在阳陵泉上三寸陷中。针五分，禁灸。治膝痛不可屈伸。

阳陵泉　在膝下一寸胻外廉尖骨前陷中，蹲坐取之，胆脉所入为合，又为筋之会，筋病治此。针六分，灸七壮。治足膝冷痹无血色，半身不遂，脚气筋挛。

阳交一名别阳，一名足窌。　在足外踝上七寸，内斜属三阳分肉间。阳维之郄。针六分，灸三壮。治胸满喉痹，膝痛足不收，寒厥惊狂面肿。

外丘　在外踝上六寸外斜。旧本：踝上七寸，误。足少阳所生。针二分，灸三壮。治胸满颈项痛。

光明　在外踝上五寸。足少阳络，别走厥阴。针六分，灸五壮。治淫泺胫胻痛，不能久立，热病汗不出，卒狂啮颊。

阳辅一名分肉。　在外踝骨上四寸，绝①骨端如前三分，去丘墟七寸筋肉分间。胆脉所行为经，实则泻之，使火虚而木自平。针五分，灸三壮。治腰溶溶如水浸，膝下肿，百节酸痿痹，

① 绝：《针灸甲乙经》《铜人腧穴针灸图经》《针灸聚英》《针灸大成》《类经图翼》此上有"辅骨前"三字。

马刀挟瘿，汗出振寒疟。

悬钟一名绝骨。　在外踝上三寸动脉中，寻摸尖骨者，乃是绝骨两分间。为足三阳之大络，按之阳明脉绝乃取之。为髓之会。针六分，灸五壮。治心腹胀，胃热不食，喉痹，颈项痛，虚劳咳逆，脚气膝胻痛。

丘墟　在外踝下如前陷中，去临泣三寸。胆脉所过为原，虚实皆拔之。针五分，灸三壮。治胸胁满痛，不得息，久疟振寒，目生翳膜，腋下肿，腿胻髀枢酸痛，转筋卒疝，小腹坚。

临泣　在足小指次指本节后足跗间陷中，去侠溪一寸五分。胆脉所注为俞。针二分，禁灸。治胸胁支满，腋下马刀。《千金方》：灸百壮。目眩心痛，痎疟日西发者。一云木有余者，宜泻此。

地五会　在足小指次指本节后陷中，去侠溪一寸。针一分，禁灸。治腋痛乳痛，内损吐血。

侠溪　在足小指次指本节前歧骨陷中。胆脉所溜为荥，虚则补之。针三分，灸三壮。治寒热病汗不出，目外眦赤，胸痛耳聋。

窍阴　在足小指次指外侧，去爪甲角如韭叶。胆脉所出为井。针一分，灸三壮。治胁痛，咳逆不得息，手足烦热，喉痹舌强，头痛耳聋。

足厥阴肝经穴考左右二十八穴

大敦　在足大指端，去爪甲后如韭叶及三毛中。肝脉所出为井。针二分，灸三壮。治五淋七疝，腹胀遗溺，阴挺出，血崩不止。

行间　在大指本节前歧骨缝间，上下有筋，前后有小骨尖，其穴正居陷中，有动脉应手。肝脉所溜为荥，实则泻之。针六分，灸三壮。治呕逆咳血，瞑不欲视，胸痛肥气，痎疟寒疝，妇

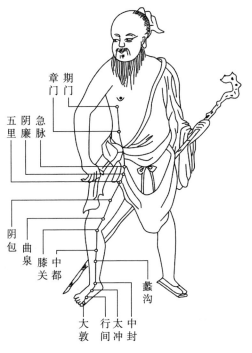

足厥阴经穴图

人崩漏，小儿惊风。

太冲　在大指本节后二寸许，有络横连至地五会二寸骨罅间，动脉应手陷中。肝脉所注为俞。针三分，灸三壮。治虚劳浮肿，呕血嗌干，胻酸引小腹痛，腋下马刀疡，淋病㿉疝，女人漏血。

中封一名悬泉。　在内踝前一寸，贴大筋后宛宛中。肝脉所行为经。针四分，灸三壮。治痎疟五淋，寒疝足冷，痿厥筋挛，阴卵①入腹相引痛。

蠡沟一名交仪。　在内踝上五寸。足厥阴络，别走少阳。针

---

　①　卵：《针灸聚英》《针灸大成》《类经图翼》作"缩"。二者义同，李氏改"卵"则更明确。

二分，灸三壮。治疝痛小腹满，数噫恐悸，少气，足胫寒酸，月经不调。

中都一名中郄。　在内踝上七寸，当胻骨中，与少阴经相直。足厥阴郄。针三分，灸五壮。治㿉疝，小腹痛，胫寒。

膝关　在犊鼻下二寸旁陷中。针四分，灸五壮。治膝内廉痛引膑，不可屈伸。

曲泉　在膝内辅骨下，大筋上，小筋下陷中，屈膝横纹头取之。肝脉所入为合，虚则补之。针六分，灸三壮。治㿉疝，阴股痛，小便难，女人血瘕，阴痒，阴挺出。

阴包　在膝上四寸，股内廉两筋间，蜷足取之，看膝内廉有槽者中。足厥阴别走者。针六分，灸三壮。治小便难，遗溺，月水不调。

五里　在足阳明气冲下三寸，阴股中动脉应手处。针六分，灸五壮。治热闭不得溺，风劳嗜卧。

阴廉　在羊矢下斜里三分，直上去气冲二寸动脉陷中。针八分，灸三壮。羊矢在阴旁股内缝中，皮肉间有核如羊矢状，故名。治经不调，未有孕者。

急脉　在阴毛中，阴上两旁各开二寸半，按之隐指坚然，甚按则痛引上下。此厥阴之大络通行其中。故曰：厥阴急脉，即睾之系也。病疝小腹痛者，可灸之。禁刺。《气府论》王氏注有此穴，《甲乙经》以下诸书无之。

章门一名长平，一名胁髎。　在脐上二寸，旁开中行各六寸。侧卧，屈上足，伸下足，以肘尖尽处，动脉是穴。脾之募，藏之会，藏病治此，又足厥阴、少阳之会。针六分，灸日七壮至百壮。治肠鸣食不化，胸胁痛不得卧。积聚痞块，多灸左边；肾积，灸两边；小儿癥疝，灸三壮愈。

按：章门直季胁肋端为的。旧本章门下有大横外三字，误。章门之开中六寸，期门之开中五寸半，寸法以两乳间折为八寸取之。

期门　在乳旁一寸半，直下又一寸半，第二肋端缝中，平乳根穴。旧云不容旁一寸半，误。肝之募，足厥阴、太阴、阴维之会。针四分，灸五壮。治胸中烦热，奔豚上下，目青而呕，霍乱泻痢，喘不得卧，伤寒心切痛，热入血室。

奇经八脉

任脉腹中行，共二十四穴。

督脉背中行，共二十八穴。

冲脉属足少阴经，左右二十二穴。

带脉属足少阳经，左右六穴。

阳跷脉属足太阳、阳明、少阳、手太阳、阳明五经，左右二十二穴。

阴跷脉属足少阴、太阳二经，左右八穴。

阳维脉属手足太阳、少阳、督脉五经，共三十穴。

阴维脉属足少阴、太阴、厥阴、任脉四经，共十二穴。

任脉者，起于中极之下，以上毛际，循腹里，上关元，至咽喉，上颐循面入目。《骨空论》。

任脉穴考腹中行二十四穴

会阴一名屏翳。　在大便前，小便后，两阴之间。任、督、冲三脉所起，任由此而行腹，督由此而行背，冲由此而行足少阴之分。灸三壮，禁针。一云卒死者，针一寸，补之。如溺死者，令

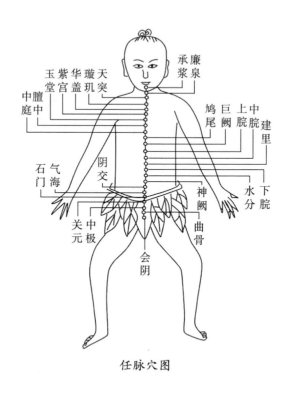

天璇华紫玉
突玑盖宫堂
中膻
庭中

承廉
浆泉

鸠巨上中
尾阙脘脘建
里

石气
门海

阴交

水下
分脘

关中
元极

神阙

曲骨

会阴

任脉穴图

人倒驼①出水，针之尿屎出即活。治阴汗，阴中诸病。

曲骨　在横骨上，中极下一寸，毛际陷中，动脉应手。任脉、足厥阴之会。针八分，灸七壮。治失精虚冷，小腹胀满，淋癃痿疝，妇人赤白②。

中极一名玉泉，一名气原。　在脐下四寸。膀胱之募，足三阴、任脉之会。针八分，灸五壮至百壮。治冷气时上冲心，脐下结块，水肿疝瘕，失精无子，产后恶露不行，血积成块，子门

----

① 驼：通"驮"，以背负载。《针灸聚英·任脉》作"驮"正是异文相证。用例如《汉书·司马相如传》："其兽则麒麟角端，駒騱橐驼。"颜师古注："橐驼者，言其可负橐囊而驮物。"

② 赤白：《铜人腧穴针灸图经》《针灸聚英》《针灸大成》等此下有"带下"二字，李氏舍之以保全四字对句，不害文义。

肿痛，转胞音抛。不得尿。

关元一名次门，一名下纪。　在脐下三寸。小肠之募，足三阴、阳明①、任脉之会。针八分，灸百壮。孕妇禁针，针令堕胎，如不应，更针昆仑，立堕。治积冷诸虚，脐下绞痛，遗精白浊，五淋七疝，妇人带下，月经不通。

石门一名利机，一名精露，一名丹田，一名命门。　在脐下二寸。三焦之募。针六分，灸二七壮，妇女禁针灸，犯之绝孕。治小腹绞痛，气淋血淋，卒疝水肿，妇人血结成块，崩中漏下。

气海一名脖胦，一名下肓。　在脐下一寸半宛宛中。肓之原，为男子生气之海。针八分，灸七壮，多灸令生子。治脐下冷气，阳脱欲死，阴症卵缩，四肢厥冷，奔豚七疝，妇人带下，小儿遗尿，囟门不合。

阴交一名横户，一名少关。　在脐下一寸，当膀胱上际。任、冲、少阴之会。针八分，灸三七壮。治疝痛阴汗，奔豚上腹，妇人阴痒，血崩带下。

神阙一名气舍。　在当脐中。禁针，针之脐中恶疡，溃尿出者死。灸止百壮。用炒盐纳脐中，上加厚姜一片盖定方着艾炷，或以川椒代盐亦可。治水肿鼓胀，肠鸣泄泻，小儿风痫脱肛。

水分一名风水，一名中守。　在脐上一寸。当小肠下口，至是而泌②别清浊，水液入膀胱，渣滓入大肠，故曰水分。针八分，水病禁针，针之水尽即死。灸七壮，止四百壮。治绕脐痛，水病腹坚，肠鸣泄泻，小儿囟陷。

下脘　在建里下一寸，脐上二寸，当胃下口、小肠上口。

---

① 阳明：疑误，《针灸甲乙经》《铜人腧穴针灸图经》《针灸聚英》《针灸大成》无。

② 泌：原作"沁"，形近而误，据文义改。

卷四 经穴考正

三〇九

足太阴、任脉之会。针八分，灸二七壮。治痞块连脐，羸瘦翻胃。

建里　在中脘①下一寸，脐上三寸。针五分，灸五壮。治腹胀身肿，心痛呕逆。

中脘一名太仓，一名胃募，一名上纪。　在上脘下一寸，蔽骨尖下四寸，脐上亦四寸。胃之募，府之会，府病治此。针八分，灸二七壮。治气喘腹胀，心脾痛，面黄温疟，霍乱翻胃。

上脘　在巨阙下一寸半，脐上五寸。针八分，灸二七壮。治腹中痛，雷鸣，心痛惊悸，身热黄疸，奔豚伏梁。

按：旧本上脘在巨阙下一寸，《图翼》曰：当作一寸半，正合蔽骨尖至脐八寸之数也。

巨阙　在鸠尾下一寸。心之募。针六分，灸七壮。治胸满短气，九种心痛，痰饮咳嗽，霍乱尸厥。

鸠尾一名尾翳，一名𩩲骬。　在歧骨下一寸五分。中庭下五分。任脉别络，膏之原也。禁针灸，一曰针三分，若针取气，多令人夭。《明堂》曰：灸三壮。治心惊悸癫痫狂病。

按：鸠尾在蔽骨下五分，《甲乙经》曰：人无蔽骨者，从歧骨际下行一寸半，与歧骨下五分为蔽骨，蔽骨至脐其得八寸之数相合，旧本作歧骨下一寸，误。

中庭　在膻中下一寸六分陷中。针三分，灸三壮。治胸胁支满，噎塞吐食。

膻中一名上气海，一名元儿。　在玉堂下一寸六分，两乳间陷中，仰而取之。为气之会，气病治此。灸七壮，禁针。治上气咳逆，痰喘哮嗽，喉鸣隔食，肺痈瘿气。

玉堂一名玉英。　在紫宫下一寸六分陷中，仰而取之。针三分，灸五壮。治胸膺痛不得息，呕吐寒痰。

---

① 脘：原作"腕"，形近而误，据文义改。

紫宫　在华盖下一寸六分陷中，仰而取之。针三分，灸五壮。治胸胁支满，膺痛，咳逆上气，烦心吐血。

华盖　在璇玑下一寸六分陷中，仰而取之。针三分，灸五壮。治咳逆哮嗽，喘急上气，喉痹，胸胁满痛。

璇玑　在天突下一寸六分陷中，仰而取之。针三分，灸五壮。治胸胁满，咳逆上气，喘不能言，喉痹咽肿，水饮不下。

按：中庭至天突七穴折法，其计九寸六分，每穴相去各得一寸六分，《图翼》作华盖在璇玑下一寸，璇玑在天突下一寸，皆误。

天突一名天瞿，一名玉户。　在颈结喉下三寸宛宛中。阴维、任脉之会。针五分，一曰低头取之，针当直下，不得低手。灸三壮，功不及针。治上气咳逆，咽肿哮喘，舌下急，身寒热。

廉泉一名舌本，一名本池。　在颔下结喉上中央，仰而取之。阴维、任脉之会。针三分，灸三壮。治咳嗽喘息，舌下肿，舌根缩，舌纵涎出，口疮。

承浆一名悬浆，一名天池。　在颐前唇棱下宛宛中，开口取之。针三分，灸七壮。治偏风口眼㖞斜，暴喑不能言，口齿生疮。

督脉者起于长强，循背而行，以总督阳经也。《骨空论》曰：督脉起于少腹以下骨中央，女子人系廷孔，故又言冲任与督脉同起于会阴，详见卷二。

督脉穴考背中行二十八穴

长强一名气之阴郄，一名橛骨，《灵枢》谓之穷骨，一名骨骶。在脊骶骨端下三分，伏地取之。督脉之络，别走任脉。针三分，灸三十壮。治肠风久痔，下部疳蚀，狂病惊痫，小儿囟陷。灸尾翠骨七壮，治脱肛神良。《千金》作龟尾，即穷骨也。

腰腧一名背解，一名腰柱，一名腰户，一名髓空。　在二十一

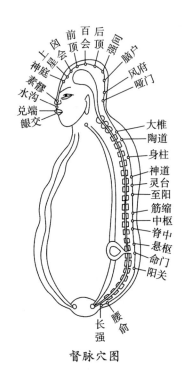

督脉穴图

椎下宛宛中，舒身以腹挺地，两手相重支额，纵四体取之。针八分，灸七壮，至三七壮。治腰脊痛，足痹不仁，温疟汗不出，妇人经闭，溺赤①。

阳关　在十六椎下，坐而取之。针五分，灸三壮。治膝痛，筋挛不行。

命门一名属累，一名精官。　在十四椎下，与脐相对，伏而取之，或正立用杖拄地，量至脐以墨点记，乃用度脊间平点处是穴。针五分，灸三壮。治头疼，身热如火，腰痛骨蒸。

悬枢　在十三椎下，伏而取之。针三分、灸三壮。治腰脊强，腹中积气上下行。

---

① 赤：原作"出"，据同治本、《针灸聚英》《针灸大成》《类经图翼》改。

脊中一名神宗，一名脊俞。　在十一椎下，俯而取之。针五分，禁灸，灸令人偻。治风痫癫邪，五痔，积聚，下痢，小儿脱肛，可灸三壮。

中枢　在十椎下，俯而取之。针五分，禁灸。

按：中枢穴诸书皆无，据《气穴论》曰：背与心相控而痛，所治天突与十椎及上纪。又《气府论》：督脉气所发二十八穴。王注：中枢在十椎下脊间，故《图翼》有中枢穴也。

筋缩　在九椎下，俯而取之。针五分，灸三壮。治癫痫惊狂，脊强，目上视。

至阳　在七椎下，俯而取之。针五分，灸三壮。治腰脊痛，胃中寒，羸瘦身黄，寒热胫酸。

灵台　在六椎下，俯而取之。《甲乙经》无此穴，出《气府论》注。治气喘不得卧，火到即愈。灸三壮。

神道　在五椎下，俯而取之。灸五壮，禁针。治伤寒头痛，往来痃疟，悲愁健忘，惊悸。

身柱　在三椎下，俯而取之。针五分，灸五壮至二七壮。治腰脊痛，癫狂，怒欲杀人，瘛疭身热，妄言见鬼。

陶道　在一椎下，俯而取之。足太阳、督脉之会。针五分，灸五壮。治痃疟寒热，洒淅脊强，头重目瞑，恍惚不乐。

大椎一名百劳。　在脊骨第一椎上陷中，一曰平肩。手足三阳、督脉之会。针五分，灸随年壮。治五劳七伤，乏力痃疟，肺胀胁满，背膊拘急。

哑门一名喑门，一名舌厌，一名舌横。　在项后入发际五分宛宛中，仰头取之。督脉、阳维之会。入系舌本。针三分，不可深。禁灸，灸令人哑。治重舌不语，衄血寒热，脊强反折，瘛疭癫疾。

风府一名舌本。　在项后发际上一寸，大筋内宛宛中，疾言其肉立起，言休其肉立下。足太阳、阳维、督脉之会。针三分，禁灸，灸之失音。治中风舌缓不语，振寒汗出，半身不遂，头痛项急，鼻衄咽痛，狂欲自杀。

脑户一名会额。　在枕骨上，强间后一寸半。足太阳、督脉之会。针脑户，入脑立死，灸令人哑。

强间一名大羽。　在后顶后一寸半。当作百会后三寸。针二分，灸五壮。治头痛项强，目眩脑旋，烦心。

后顶一名交冲。　在百会后一寸半，枕骨上。针二分，灸五壮。治项强急，额颅上痛，恶风目眩。

百会一名三阳五会，一名巅上，一名天满。　在顶中央容豆许，去前发际五寸、后发际七寸，直两耳尖上居中是穴。针二分，灸七壮。治头风鼻塞，中风口噤，心神恍惚，惊悸健忘，痃疟脱肛，小儿夜啼。

前顶　在囟会后一寸半，骨间陷中。针一分，灸三壮。治头风目眩，面赤肿，鼻多清涕。

囟会　在上星后一寸陷中。针二分，灸二七壮。小儿八岁以下禁针，缘囟门未合，针之不幸，令人夭。治脑虚冷痛，头皮肿。

上星一名神堂。　在直鼻上入发际一寸。针三分，灸五壮，不宜多。治头风头皮肿，鼻塞臭涕出血，痃疟寒热，汗不出，目眩睛痛，不能远视。以细针宣泄诸阳热气，无令上冲头目。

神庭　在直鼻上入发际五分。如发际不明者，取以眉心上三寸五分。足太阳、督脉之会。灸七壮，禁针，针令发狂疾，目失明。治发狂，登高妄走，风痫目上视，泪出鼻渊，惊悸不得安寝。

素髎一名面王。　在鼻柱上端准头。针一分，禁灸。治鼻中息肉不消，多涕喎㖞，衄血，酒齄风。

水沟一名人中。　在鼻柱下沟中央陷中。手足阳明、督脉之会。针三分，灸三壮。治中风口噤，恶邪鬼击，癫痫瘟疫，消渴多饮，水气遍身肿。

兑端　在上唇端。手阳明脉气所发。针二分，灸三壮。炷如麦大。治癫痫吐沫，消渴鼻衄，口臭，齿龈痛。

龈交　在唇内上龈缝中。任、督、足阳明之会。针三分，灸三壮。治鼻中瘜①肉，牙疳肿痛，目赤多泪眵②，头额痛，面生疮癣。

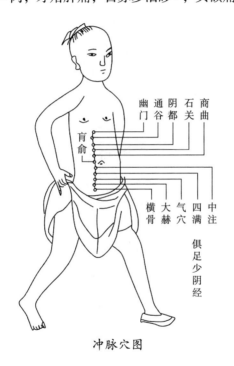

幽门　通谷　阴都　石关　商曲
肓俞
横骨　大赫　气穴　四满　中注
俱足少阴经

冲脉穴图

冲脉说③

冲脉者，起于气街，足阳明经。并少阴之经侠脐上行，至胸

---

① 瘜：为"息"的后起区别字，"瘜肉"即"息肉"。用例如《外科正宗·鼻痔》："鼻内息肉结如榴子。"

② 眵（chī痴）：眼分泌物，俗称"眼屎"。《神农本草经》："目中眵曈。"

③ 冲脉说：原缺，据目录补。

中而散。《骨空论》。

其右腹也，行乎幽门、通谷、阴都、石关、商曲、肓俞、中注、四满、气穴、大赫、横骨。左右二十二穴。

《难经》曰：冲脉并足阳明之经上行。王惠源曰：足阳明去腹中行二寸，少阴去腹中行五分，冲脉行于二经之间也。

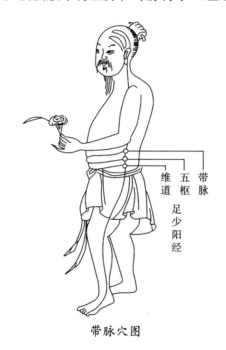

五枢　带脉
维道　　足少阳经

带脉穴图

带脉说①

带脉者，起于季胁，回身一周。

带脉为病，腰腹纵，溶溶如囊水之壮。溶溶，缓慢貌。妇人小腹痛，里急后重，瘕疝，月事不调，赤白带下。《明堂》。

足少阴之正，至腘中，别走太阳而合上，至肾当十四椎出属带脉，直者系舌本，复出于项，合于太阳。《经别》篇。

---

① 带脉说：原缺，据目录补。

其脉气所发，正名带脉，以其回身一周如束带然，又与足少阳会于五枢、维道。左右六穴。

阳跷脉说[1]

阳跷脉者，起于跟中，循外踝，上行入风池。

阳跷为病，阴缓而阳急。《难经》。

阳跷所发之穴，生于申脉，以跗阳为郄，本于仆参，与足少阳会于居髎，又与手阳明会于肩髃及巨骨，又与手足太阳、阳维会于臑俞，又与手足阳明会于地仓、巨髎，又与任脉、足阳明会于承泣，又与手足太阳、足阳明、阴跷会于睛明。左右二十二穴。

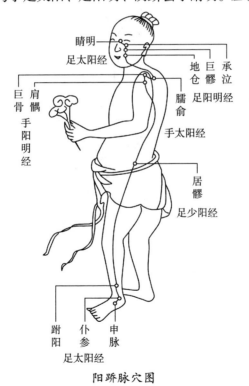

阳跷脉穴图

---

① 阳跷脉说：原缺，据目录补。

阴跷脉说①

阴跷脉者，起于跟中，循内踝上行，至咽喉交贯冲脉。

阴跷为病，阳缓而阴急。《难经》。

阴跷在内踝，病即其脉急，当从内踝以上急，外踝以上缓。

阳跷在外踝，病即其脉急，当从外踝以下急，内踝以上缓。《脉经》。

两足跷脉长七尺五寸，而阴跷所生在照海，以交信为郄。《脉度》。左右八穴。

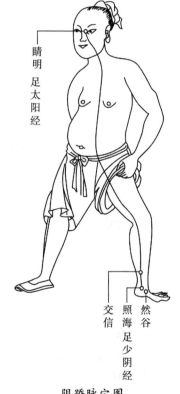

阴跷脉穴图

---

① 阴跷脉说：原缺，据目录补。

阳维脉说①

阳维脉者，维于阳，其脉起于诸阳之会，与阴维皆维络于身。若阳不能杂于阳，则溶溶不能自收持。

阳维为病，苦寒热。《难经》。

其脉气所发，别于金门，以阳交为郄。与手太阳及阳跻会于臑俞，又与手少阳会于臑会，又与手足少阳会于天髎，又与手足少阳、足阳明会于肩井。其在头也，与足少阳会于阳白，上与本神及临泣、目窗，上至正营、承灵，循于脑空；下至风池，其与督脉会则在风府及哑门。其三十六。

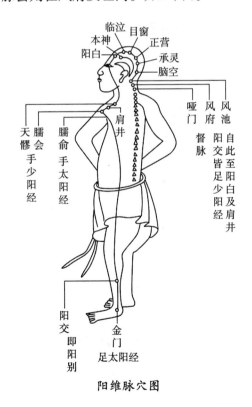

阳维脉穴图

---

① 阳维脉说：原缺，据目录补。

阴维脉说①

阴维脉者，维于阴，其脉起于诸阴之交，若阴不能维于阴，则怅然失志。

阴维为病，苦心痛。《难经》。

其脉气所发者，阴维之郄，名曰筑宾，与足太阴会于大横、腹哀，又与足太阴、厥阴会于府舍、在大横下四寸三分。期门，又与任脉会于天突、廉泉。共十二穴。

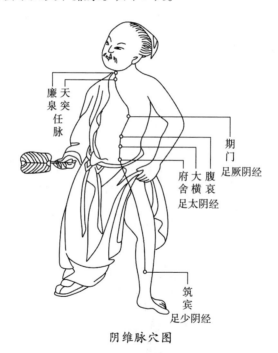

阴维脉穴图

十二经主客原络

手太阴肺经原穴太渊主，手阳明大肠络穴偏历客。

———————————

① 阴维脉说：原缺，据目录补。

手阳明大肠原穴合谷主，手太阴肺经络穴列缺客。

足太阴脾经原穴太白主，足阳明胃经络穴丰隆客。

足阳明胃经原穴冲阳主，足太阴脾经络穴公孙客。

手少阴心经原穴神门主，手太阳小肠络穴支正客。

手太阳小肠原穴腕骨主，手少阴心经络穴通里客。

足少阴肾经原穴太溪主，足太阳膀胱络穴飞扬客。

足太阳膀胱原穴京骨主，足少阴肾经络穴大钟客。

手少阳三焦原穴阳池主，手厥阴心包络穴内关客。

手厥阴心包原穴太陵主，手少阳三焦络穴外关客。

足厥阴肝经原穴太冲主，足少阳胆经络穴光明客。

足少阳胆经原穴丘墟主，足厥阴肝经络穴蠡沟客。

《难经》曰：三焦行于诸阳，故置一腧，名曰原。

凡治病必随各经主客刺之。主者，原穴也；客者，络穴也。如肺经有病，可刺本经太渊原穴，复刺大肠偏历络穴。余仿此。

藏府募穴

中府肺募　巨阙心募　期门肝募　章门脾募

京门肾募　日月胆募　中脘胃募　天枢大肠募

关元小肠募　石门三焦募　中极膀胱募

东垣曰：凡治腹之募，皆为原气不足，从阴引阳也。若六淫客邪及上热下寒，筋骨皮肉血脉之病，错取于胃之合，及诸腹之募者必危。

脏府腧穴

肺腧三椎下　心腧五椎下　肝腧九椎下　脾腧十一椎下

肾腧十四椎下　厥阴腧四椎下　胆腧十椎下　胃腧十二椎下

三焦腧十三椎下　　大肠腧十六椎下　　小肠腧十八椎下　　膀胱腧十九椎下

东垣曰：天外风寒之邪乘中而外入，在人之背上府腧、脏腧，是人之受天外风邪。亦有二说：中于阳则流于经，此病始于外寒，终归外热，故治风寒之邪，治其各脏之腧。

募，作膜。肉间膜系为藏气结聚之所，故募在阴也。腧犹委输之输，六阴六阳之气由之转输传送，故腧在阳也。

八会穴[①]

府会中脘胃募也，六府取禀于胃，故曰府会。

脏会章门脾募也，五脏皆禀于脾，故曰脏会。

筋会阳陵泉足少阳之筋结于此，肝主筋，胆为之合，故曰筋会。

髓会悬钟诸髓皆属于骨，故曰髓会，人能健步，以髓会绝骨也。

血会膈腧谷气由膈达于上焦，化精微为血之处，故曰血会。

骨会大椎肩脊之骨会于此，故曰骨会，肩能任重，以骨会大椎也。

脉会太渊平旦脉会于此，故曰寸口者，脉之大会。

气会膻中此为三焦宗气所居，是为上气海，故曰气会。

《难经》曰：热病在内者，取会之气穴。

九　门

飞门唇也　　户门齿也　　吸门会厌也　　贲门胃之上口　　幽门太仓下口　　阑门小肠下口　　魄门肛门也。

以上《难经》名曰七冲门。

---

① 穴：原缺，据目录补。

命门 精血之门，居前阴中　气门 溲溺之门，居前阴中，由气化而出，故曰气门。

经外奇穴考 共九十八穴

印堂一穴　在鼻柱上两眉间陷中。针一分，灸五壮。治小儿惊痫。

鼻准二穴　在鼻柱尖上。治鼻上生酒酢风，针出血。

内迎香二穴　在鼻孔中。治目热暴痛，用芦管子搐出血最效。

鱼腰二穴　在眉中间。治眼生垂帘翳膜。针入一分，沿皮向两旁。

鱼尾二穴　在目外眦头。针一分。治目疾。

太阳二穴　在眉后陷中，太阳紫脉上。治眼红肿痛连头上，其法用帛一条，紧缠其项颈，或以手紧纽其领，令紫脉见，即于紫脉上刺出血。

睛中二穴　在眼黑珠正中。取穴之法：先用布搭目外，以冷水淋一刻，方将三棱针于目外角，离黑珠一分许，刺入半分之微，然后入金针，约数分深，旁入自上层转拨向瞳神①轻轻而下，斜插定目角，即能见物。一饭顷出针，轻扶偃卧，仍用青布搭目外，再以冷水淋三日夜。止。初针盘膝正坐，将箸一把，两手握于胸前，宁心正视。其穴易得。一切内障，年久不能视物，顷刻光明，神秘穴也。凡学针人眼者，先试内障羊眼，能针羊眼复明，方针人眼，不可造次。

聚泉一穴　在舌上，当舌中。吐出舌取之，有直缝是穴。

① 神：《针灸大成·经外奇穴》作"仁"。

灸七壮。治哮喘久嗽，用生姜切片如钱厚，搭舌上艾灸，以清茶连生姜细嚼咽下。又治舌胎，舌强，小针刺出血愈。

海泉一穴　在舌下中央脉上。治消渴，针出血。

左金津、右玉液二穴　在舌下两旁紫脉上，卷舌取之。治舌本肿痛，重舌喉痹，刺出血。

十宣十穴　在手十指头上，去爪甲一分，每指各一穴。治乳鹅①，针出血，立效。

八邪八穴　一名大都，在两手大指次指虎口赤白肉际，握拳取之。治头风牙痛。一名上都，在食指中指本节歧骨间，握拳取之。一名中都，在中指无名指本节歧骨间。一名下都，在无名指小指本节歧骨间。俱治手臂红肿。针一分，灸五壮。

大骨空二穴　在手大指中节上，屈指当骨尖。治目久痛，及生翳膜内障。灸七壮，禁针。

小骨空二穴　在手小拇指第二节上，屈指当骨尖。治手节疼，目痛泪出。灸七壮。

五虎四穴　在手食指及无名指第二节骨尖上，握拳取之。治五指拘挛。灸五壮。

中魁二穴　在手中指第二节骨尖上，屈指取之。治五噎反胃。灸七壮。

中泉二穴　在手背腕中，当阳溪、阳池间陷中。治心痛及腹中诸气疼。灸二七壮。

龙元二穴　在两手掌后，其法用稻草量自手中，指头至掌第一横纹，折为四分，乃复自横纹比量向臂，当草尽处两筋间

---

①　乳鹅：鹅即"乳蛾"，中医喉科病名。通"蛾"，"鹅""蛾"古音均属疑纽歌部，音同可通。此处"鹅"《针灸大成·经外奇穴》作"蛾"正是其异文相证。

是穴。治牙疼。灸七壮。

高骨二穴　此即手髓孔穴。在掌后寸部前五分。针一寸半，灸七壮。

又脚髓孔[①]二穴　在足外踝后一寸。俱治手足痿痹，半身不遂。

二白四穴　在掌后横纹直上四寸。一手有二穴，一穴在筋内，两筋间当间使后一寸；一穴在筋外，与筋内之穴相并。治痔漏。

肩柱骨二穴　在肩端起骨尖上。治瘰疬及手不能举动。灸七壮。

肘尖二穴　在两肘骨尖上。治瘰疬，可灸七七壮。《千金翼》曰：治肠痈，屈两肘尖头骨，各灸百壮，下脓血者愈。

夹脊二穴　取法令病人合面卧，伸两手着身，以绳横牵两肘尖，当绳下脊间，用墨点记，两旁各开一寸半是穴。治霍乱转筋。灸百壮。

内踝尖二穴　在足内踝骨尖上。治下丬牙疼，脚内廉转筋。灸七壮。

外踝尖二穴　在足外踝骨尖上。治脚外廉转筋，寒湿脚气。灸七壮。

髋骨四穴　在足阳明梁丘穴两旁，各开一寸五分，两足共四穴。治腿痛。灸七壮。

膝眼四穴　在膝头骨下两旁陷中。针五分，禁灸。治膝冷痛

---

① 手足髓孔：《千金翼方·针灸上·诸风》谓："灸猥退风半身不遂法：先灸天窗，次大门，脑后尖……次手髓孔，腕后尖骨头宛宛中……次脚髓孔，足外踝后一寸……各灸百壮。手髓孔疑即经穴腕骨或阴谷；足髓孔疑即经穴昆仑。"可参。

不已。

八风八穴　在足五指歧骨间。俱治脚背红肿。针一分，灸五壮。

鬼眼四穴　在手大拇指，去爪甲角如韭叶，两指并起，用帛缚之，当两指歧缝中。治鬼魅狐惑，慌惚振惊。又二穴在两足大指，取穴亦如在手者。治一切急魇暴绝，兼治五痫，正发时灸此四穴甚效。

鬼眼二穴　在两腰眼宛宛中。治痨瘵。灸法见卷五传尸劳。

按：《千金翼》云：治腰痛灸腰目，窍在尻上约左右。又云：在肾俞下三寸，夹脊两旁各一寸半，以指按陷中，主治消渴。又《胜玉歌》曰：腰痛中空穴最奇。似皆指此穴。

两乳二穴　在乳头下一指许，与乳头相直骨间陷中，妇人以乳头垂下到处是穴。男左女右灸一处，艾炷①如小麦大，治呃逆立止。灸三壮不止者，不可治。

阑门②二穴　在曲骨旁三寸动脉中。治七疝，奔豚。《千金翼》云：在横骨旁三寸，治癞卵偏大，灸泉阴百壮，即此。一日针一寸。

囊底一穴　在阴囊十字纹中。治肾藏风疮，小肠疝气。灸七壮，艾炷如鼠粪。

子宫子户二穴　子宫在关元穴左边，开中二寸。《千金翼》：治妇人不孕，漏胎腹痛，灸胞门五十壮，即此。子户在关元穴右边，开中二寸。《千金翼》：治子死腹中，胞衣不下，针

---

① 炷：原为"灶"，形近而误，据文义改。
② 阑门：《景岳全书·杂证谟·疝气》云："阑门穴，在阴茎根两旁各开三寸是穴，针一寸半，灸七壮，治木肾偏坠。按：此即奇俞中泉阴穴。"而《针灸大成·经外奇穴》则谓："兰门二穴，在曲泉两旁各开三寸脉中。治膀胱七疝，奔豚。"可参。

入胞门一寸，即此。

按：足少阴经气穴，一名胞门，一名子户，此在关元左右也。《大成》有子宫二穴，在中极旁三寸，误。

独阴二穴　在足第二趾下横纹中。治干呕吐红，小肠疝气，死胎，胎衣不下。灸五壮。《金鉴·灸难产》穴作足小指至阴。

卷五　证治参详

中风门_{有补遗}

中风，风邪入藏，以致气塞涎壅，不语昏危

百会　风池　大椎　肩井　曲池　间使　足三里

凡觉心中愦乱，神思不怡，或手足顽麻，将有中风之候，速针灸以上穴。

中风卒倒不醒

神阙　用净盐炒干，纳于脐中令满，上加厚姜一片，灸百壮至五百壮，姜焦则易之。或以川椒代盐，或用椒于下，上盖以盐，再盖以姜，灸之亦佳。

丹田　气海　二穴俱连命门，实为生气之海，经脉之本，灸之皆有大效。

目戴上　足太阳之证。目上视，上视之甚而定直不动者，名戴眼也。

神庭　丝竹空　人中《景岳全书》曰：治目睛直视。

脊骨三椎并五椎上各灸七壮，齐下火立效。

背反张　风气乘虚入于诸阳之经，则腰脊反折挛急如角弓之状，一名角弓反张也。

百会　神门　间使　太冲　仆参

又法，针：哑门　风府

口噤　手三阳之筋结入于颔颊，足阳明之筋上夹于口，风寒乘虚而入，其筋则挛，故令牙关急而口噤也。

人中　承浆　颊车　合谷

口眼㖞斜　此由邪犯阳明、少阳经络。

水沟　承浆　颊车针向地仓　地仓针向颊车　听会　客主人
合谷

凡口㖞向右者，是左脉中风而缓也，宜灸左㖞陷中二七壮，
艾炷如麦粒。㖞向左者，是右脉中风而缓也，宜灸右㖞陷中二
七壮。

暗哑　心受风，故舌强不语，风寒客于会厌，故卒然无音。
又有肾脉不上循喉咙挟舌本则不能言，此肾虚热痰。

灵道　鱼际　阴谷　复溜　丰隆

中风无汗恶寒　针：至阴出血　昆仑　阳跻

中风有汗恶风　针：风府　以上二症，太阳经中风也。

中风无汗，身热不恶寒；中风有汗，身热不恶风

针：陷谷，去阳明之贼。针：厉兑，泻阳明经之实热。

已上二症阳明经中风也。

中风无汗身凉　针：隐白，去太阴经之贼也。此症太阴经中
风也。

中风有汗无热　针：太溪　此症少阴经中风也。

中风六症混淆系之于少阳、厥阴，或肢节挛痛，或木不仁
者，厥阴之井大敦，针以通其经。少阳经之绝骨，灸以引其
热也。

凡初中风，跌倒，卒暴昏沉，痰涎壅滞，牙关紧闭者，急
以针刺手指上十二井穴，去恶血。又治一切暴死恶候，及绞肠
痧症。

少商二穴　商阳二穴　中冲二穴　关冲二穴　少冲二穴
少泽二穴

瘫痪　此由将息失宜，心火暴甚，肾水虚不能制之，则阴

虚阳实，而热气怫郁，心神昏冒，筋骨不用，而卒倒无知也。

肩井　肩髃　曲池　阳溪　合谷　中渚　风市　阳陵泉
阳辅　昆仑　足三里

半身不遂　此由气血不周，一名偏枯是也。或但手不举，口不能言，而无他症者，此中经也。各随其经络俞穴而针灸之，兼用药补血养筋，方能有效。

百会　肩井　肩髃　曲池　手三里　列缺　风市　绝骨
足三里

以上穴，先针无病手足，后针有病手足。

痉　病一名痓病

痉者，强也。《千金》云：太阳中风，重感寒湿则变痉。盖太阳中风，身必多汗，或衣被不更，寒湿内袭，或重感天时之寒，地气之湿，因而变痉。风挟寒则血涩无汗为刚痉；风挟湿则液出有汗为柔痉。亦有血虚筋脉无所荣养而成痉者，筋急而缩为瘛，筋弛而缓为纵①，伸缩不已为瘛疭，俗谓之搐搦②是也。有补遗。

百会　风池　曲池　合谷　复溜　昆仑　太冲

痫　病有补遗

羊痫　目上窜，作羊声。即心痫也。

马痫　张口摇头，身体反折。按：古五痫之名无马痫，《别

---

① 纵：通"疭"。

② 搐搦（chùnuò 触诺）：十指频频开合，或两拳紧捏而不自觉地抽动，多见于小儿。《温病条辨·解儿难》："瘛者，蠕动引缩之谓，后人所谓抽掣、搐搦。"

录》：有马痫而无犬痫。一云心痫，目瞪吐舌，仿佛马鸣，马属火，亦属心也。

鸡痫 张口前仆，提住即醒。即肺痫也，一云惊跳反折，手疭其声如鸡。又巽为鸡，属木，金克木也。

犬痫 反折上窜，其声如犬。犬属木，即肝痫也。

牛痫 直视腹满，声如牛吼。即脾痫也。

猪痫 吐涎沫如绵，作猪声。即肾痫也。以上痫症，大率痰、热、惊三者所致。

百会　神庭　上星　风府　风池　丝竹空　神门　肺俞一本心俞，误　巨阙　鸠尾　上脘　神阙　阳陵泉　阳辅

发于昼者阳跻；发于夜者阴跻。

按：痫病仆时身软，或作六畜声。若中风、中寒之类，则仆地无声，醒时无涎沫，亦不复发。痉病虽时发时止，必身体强直，反张如弓为辨。

癫 狂癫即痴病，有补遗

癫多喜，病在心脾包络，时作时止，常昏倦，阴主静也。狂多怒，病在肝胆胃经，少卧而不饥，踰①垣上屋者，阳盛则四肢实也。

人中治笑哭　间使　神门治痴呆　后溪　申脉　下巨墟治狂冲阳男灸此，癫狂并治　骨骶灸二十壮治癫

两手足大指左右相并，用绳缚定，艾炷灸两指歧缝中七壮，须甲肉四处着火，病者哀告我自去为效。

又孙真人十三鬼穴：挨次针之，如偏穴，男先针左，女先

---

① 踰（yú鱼）：越过；超越。《韩非子·五蠹》："故十仞之城，楼季弗能踰者，峭也。"

针右。

人中　少商　隐白　太陵　申脉　风府　颊车　承浆　劳宫　上星　会阴　曲池　舌下中缝横箸一枚于口，令舌不动，刺出血效

《大成》曰：凡男妇或歌或笑，或哭或吟，或多言，或久默，或朝夕嗔怒，或昼夜妄行，或口眼俱斜，或披头跣足，或裸形露体，或言见鬼神。如此之类，乃飞虫精灵，妖孽狂鬼，百邪侵害也。欲治之时，先要：愉悦，书符，定神，祷神，然后行针。

愉悦　谓病家敬信医人，医人诚心疗治。两相喜悦，邪鬼方除。若主恶砭石，不可以言治；医贪货财，不足以言德。

书符　先用朱砂书太乙灵符二道，一道烧灰，酒调，病人服；一道贴于病人房内。书符时，念小天罡咒。

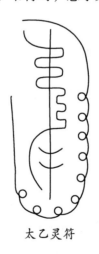

太乙灵符

念咒　先取气一口，次念天罡大神，日月常轮，上朝金阙，下覆昆仑，贪狼巨门，禄存文曲，廉贞武曲，破军辅弼，大周天界，细入微尘，玄黄正气，速赴我身，所有凶神恶杀，速赴

我魁之下，母动母①作，急急如律令。

定神 谓医与病人，各正自己之神。

祷神 谓临针之时，闭目存想一会针法，心思神农黄帝，孙韦真人，俨然在前，密言从吾针后，病不许复。乃掐穴咒曰：大哉乾元，威通神天，金针到处，万病如拈，吾奉太上老君，急急如律令。

尸 厥 有补遗

尸厥，阴阳逆也，其状如死，犹微有息，而不恒脉，尚动而形无知也，脉沉大而滑，身温而汗，此为入府，气复自愈。若唇青身冷，此为入藏，即死。手冷过肘，足冷过膝者，死。指甲青黑者，死。

人中针入至齿　百会　间使　列缺　期门　巨阙　气海　金门　厉兑　大都　隐白　大敦

——尸厥卒忤，中恶等证，在乳后三寸，男左女右灸之。

五邪治法 人虚即神游失守，使鬼神外干，令人暴亡。

肝虚者见白尸鬼

丘墟刺三分，得气则补，留三呼，腹中鸣者，可治　肝俞刺三分，得气，气留补

心虚者见黑尸鬼

阳池刺三分，留一呼，次进一分，留三呼，徐出扪穴　心俞刺三分，得气，留补即苏

脾虚者见青尸鬼

---

① 母：通"毋"。别；不要。《针灸大成·名医治法·针邪秘要》作"毋"正乃其异文相证，其他用例如《十药神书·庚字沉香消化丸》："土旺自可生金，母区区于保肺。"

冲阳刺三分，得气则补，留三呼，徐出扪穴　**脾俞**刺三分，留二呼，气至，徐徐退针即苏

肺虚者见赤尸鬼

合谷刺三分，得气则补，留三呼，退一分，徐出针　**肺俞**刺一分半，得气留补，徐徐出针

肾虚者见黄尸鬼

京骨刺一分半，留三呼，进三分，留一呼，徐出扪穴　**肾俞**刺三分，得气则补，留三呼，徐出扪穴

张景岳曰：凡犯尸鬼暴厥，不省人事，若四肢虽冷无气，但觉目有神采，心腹尚温，口中无涎，舌不卷，囊不缩，汗不出，及未过一时者，尚可刺之复苏。刺法用毫针，先以口含针，令温暖而刺之，则经脉之气无拒逆也。

伤寒热病门有补遗

头痛身热

风池　风府　上星　攒竹　悬颅　商阳　鱼际　神道　期门　足三里　陷谷　太溪一名吕细

汗不出

腕骨　阳谷　合谷泻　复溜补

汗出寒热

风池　五处　攒竹　上脘　少商　合谷补　复溜泻

热无度，汗不出

陷谷泄阳明之热

大烦热，昼夜不息，刺十指间出血，谓之八关大刺。

恶寒　后溪

喘　三间

结胸　藏气闭而不流布也，按之痛为小结，不按自痛为大结。

肺俞　期门

热入血室，谵语

期门

腹胀

三里　内庭

发狂　此阳明胃经邪热炽盛，燥火郁结于中所致。

百会　合谷　间使　足三里　复溜

郁冒　郁为气不舒，冒为神不清，即昏迷也。

关冲　少泽　窍阴　至阴

厥　三阴三阳之脉，俱相接于手足。阴主寒，阳主热，阳气内陷，不与阴气相顺接，则手足厥冷也。

支沟　内庭　太溪　大都　行间

若脉绝者

间使　气海　复溜

余热不尽

曲池　间使　合谷　后溪

过经不解

期门

发黄　阳明瘀热在里，身必发黄，大率温热之黄如橘色，寒湿之黄如熏色。

外关　腕骨　申脉　涌泉

小便不利　邪蓄于内，津液不行也。

阴谷　阴陵泉　关元寒郁不通者，用炒热盐熨关元

石门阴寒甚，小便不利，囊缩腹痛，欲死者，灸石门

大便秘塞　章门　照海

瘟　疫

瘟疫六七日不解，以致热入血室，发黄身如烟熏，目如金色，口燥而热结。砭刺曲池，出恶血；或用锋针刺肘中曲泽之大络，使邪毒随恶血而出，极效。

大头瘟　因风热时邪，凡憎寒发热，咽喉肿痛，头目面部肿及于耳，结块则止，不散，必出脓而后愈。外科有时毒证，即此也。甚至项肩俱肿①，状如虾蟆，故又名虾蟆瘟也。有补遗。

大迎　曲池　合谷

疟　疾

证治详见《刺疟论》篇，此特通用刺灸要穴

痰疟寒热

合谷　曲池　后溪

久疟热多寒少

间使　太溪　丘墟治振寒

久疟不食

公孙　内庭　商丘治呕

疟由寒湿饮食伤脾，若久不愈，黄瘦无力者，灸脾腧。七壮。

凡治疟先针，而后灸大椎，三七壮，一日三壮愈。又灸三椎骨脊上。三壮。

---

①　肿：《景岳全书·杂证谟·瘟疫》此上有一"斑"字。

暑 病有补遗

中暑 暑乃天之气，所以中手少阴心经，初病即渴，其脉虚弱。

人中 中脘 气海 曲池 合谷 中冲 三里 内庭

暑郁中焦，腹痛上下攻绞，不得吐泻。用生熟水调白矾三钱，少顷探吐，去其暑毒。如胸背四肢发红点者，以菜油灯火遍焠之。

痧 症

黑痧 腹痛头疼，发热恶寒，腰背强痛①。

白痧 腹痛吐泻，四肢厥冷，十指甲黑，不得睡卧。

黑白痧 头疼发汗，口渴泄泻，恶寒肢冷，不得睡卧，或肠鸣腹响，名绞肠痧也。

百劳 列缺 十宣 委中以上刺痧通用 天府黑痧兼刺之
太陵 大敦白痧兼刺之 窍阴黑白痧兼刺之 中脘 丹田治小腹绞痛

又痧有青筋、紫筋，或现于数处，或现于一处，必用针刺放去其毒血。或有误饮热汤，则青紫筋反隐而不现，即放之毒血不流，此当急饮冷水以解之，然后再放而血流，再刮而痧出。或有痧毒方发，而为食物积滞所阻，此当先消食积而再放刮。或有痧毒方发，兼遇恼怒气逆，则愈作胀，此当先用破气药以顺之，而再放刮，则痧可渐消也。若刮已到，放已尽而不愈，则是痧毒惟在肠、胃、肝、脾、肾、三阴经络，必须据症用药。

---

① 痛：《针灸大全·八法主治病》《针灸大成·人脉》此下均有"不得睡卧"四字。

放痧有十　头顶心百会穴　印堂　两太阳穴　喉中两旁
舌下两旁　两乳　两手十指头十宣穴　两臂弯　两腿弯　两足
十指头

霍　乱

霍乱，挥霍撩乱也。邪在上焦则吐，在下焦则泻，在中焦
则吐泻交作，此湿霍乱，易治。若不能吐利，邪不得出，壅遏
正气，关格阴阳也。至于舌卷，阳缩入腹者，不治。又霍乱为
胃气反逆，误犯谷食米饮，必死。

关冲　支沟　委中　承山　三阴交　公孙　太白　太溪吐
泻神效　夹脊穴

吐泻不止者　中脘　天枢　气海或针或灸立愈

霍乱将死者，以细白干盐填满脐中，艾灸七壮，立苏。

恶心呕吐哕病见补遗

恶心　胃口有邪，见饮食便生畏恶，心下欲吐不吐。若寒
气恶心者，呕清水；痰火恶心，呕酸水，烦渴。

胃俞　幽门　中脘　商丘

呕吐　吐属太阳[1]，有物无声，乃血病也；呕属阳明，有
物有声，气血俱病也。

太渊　太陵　两乳穴即乳根，灸三壮　中脘　气海　足三里
通谷

翻胃噎隔有补遗

翻胃　上焦吐者，气上冲胸，食已即吐。中焦吐者，胸中

---

[1] 阳：《证治汇补·胸膈门·呕吐》作"阴"，于义为胜。

痞闷，或先痛后吐，或先吐后痛。下焦吐者，朝食暮吐，暮食朝吐，四肢冷，小便清，大便不通。或饮食后两日吐者，脾绝胃枯，不可治也。

膈俞　脾俞　上脘　中脘各灸二七壮　天枢　气海　三里太白

噎病　忧噎，胸中痞满，气逆时呕，食不下。思噎，心悸善忘。气噎，心下痞，噎哕不食，胸背痛。劳噎，气上膈，支满背痛。食噎，食急胸痛，不得喘息。噎是神思间病，惟内观静养者可治。

天突　胃俞　中脘　气海　三里　膏肓俞　脾俞思噎更效膻中治气噎　膈俞治劳噎

三　消

三消证，三焦受病也。上消属肺，大渴引饮，以上焦之津液枯涸，名曰膈消，亦曰消渴。中消属胃，多食善饥，而曰渐消瘦，名曰消中，亦曰消谷。下消属肾，烦躁引饮，面黑耳焦，溺如膏，名曰肾消，亦曰内消。是皆心胃之火上炎，真阴不足也。

承浆　金津　玉液　肾俞

咳嗽哮喘门

咳嗽　有声无痰，曰咳，伤于肺气也。有痰无声曰嗽，动于脾湿也。有声有痰，名曰咳嗽，因伤肺气，复动脾湿也。

天突　膻中　乳根三壮　风门　肺俞　经渠　列缺　鱼际前谷　三里

咳逆　因喘咳以至气逆，咳嗽之甚者也。

肺俞　肺募　太陵　三里　行间

一法刺期门

风劳百病　风劳初起，原因咳嗽鼻塞，久则风邪传里，渐变成劳，在表令人自汗，在里令人内热。在肺咳嗽，在肝吐血，在脾体瘦，在肾遗精。

肩井灸二百壮

哮　哮病有五：水哮，饮水则发；气哮，怒气所感，痰饮壅满则发；咸哮，多食咸味则发；乳哮，小儿初生便哮；酒哮，醉酒行房所致，饮酒则发。水哮、乳哮、酒哮俱难治。

天突　华盖　胆中　俞府　三里　肩中俞治风哮

又法，以线一条套颈上，垂下至鸠尾尖截断，牵往后脊，中线头尽处是穴。灸七壮效。

小儿咸哮　男左女右，手小指尖上，用小艾炷灸七壮，无不除根。

喘　凡喘促而喉中如水鸡声者，谓之哮；气急而连续不能以息者，谓之喘。

气喘不能卧，风冷久嗽：六椎下灵台灸三壮愈

诸喘气急：七椎下至阳灸三壮

虚劳门有补遗

骨蒸寒热　蒸上则见喘咳痰血，唇焦面红[1]，耳鸣目眩，肺痿肺痛；蒸中则见腹肋胀痛，体倦肉瘦，多食而饥；蒸下则见遗精淋浊，泻泄燥急，腰疼脚瘦[2]，阴茎自强。

肺俞　膏肓俞　足三里

---

[1]　面红：《医学入门·外集·内伤》作"舌黑"，义胜。
[2]　瘦：《医学入门·外集·内伤》作"酸"，义胜。

四花穴 令病人平身正立，用草一条，约长三四尺，一头与足中指端一作大指。比齐，顺脚心至后跟贴肉直上，比至曲䐐大纹截断。次令病人正坐，解发分顶，却将此草自鼻尖量，从头正中循项背贴肉垂下，至草尽处用墨点记。又取短草一条双折，按定鼻柱根左右分开，至两口角截断如人字样，展直取中，横加于背脊墨点上，两边草尽处为第一次应灸二穴，即五椎心俞，心主血，故灸之，随年纪多灸一壮，累效。如人三十岁，灸三十一壮。又取前所量足之草中摺，正按结喉上，其草两头垂脊间，至尽处以墨点记，次以前所量短草亦如前法，横加于墨点上，两边草尽处为第二次应灸二穴，即七椎膈俞，疏曰血会膈俞，盖骨蒸劳热，血虚火旺，故灸之。崔知悌立四花穴法，而不指穴名，为粗工告也。如妇人缠足者，以草自右髃肩髃穴起，伸手贴肉量至中指头截断，以代量足之法。

凡男妇五①劳七伤，肌肉削瘦，盗汗潮热，烦躁咳嗽，吐血等证，初灸七壮或二七壮、三七壮，再灸膏肓二穴。

按《类经图翼》云四花，上二穴近五椎，心俞；下二穴近九椎，肝俞，而依其法度之，未合。《大成》云上二穴膈俞，下二穴胆俞，依其法度之亦不合。今与《资生》灸劳穴等法较正如上。

骨热不可治，前板齿干燥 灸：骨会大椎

真气不足 灸：气海 足三里

注夏羸瘦 凡在夏初，而患头疼足软，体热食少者，名曰注夏。一作疰夏。

大椎 肺俞 膈俞 胃俞 中脘

传尸劳有补遗。

---

① 五：此下原衍"五"，据《类经图翼·经络·崔氏四花六穴》删。

第一代，虫伤心，灸心俞，并上下如四花样。

按：四花穴，又有上下二穴之法，取心俞当点记五椎下。次用草一条双折，按定鼻柱，根分开，比至两口角，截断如人字样，展直取中，横放点处，其左右草尽处即心俞二穴，又以此草取中，贴脊直放点处，上下草尽处亦为二穴，合心俞共灸四穴。如灸肺俞，点记三椎下为法，余仿此。

第二代，灸肺俞，四穴如前。

第三代，灸肝俞，四穴如前。

第四代，灸厥阴俞，四穴如前。

第五代，灸肾俞，四穴如前。

第六代，灸三焦俞，四穴如前。

此症五日轻，五日重。轻日其虫大醉，方可灸。又须请《普庵咒》镇念之。

——凡取痨虫，可于三椎骨上一穴，并膏肓俞二穴，各灸七壮，然后以饮食调理，方下取虫药。

——灸腰眼穴法，于癸亥日二更后，将交夜半，乃六神皆聚之时，令病人解衣，举手向上，略转后些，则腰间有微陷是穴。正身直立，用墨点记，然后上床合面而卧，各灸七壮，或九壮、十一壮。其虫必从吐泻中而出，烧毁远弃之，可免传染。此比四花等穴，尤易取效。

失　血

咳血吐血有补遗

间使　列缺　太渊　鱼际　神门　百劳　风门　肺俞　肝俞　脾俞　乳根　上脘　三里

肺痿肺痈_{有补遗}

肺痿 咳嗽上气喘急，口中反有浊唾涎沫，为肺痿之病。

肺俞灸三壮　气户　太渊

肺痈 咳嗽吐臭痰，胸中隐隐痛，自汗喘急，呼吸不利，便是肺痈之候。

尺泽　太渊　列缺　少商　合谷　间使　太陵　支沟　肺俞灸三壮　库房

按：《金匮》云：热在上焦者，因咳为肺痿。肺痿之病，从亡津液得之，为阴虚之症。如咳久肺瘪，喉哑声嘶咯血，多不可治。肺痈由感受风寒，停留肺中，蕴发为热，或挟湿热痰涎蒸淫肺窍，以致血为凝滞，变成痈脓，治法大忌温补。凡初受风寒咳嗽，即见上气喘急，将成肺痿、肺痈之候，可施以灸法。若肺痿热已深，肺痈脓已成，吐出如米粥者，皆不宜灸，灸则助邪伤肺，反为害矣。

头面病

头痛 风寒客于经络，令人振寒头痛，身重恶寒。

头脑痛连两额属太阳；头额痛连目齿属阳明；头额痛连耳根属少阳；太阳穴痛属脾虚；巅顶痛属肾；目系痛属肝。_{有补遗}

百会　天柱真头痛速灸此三穴　风池　风府　前顶　上星攒竹　后溪　腕骨　少海　解溪　丝竹空　中渚　合谷　头维头临泣　足临泣丝竹空下治偏头痛。以上诸穴当验邪所从来择用之。

醉头风 口吐清涎，眩晕，或三四五日不省人事，不进饮食。此痰饮停于胃脘，药宜利气化痰。

印堂　攒竹　风门　膻中　中脘

头旋_{有补遗}

百会 络却 目窗 风池 侠溪 丰隆 解溪 申脉 至阴

头肿 一名发颐，肿在耳前后。详见卷六大头瘟。

曲池 大迎 曲差 完骨

面肿作痒

迎香 合谷 陷谷面目壅肿刺出血，愈 厉兑

目　病_{有补遗}

目赤肿痛 赤热时气流行或素有目疾，及痰火盛，元气虚者，则传染为累。

上星 睛明 攒竹 风池 合谷 三间 太阳 目窗 百会 前顶 丝竹空

大眦痛 少泽

小眦痛 关冲

睛痛欲出

十指缝中刺出血 内关 内庭

足太阳有通项入于脑者，正属目本，名曰眼系。凡头目苦痛，取：睛明 玉枕

怕热羞明 皆由火燥血热。若目不赤痛，但畏明者，乃肝血亏，不能运精华以敌阳光之故。

行间

眼红肿涩烂沿

睛明 二间 三间 合谷 光明

风目眶烂

头维　颧髎

目眶赤烂俗名为"赤瞎"

刺目眶外出血，以泻湿热。

眼生翳膜　翳自热生，如碎米者易散，梅花瓣者难消，其有赤眼，与之凉药过多，又涤以水，血为之凝，翳不能去。治宜发物，使其邪动，翳膜乃浮，辅以退翳之药，则能自去。此症受病已深，未可一时针愈，须如法三四次刺之。

睛明　太阳　翳风　瞳子髎　光明　合谷　命门　肝俞临泣治白翳　攒竹　液门　后溪治赤翳

又凡胡椒、韭菜根、橘叶、菊叶之类，皆可杵烂为丸，用绵裹塞鼻中触之，过夜则星自落。

眼生倒睫拳毛　目病之人，脾受风邪，则弦紧而外皮松，令毛倒睫，频频拭擦，毛渐侵睛，扫成云翳。药治无效，当用手扳，将内眶向外，以针刺出血，愈。

青盲无所见　商阳左取右，右取左　肝俞

雀目不能夜视　此肝虚也。盖木旺于寅，绝于申，酉戌时木气衰甚，遇夜始生，至卯稍盛，是以晚暗而晓复明也。

肝俞灸七壮，又刺后穴，不宜出血　睛明　光明　临泣　三阴交

迎风冷泪　此由醉后当风，或暴赤眼痛，不忌房事，恣食热物所致。

头维　睛明　临泣　攒竹　风池　液门　合谷　腕骨后溪

妇人经行与男子交，感秽气冲上头目，亦成此证。

三阴交

眼睑动 头维 攒竹

偷针眼 眼内眦生小块，须视其背上有细红点如疮，以针刺破即瘥，此以解太阳之郁热也。

耳 病有补遗

耳聋 亦名重听，有从外不能达者，其病在经；有从内不能通者，其病在藏。

新聋多热，取少阳、阳明；久聋多虚，补足少阴。

液门 中渚 外关 翳风 耳门 后溪 听宫 听会 合谷 侠溪

耳鸣 此乃痰火上升，壅闭听户。或因脑怒而得者，少阳之火客于耳也，鸣不甚，其脉细者多虚。

耳门 听会 听宫 前谷 腕骨 阳谷 络郄① 肾俞

聤耳 生疮，形似赤肉，又耳出恶水曰聤。

听宫 翳风 耳门 合谷 下关

鼻 病有补遗

鼻塞不闻香臭 鼻司呼吸，往来不息或因风寒闭腠理，则鼻塞不利。火郁清道，则香臭不知。或生息肉而阻塞气道，谓之鼻齆②，此阳明热滞留结也。

百会 风府 百劳 上星 水沟 迎香 通天

---

① 郄（qiè 怯）：通"却"，闭合。用例如《灵枢·岁露论》："毛发坚，腠理郄。"异文相证如《医学入门·经络》作"络却"。

② 齆（wèng 瓮）：鼻孔堵塞不通气。《诸病源候论·鼻窒塞气息不通候》："鼻气不宣利，壅塞成齆。"

鼻痔息肉

通天　囟会各灸七壮，效

鼻渊　又名脑漏郁热重者，时流浊涕而多臭气，谓之鼻渊。热微者，鼻流清涕，谓之鼽。

上星　风府　曲差　人中　合谷

鼻衄

上星　风府血由此而入脑注鼻。灸三壮，立止　二间　合谷隐白

又用蒜一头捣如泥，作饼如钱大，一分厚，贴脚心：左衄贴右，右衄贴左，两孔俱出，左右俱贴即止。

舌　病有补遗

舌肿难言　七情所郁，及心经热壅，则舌肿不得息。

金津　玉液　廉泉　少商　行间

《千金》曰：舌肿满口溢，如吹猪胞，气息不得通，须臾不治杀人。刺舌两边大脉出血。勿刺中央。

《原病式》曰：热结于舌中，舌为之肿，名木舌胀。木者，强而不柔和也。尝治一妇人木舌胀，其舌满口，以铗①针锐而小者，砭之五七度，三日方平，针②所出血几盈斗。一方用蒲黄末掺之。

小儿重舌　刺：行间

舌强　中风痰滞，每有此症。

---

① 铗：据卷三《九针图》，同"铍"。《针灸聚英·玉机微义针灸证治·喉痹》。《针灸大成·名医治法·喉痹》作"铍"。

② 针：《针灸聚英·玉机微义针灸证治·喉痹》《针灸大成·名医治法·喉痹》作"计"。

哑门　三间　中冲　行间

舌缓　治同上。

舌上黄　鱼际

咽喉病有补遗

喉痹俗作喉闭。闭，壅也。　此症先两日，胸膈气紧，出气短促，蓦然喉痛，手足厥冷，气闭。

少商将患者臂以手将下十来次，取油发绳扎大拇指，使血聚于指，刺出血，喉痹即解。男先针左，女先针右。　曲池　合谷　三间　关冲　风府　天突　丰隆　隐白　窍阴

——凡咽喉肿痛闭塞，水粒不下者，兼以三棱针刺手大指背头节上，甲根下排刺三针。

双乳鹅　热气上行，肿于喉之两旁为双鹅，肿于一边为单鹅。此其形必圆突如乳，乃痈疽之类，结于喉间，故多致出毒，或宜刺出其血，并刺后穴。若毒未甚，脓未成者，治之自可消散。若生于咽下者，难治。咽在喉之后。

金津　玉液　少商

单乳鹅

海泉在舌下中央脉上。一作廉泉，误

齿牙病有补遗

上牀牙疼　足阳明病
人中　太渊　冲阳　吕细在内踝尖上，灸二七壮

下牀牙疼　手阳明病
承浆　颊车　三间　合谷　列缺旧名龙元
——治牙痛，于耳前鬓发尖内有动脉处，随病左右，用小

艾炷灸五七壮，神效。不必贴膏，如发再灸，即可断根。

齿齲 齿腐也。《内经》注：齿痛也。

承浆 劳宫各灸一壮 小海 阳谷 少海 合谷 二间
厉兑

牙床腐烂、齿牙脱落，名曰走马牙疳，乃热毒蕴积所致。针穴同前，宜服清胃泻火之药，又用黄连、五棓子①煎水，鸡毛洗口中。

龈痛 齿根肉曰龈。

角孙 小海

肾虚牙疼出血

颊车 合谷 足三里 太溪

手足病

风痹有补遗

外关 天井 少海 尺泽 曲池 合谷 委中 阳辅

肩臂痛

肩髃 天井 尺泽 少海 曲池 三里 合谷 外关
中渚

手指拘挛

阳谷

腋肘痛或肿

小海 尺泽 间使 太陵

腿叉风腿膝酸疼是也

环跳 风市 阳陵泉

---

① 五棓子：棓，通"倍"。此处"五棓子"即"五倍子"。

——凡膝以上病　灸：环跳　风市

膝以下病　灸：犊鼻　膝关　阳陵泉　三里

足踝以上病　灸：绝骨　昆仑　三阴交

足踝以下病　灸：申脉　照海

膝风肿痛即鹤膝风，有补遗

阳陵泉　阳辅　临泣　梁丘　膝眼　足三里　膝关　委中
阴陵泉　商丘　太冲　中封

脚气

此因风寒暑湿所浸，或饮酒厚味，损伤脾胃，湿热下注肝肾而成。其病先从气冲穴隐核痛起。湿胜者，筋脉弛纵，浮肿但重，而不上升，四肢俱寒，治宜辛温发散，继以分利祛湿。热胜者，筋脉蜷缩，枯细不肿，四肢俱热，有时上冲，治以清火降热，其湿热分争。湿胜则憎寒；热胜则壮热。有兼头疼身痛，状类伤寒者，但初起于脚膝热肿，或屈弱不能动移为异耳。

凡脚气上攻胸膈，喘急呕吐不止，自汗脉短促者，死。入心则恍惚，小腹痹胀，左寸乍大乍小者，死。入肾则腰脚肿，小便闭，额黑胸满，左尺绝者，死。若见危候而脉未绝者，以附子为末，津调涂涌泉穴。

一法，刺：肩井　三里　太冲

《神应经》治脚气：一风市灸五十壮　二伏兔刺　三犊鼻五十壮　四膝眼　五三里百壮　六上廉　七下廉百壮　八绝骨

寒湿脚气

解溪灸七壮，效

转筋

转筋在手十指者，灸手踝骨上七壮。

转筋在胫骨者，灸膝下廉筋上三壮。

腹胀转筋者，灸脐上一寸十四壮。

脚转筋　承山　脚踝上内筋急，灸内踝；外筋急，灸外踝

痿躄　筋骨软弱，不痛不痒曰痿，足弱不能行曰躄。由内藏虚耗，血脉、筋骨、肌肉痿弱，无力以运所致，状与柔风脚气相类。彼因风寒邪实，故作肿痛。痿属血气之虚，但不任用而无痛楚，不可混同风治。有补遗。

环跳停针，待气二时方可　中渎　三里

足不能行

三里　三阴交　复溜　行间

穿跟草鞋风

昆仑　丘墟　商丘　照海

腰　痛有补遗

腰重痛不可忍，转侧起卧不便，脚膝挛痹，屈伸不利。灸两脚曲䐐两纹头，四处一齐灸各三壮，用两人两边同吹，至火灭。若午时灸了，至晚，或藏府鸣，或行一二次，愈。

腰痛不可俯仰，令患人正立，以竹杖柱地，平脐点记，乃用度脊中。灸随年壮，灸讫藏竹，勿令人知。

凡腰痛不能立者　须刺：人中

凡腰痛身之前，刺足阳明原冲阳。

身之后，刺足太阳原京骨。

身之侧，刺足少阳原丘墟。

通治腰痛穴：肾俞　白环俞　腰俞　委中　昆仑

心胸胃脘腹痛门

心痛　心痛在歧骨陷中，胸痛则横满膈间，胃脘痛在心之下。有补遗。

曲泽　内关　太陵　神门　中脘

诸心痛者，皆少阴、厥①气上冲也。有热厥心痛者，甚则烦躁而吐，额自汗出，知为热也。其脉洪大，当灸太溪、昆仑各三壮，谓表里俱泻之。热病汗不出，引热下行，表汗通身出者，愈也。

又心痛　针：涌泉　太冲

胸胁痛_{有补遗}

支沟　天井　太陵　期门　三里　章门　丘墟　阳辅
行间

腋下痛或肿

阳辅　丘墟　临泣

胃脘痛　胃之上口曰贲门，与心相连，故胃脘当心而痛，亦由痰食积气郁遏清阳，浊阴不降，阻碍道路而为痛。其或满胀，或呕吐噫气，吞酸不能食，或大便难，或泻痢不止，或面浮面黄，本病与客邪杂见也。

内关　膈俞　胃俞　商丘

腹痛_{有补遗}

内关　膈俞　脾俞　肾俞　中脘　三里　陷谷　太白　商
丘　行间

---

①　厥：此下疑脱"阴"字。《活法机要》《杂病证治准绳·诸痛门·心痛胃脘痛》作"厥阴"。

绕脐痛

天枢　气海　水分

小腹胀满痛

阴交　气海凡脐下三十六疾，小腹痛甚欲死者，灸之即生　三里　内庭　太白　大敦　中封

阴寒腹痛欲死　人有房事之后，或起居犯寒，致脐腹痛极者，急用大附子为末，唾和作饼如钱厚，置脐上以大艾炷灸之。如仓卒难得大附，即用生姜或葱白头切片代之。若药饼焦，或以津唾和之，或另换之，宜待灸至汗出体温而止。或更于气海、丹田、关元各灸二七壮，使阳气内通，逼寒外出，手足温，脉息起，则阴消而阳复矣。

中　蛊 有补遗

五蛊毒注　中恶不能食。

中脘　照海

凡人饮食后忽然腹中不快，或烦躁如狂，心腹搅痛，欲吐不吐，蓦然仆晕，面目青黑，四肢逆冷，涎唾沉水，或嚼生豆而不知腥，或嚼生矾不涩者，是中蛊也。

积聚门 有补遗

胁下积气

期门　章门　尺泽治肺积　行间治肝积

伏梁　环脐而痛

中脘

贲豚气　从少腹起，气上冲胸腹痛。

肾俞　章门　气海　关元　中极

痞块 气壅塞为痞。凡人饮食无节，以致阳明胃气一有所逆则阴寒之气得以乘之，而脾不及化，则胃络所出之道以渐留滞，结成痞块，必在肠胃之外，膈膜之间，故宜用灸以拔其结络之根。

上脘　中脘　通谷　期门灸积块在上者　肾俞　天枢　章门　气海　关元　中极灸积块在下者　脾俞　梁门灸诸痞块

凡灸宜先上而后下，皆先灸七壮或十四壮，以后渐次增加，多灸为妙，以上诸穴择宜用之。然有不可按穴者，如痞之最坚处，或头或尾，或突或动处，但察其脉络所由者，皆当灸之。火力所到，则其坚聚之气，自然以渐解散。第灸痞之法，非一次便能必效，须择其要处，至再至三，连次陆续灸之，无有不愈者。

——治痞须灸痞根，在脊骨十三椎下，当中点记，两旁各开三寸半，以指揣摸，觉微有动脉，此即痞根也。多灸左边，或左右俱灸，或患左灸右，患右灸左，皆效。

长桑君针积块癥瘕法：先于块中针之，甚者，又于块头一针，块尾一针，讫，以艾灸之，立应。块头二七壮，块中三七壮，块尾七壮。

黄　疸有补遗

黄疸发浮

百劳　膏肓俞　腕骨　中脘　三里　阴陵泉治酒疸　丹田治色疸

遍身面目俱黄，小便黄赤或不利

脾俞　然谷　涌泉并以上各穴选用

脾疸 口甘病。

脾俞　阴陵泉

胆疸　口苦病。

胆俞　日月　阳陵泉

肿胀门有补遗

水肿　阳水，先肿上体，肩背手膊，手三阳经；阴水，先肿下体，腰腹胫胕，足三阴经。肿属脾，胀属肝，肿则阳气犹行。如单胀而不肿者，名蛊胀，为木横克土，难治。肿胀朝宽暮急为血虚，暮宽朝急为气血两虚。肿胀由心腹而散四肢者，吉；由四肢而入心腹者，危。男自下而上，女自上而下者，皆难治。

胃俞　肾俞　神阙　水分以上宜灸　水沟　足三里　解溪公孙　阴陵泉　复溜　中封　曲泉以上随宜灸刺

单腹胀

脾俞　水分　公孙　复溜　行间

血鼓

脾俞　肾俞　足三里　复溜　行间

泻　痢

胃泄　色黄，饮食不化。

胃俞

脾泄　腹胀满，泄注，食即呕，吐逆。

脾俞

大肠泄　色白，食已窘迫，肠鸣切痛。

大肠俞

小肠泄　溲涩，便脓血，少腹痛。

小肠俞

大瘕泄① 腹痛，里急后重，数至圊②而不能便，茎中痛。瘕结也。

天枢　水分

以上名为五泄

肾泄 五更溏泄，久而不愈。

气海　关元

洞泄不止

肾俞　中脘

中气虚寒，腹痛泻痢

天枢　神阙

水泄，有渴引饮者，是热在膈上，水多入则下膈入胃中。胃中本无热，不胜其水，名曰水恣，故使米谷一时下。此证当灸大椎二五壮，立已。如用药，宜车前子擂丸，白术、茯苓之类，及五苓散，可选用之。又诸泻痢入胃，名曰溢饮，渴能饮水，水下复泻而又渴，此无药症，当灸大椎。

疝　气有补遗

疝，属肝经，湿热痰瘀乘虚下流作病。又因外寒所郁，气不得通，筋脉收引则痛。或酒色无节，浊气流入下部。或劳碌，或遇寒，发作有时，或有形结于小腹，不能顿消，乃湿热为标，

---

① 大瘕泄：古病名，《难经》"五泄"之一，腹中如有"瘕"结聚坠胀却又便不能畅（里急后重症状），相当于今之痢疾、热利等病证。《针灸全生·泻痢》："大瘕泄，疾痢症也，里急后重：（穴选）天枢、水分。以上各二七壮。"又《研经言》："今之痢，即《难经》五泄中之大瘕泄。"

② 圊（qīng 清）：厕所。《难经·四十三难》："故平人日再至圊，一行二升半。"

肾虚为本。其证或有形如瓜，或有声如蛙，有小腹痛连睾丸者，有痛在下部一边者，湿热须分多少而治。受热则挺纵不收，受寒则牵引作痛，受湿则肿胀下坠。

肝俞　气海　关元　中极　三阴交　外陵在脐左右，各开一寸五分①，灸疝立效，永不再发　归来　大敦　行间　太冲　阑门一名泉阴

一法：关元旁三寸青脉上，灸七壮即愈。左患灸右，右患灸左。

一法：令病人合口，以草横量两口角为一折，照此再加二折，屈成三角如△字样，以上角安脐中，两角安脐下两旁，当下两角处是穴。左患灸右，右患灸左，左右俱患，两穴俱灸。艾炷如麦粒，灸十四壮，或三七壮，神效。

阴头肿痛不可忍者，卒疝也。妇人阴中痛，皆刺：大敦行间

二阴病门②

遗精　梦交而出精者，谓之梦遗。无梦而泄精者，谓之滑精。

膏肓俞　肾俞　中极以上灸随年壮　三阴交　曲泉兼膝胫冷痛者效　中封

又精宫二穴，在十四椎下，旁开中三寸，灸七壮，效。

白浊

肾俞　关元　中极

---

① 在脐左右各开一寸五分：据卷四《足阳明胃经穴考》，当作"在天枢下一寸，阴交旁二寸"。

② 门：原缺，据目录补。

阳痿 此乃肾与膀胱虚寒之症。

肾俞　气海多灸妙

小便不禁 此常常出而不觉也。盖膀胱火邪妄动，水不得宁，故不禁而频来。宜补肾膀阴血，泻火邪为主。有睡中遗溺，此为虚证。婴儿脬气未固，老人下元不足，皆有此患，但小儿挟热者多，老人挟寒者多，不可不辨。

气海小儿遗溺，灸亦效　关元　阴陵泉　大敦

五淋

气淋，小便涩，常有余沥。

石淋，茎中痛，溺如砂石。又名砂淋。

血淋，溺血，遇热即发。

膏淋，便出如膏。

劳淋，劳倦即发，痛引气冲。有补遗。

间使　气海　关元　石门　阴陵泉

一用白盐炒热，填满脐中，艾炷灸七壮，或灸三阴交，即愈。

小便闭癃 闭，不通也。癃，即淋沥也。

小肠俞　阴交当膀胱之上口，故灸此　阴陵泉

大便秘结

章门　太白　照海

脾虚不大便

三阴交灸三十壮　商丘

脱肛 此由气血虚而下陷。

脐中灸随年壮　长强三壮　水分灸百壮，治洞泄，脱肛

若兼湿热者，宜用五倍子、明矾各三钱，研末，水二碗煎沸，热洗立收。脱肛三五寸者，洗过，再用赤石脂为末，以油

纸托上，四围皆掺之，妙。

便血 病在胃与大肠，故名肠风，亦名藏毒。粪前者谓之近血，粪后者谓之远血，皆由湿热下注也。

中脘　气海凡血脱色白，饮食少进，脉濡弱，手足冷，灸此二穴妙。

——凡便血，诸治不效者，但取脊骨中与脐相平，按高凸之处觉酸疼者，灸七壮即止。如复发，再灸七壮，永可除根。至于衄血，一切血症，百治不效者，经灸永不再发。

一法于脊间二十椎下，灸随年壮。

痔漏 痔疾若破，谓之痔漏。大便秘涩，必作大痛。

二白在掌后四寸　长强　承山　复溜　商丘

又灸十四椎下，各开一寸。治肠风诸痔效。

腋　气

胎生腋气，先用快刀剃去腋毛净，乃用好定①粉，水调搽腋下，六七日后，看有一点黑者，必有孔如针大，或如簪尖，即气窍也。用艾炷如米大者，灸三四壮愈。

痈疽门有补遗

凡疮疡可灸刺者，须分经络部分，血气多少，俞穴远近，或刺或灸，泄其邪气。

若从背出者，当从太阳经，至阴、通谷、束骨、昆仑、委中。五穴选用。

从鬓出者，当从少阳经，窍阴、侠溪、临泣、阳辅、阳陵泉。

---

① 定：后作"淀"。

五穴选用。

从髭出者，当从阳明经，厉兑、内庭、陷谷、冲阳、解溪。五穴选用。

从脑而出者，初觉脑痛不可忍，且欲生疮也，当灸刺绝骨。脉浮者，从太阳经，依前选用；脉长者，从阳明经，依前选用；脉弦者，从少阳经，依前选用。

井主心下满，疮青色；荣主身热，疮赤色；俞主体重节痛，疮黄色；经主咳嗽寒热，疮白色；合主气逆而泄，疮黑色。

随经病而有此症者，或宜灸宜刺，以泄邪气。

凡疮疡已觉微漫肿硬，皮色不变，脉沉不痛者，当外灸之，引邪气出而方止。如已有脓水者，不可灸，当浅刺之，浅者亦不灸。

隔蒜灸法　用大蒜头去皮，切三分厚片，安疮上，以艾炷于隔蒜灸之，每五壮换一蒜片，或三五十壮，或一二百壮。如痛者灸至不痛；不痛者灸至痛。痛者为良，肉不痛者为毒气。初灸知痛而后反不痛者，毒气深重，多灸为妙；先不痛而后觉痛，毒气轻浅。如疮大，用蒜捣烂，摊患处，将艾铺上烧之，蒜败再换，治痈疽初起，或痛，或不痛，或麻木等症，或阴毒紫白色。不起发，不痛，不作脓者，尤宜多灸，仍服托里之剂。如灸后仍不痛，或不作脓，不起发者不治，此气血虚也。背疽漫肿无头者，用湿纸贴肿处，一点先干处，乃是疮头，以前法灸之。凡用蒜取其辛而散，用艾炷取其火力能透，灸后疮溃，以膏贴之自愈。

附子饼灸法　溃疡气血俱虚，不能收敛，或因风寒袭之，血气不能运行生肌。用炮附子去皮脐研末，以唾津和为饼，置疮口上，将艾炷于饼上灸之，每日灸数壮，但令微热，勿令痛，如饼干，再用唾津调和，视疮口活润为度。或用炮附子去皮脐，切三分厚片，如前灸法，兼服大补气血之药，至肉平为度。若疮久成漏，内有脓管者，灸数日后，仍用针头散蚀腐之。方见《景岳全书》。

骑竹马灸穴法 以男左女右手臂竖起，用薄篾一条，自臂腕中横纹起，贴肉量至中指，齐肉尽处截断为则。次另用篾量中指，取定同身寸二寸。然后用木凳两条，摆开约四五尺，将大竹杠一条，两头搁在凳上，令病人脱衣，正身骑在竹杠中，足不着地，使人扶定，勿令伛偻。古令病人骑竹杠，使两人扛起，不若用凳搁稳也。将前量臂之篾一头定着竹杠，从尾骶骨贴脊，直上至篾尽处点记。然后取同身寸，篾折中横安点处，两头尽处是穴，灸七壮，或五七壮。此二穴乃心脉所过之处，凡痈疽恶疮，皆心火留滞之毒，灸则心火流通，而毒自散矣。

发背

肩井　骑竹马穴

项上偏枕

风门灸二七壮

疔疮 初如粟米，次如赤豆，顶凹坚硬，或痛痒麻木，或寒热头痛。

面口合谷　手上曲池　背上肩井　委中　三里

凡疔用隔蒜灸法，甚则以蒜膏遍涂四围，只露毒顶，用艾着肉灸之，以爆为度。如不爆者，难愈。更宜多灸，至百壮无不愈者。

疔疮初发，必用钹针刺入疮心四五分，挑断疔根，令出恶血。针入疔根，坚硬如铁者为顺；绵软而不知痛者为逆。生项以上者，属三阳经，不宜灸，火日生疔，亦禁灸。若初起失治，或房劳遗精，及食椒、酒、鸡、鱼、猪首等发物，以致毒气内攻，走黄不住，疮必塌陷，按经寻之，有一芒刺直竖，乃是疔苗，急用针刺出恶血，即在刺处用艾灸三壮，以宣余毒。

乳痈　乳房红肿热痛，十四日成脓。乳疽初起，寒热往来。乳房坚硬木痛，月余成脓。

乳房属足阳明胃经，乳头属足厥阴肝经，男子房劳恚①怒伤于肝肾，妇人胎产忧郁损于肝脾，皆能致之。焮热痛甚者，并宜隔蒜灸。

乳岩　郁闷则脾气阻，肝气逆，遂成隐核，不痛不痒，一二载始溃，或五六年后方见外肿紫黑，内渐溃烂，亦有数载方溃而陷下者，皆曰乳岩。最难治疗。

肩髃　灵道各灸二七壮　温溜大人二七壮，小人七壮　足三里　条口治痈　下巨墟各灸二七壮　足临泣

胃痈　生于左者，曰胃口疽；生于右者，曰胃口痈。

曲池灸三七壮　内关七壮

肾痈　自肾俞穴起。

会阳灸二七壮

肠痈　小腹重，强按之痛，小便如淋，汗出恶寒，身皮甲错，腹皮急如肿状，脉洪数者，脓已成。若大便脓血，为直肠痈，易治。或绕脐生疮，或脐间出脓，为盘肠痈，难治。一方用生菜油日几服，有效，以其利肠解毒也。

大肠俞　陷谷　太白

《千金方》：屈两肘，正肘头锐骨灸百壮，下脓血而安。大肠脉合曲池，小肠脉合小海，故灸此。

流注　生于四肢关节，或胸腹腰臀，初发漫肿不红。

用葱头细切，杵烂炒热敷患处，冷则用热物熨之，多熨为妙，

---

①　恚（huì 会）：怒；恨。汉张揖《广雅·释诂二》："恚，怒也。"又，《素问·上古天真论》："适嗜欲于世俗之间，无恚嗔之心。"

或铺艾灸之亦效。若热痛渐至透红一点，即宜用针开破，出脓。

蜣螂蛀一名僵螂蛀。　手指骨节坚肿，形如蝉肚，不红不肿，屈伸艰难，日久方知木痛，此体虚人由湿痰寒气凝滞而成。初宜服六君子汤，外以阳燧锭于坚处灸之，自消。若失治而坚肿渐烂，脓如清水，溃久则不能收功。

阳燧锭

蟾酥末　朱砂末　川乌末　草乌各五分末　直僵蚕一条末

用硫黄一两五钱置杓内，微火烊化，次入前药末搅匀，再入麝香二分、冰片一分搅匀，即倾入湿瓷盆内，速荡转成片，俟冷，收瓷罐内。用时取甜瓜子大一块，红枣肉粘于灸处，用灯草蘸油点火，烨药锭上，灸五壮或七壮，九壮候起，小疱用线针串破出黄水，须贴万应膏，其毒即消。如风气痛，用箸子于骨缝中按之酸痛处以墨点记，灸之。

瘰疬

瘰疬者，结核是也。或在耳前后，连及颐颔下至缺盆，皆为瘰疬。或在胸及胸之侧，下连两胁，皆为马刀。手足少阳主之，此经多气少血，故多坚而少软，脓白而稀如泔水状。又独形而小者为结核，续断连结者为瘰疬，形长如蛤者为马刀。

此本膏粱火热之变，有因虚劳气郁所致，治宜补形气，调经脉。不必溃发，但令热气散，其疮自消。

肩髃　曲池　合谷手阳明　支沟　天井手少阳　少海手少阴　天池手厥阴　大迎　足三里疬疮出于颊下，取足阳明　渊液　阳辅　足临泣　太冲腋肿马刀痛，取足少阳、厥阴

以上凡毒深者，灸后再二三次报之，愈。

疬初生时，男左女右灸风池，亦效。

——灸瘰疬，用独蒜切如钱厚片，先从后发核上灸起，至初发母核而止，多灸自效。灸后可服煎药一剂，用牙皂七个，僵蚕七条，瓜蒌一个连皮子切碎，五味子一岁一粒，以水二钟煎熟，外加生大黄三五钱，量人虚实用之，一服即消。

——治瘰疬，不问已溃未溃，灸肘尖穴，以手仰置肩上微举起，则肘骨尖自见，即是灸处。灸七壮，三次疮自除。在左灸左，在右灸右。

瘤 赘

瘤者，留也。

若怒动肝火，血涸而筋挛者，自筋肿起，按之如筋，久而或有赤缕，名曰筋瘤。

若劳役火动，阴血沸腾，外邪所搏而为肿者，自肌肉肿起，久而有赤缕，或皮俱赤者，名曰血瘤。

若郁结伤脾，肌肉消薄，外邪所搏而为肿者，自肌肉肿起，按之实软，名曰肉瘤。

若劳伤肺气，腠理不密，外邪所搏而壅肿者，自皮肤肿起，按之浮软，名曰气瘤。一云有时牵痛者。

若劳伤肾水，不能荣骨，而为肿者，自骨肿起，按之坚硬，名曰骨瘤。一名石瘿。

五瘤之外，又惟粉瘤为最多。盖腠理津沫，偶有所滞，聚而不散，则渐以成瘤，是亦粉刺之属，但有浅深耳。深者在皮里，渐大成瘤也。向一人于眼皮下沿，生一小瘤，初如米粒，渐大如豆。用钻针三四枚，翻转眼皮，刺其膜①，少少出血。

---

① 膜：《景岳全书·外科钤·瘤赘》此上有"内"字，当从。

如此二三次，其瘤日缩，竟得渐消。又一人于手臂上生一瘤，渐大如龙眼，其人用小艾于瘤上灸七壮，竟尔渐消不长，或隔蒜灸之。

凡有生此物者，当以上二法酌宜用之，大都筋病宜灸，血病宜刺，或有以萝菔子①、南星、朴硝之类敷而治之，亦可暂消。若欲拔根，无如前法。

瘿瘤 颈瘤曰瘿，瘤气赤瘤丹慓，皆热胜气也。

风池灸百壮　大椎　天突一切瘿瘤初起，灸大妙　肩髃男左灸十八壮，右灸十七壮；女右灸十八壮，左灸十七壮　气舍　臑会云门　天府

疣痣疣，音由，赘也。痣，音志，黑子也。

当疣上灸三壮即消。亦有只灸一壮，以水滴之自去者。

又灸手中指节宛宛中，疣痣皆效。

瘾疹疥癣

瘾疹皮肤枯燥　风气相搏，则生瘾疹，身体搔痒。凡人汗出不可当风露卧，及浴后出早，使人身振寒热，以生风疹也。

肩髃　曲池　合谷　曲泽　手三里　环跳

疥疮　癣疮

曲池　合谷　间使　太陵　足三里　委中　百虫窠　行间

疠　风有补遗

疠风　俗称大麻风，湿热在内，而为风鼓之，则肌肉生虫，白屑重叠，搔痒顽麻，甚则眉毛脱落，鼻柱崩坏，不可为矣。

---

① 萝菔子：即"莱菔子"。

须令病人断酒戒色，清心寡欲，忌食发风动气、荤、腥、盐、酱、炙、爆生冷之物，止食淡饭白粥，白煮时菜而已。愈后亦须守禁，否则再发不救。

承浆灸七壮，灸疮愈，再灸，以疏阳明、任脉，则风热息，而虫不生矣　**委中**刺出血，二三合　**黑紫圪搭**①上刺出恶血

毒虫邪狗咬伤

蛇蝎蜈蚣咬伤，中毒痛极者，急用艾火于伤处灸之，拔散毒气即安。或用蒜片贴肉灸之，毒甚者灸五十壮，服紫金丹更妙。

邪狗咬伤有补遗

孙真人曰：春末夏初，犬多发狂，被其咬者，无出于灸。即就咬处牙迹上灸之，一日灸三壮，灸至一百二十日乃止。宜常食炙韭菜，永不再发。

一法，速用艾火灸咬处三十五壮，甚者灸百壮。

妇人病门

经不调

气海　三阴交　间使治结块　中极治漏下　照海经不行

血崩　此证多因血热，而兼气不能收摄所致，亦有上焦壅塞，气不疏通而血暴崩于下者。

肾俞　气海　关元　中极俱灸妙　三阴交

---

① 圪搭（gēdā 疙瘩）：通"疙瘩"，皮肤上突起或肌肉上结成的病块。"圪搭"本义乃指小土丘，且多用于地名，其义与指皮肤或肌肉上的"疙瘩"本不联属，只是音同，故显属文献语言通假现象。"圪""疙"均属见纽铎部，"搭""瘩"均属端纽缉部，音同可通。"圪搭"各书多作"疙瘩"正乃其异文相证。

赤白带

间使　肾俞　白环俞　气海　关元　中极　三阴交

不孕

子宫关元穴左边去，中二寸　中极

阴挺　妇人阴中突出一物，长五六寸，或生一物，牵引腰腹痛甚，不思饮食，是名阴挺，又名癫疝。

曲泉　太冲　照海

转胞　脐下急痛，小便不通是也。

关元灸二七壮　阴陵泉

若胎漏尿出，名曰遗尿，治同上。

难产

合谷　三阴交　昆仑

一法，横逆难产，急于右足小指尖头灸三壮，立产。一作"至阴穴"。艾炷如小麦。

一凡难产，横生死胎，皆取太冲。

子鞠不能下

合谷　三阴交　至阴三棱针出血，横者即转直　巨阙令正坐，用人抱头抱腰微偃，针入六分，留七呼，得气即泻，昏闷者立苏。一云：子手掬母心，生下儿手有针痕；子顶母心向前，人中有针痕；向后枕骨下有针痕，可验。按《十四经发挥》曰：凡人心下有膈膜，前齐鸠尾，后齐十一椎，周围着脊，所以遮膈浊气，不使上熏心肺，是心在膈上也。况儿在腹中，有衣胞裹之，岂能破膈掬心哉？

胎衣不下

肩井产下厥逆者，针五分。若觉闷乱者，再针足三里　中极三阴交

产后恶露不止

气海　中极　三阴交

血块痛

气海　三阴交

乳汁不通

膻中灸　少泽

欲断产

脐下二寸三分灸三壮

一法：灸右足内踝上一寸

小儿病门

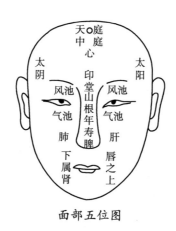

面部五位图

面部诊候

　　左腮为肝，右腮为肺，额上为心，鼻为脾，颏为肾。若色赤者，热也，随症治之。

目部诊候

目部赤色者，心实热；淡红者，心虚热；青者，肝实热；淡青者，肝虚热；黄者，脾实热；微黄者，脾虚热；白而混者，肺实热。

目无睛光者，肾虚也。

额上三指诊候

小儿半岁之间有病，以名①、中、食三指，按额前眉上发际之下。儿头在左，举右手；头在右，举左手。食指为上，中指为中，名指为下。若三指俱热，感受风邪，鼻塞气粗。三指俱冷，感受风寒，藏冷吐泻。若食、中二指热，上热下冷。名、中二指热，夹惊之候。食指热，胸膈气满，乳食不消。

食指三关脉色

孩子未至三岁，看虎口三关。从虎口上，食指第一节为风关，第二节为气关，第三节为命关，即寅、卯、辰三关也。左手之纹应心、肝，右手之纹应脾、肺。若脉见风关，易治；交气关，难治；交命关，为死症。又当辨其色，如兽惊，三关必青；水惊，三关必黑；黑，一作赤。人惊，三关必赤。赤，一作黑。若紫色主泻痢，黄色是雷惊。三关脉通度，乃极惊之症，必死。有纹或青或红如线直者，是乳食伤脾；左右一样者，是惊积齐发。纹有三条：白主肺，伤风痰或齁䶎②声；青主伤寒及嗽；红主泄

---

① 名：即"无名指"。《厘正按摩要术·诊面·辨证》作"无名"。
② 齁䶎（hōuhé）：喉中发出哮鸣音。《幼科释谜》引罗谦甫云："小儿齁䶎证……风痰潮紧，气促而喘。"

泻。有黑相兼主下痢，红多白痢，黑多赤痢；有紫相兼，虎口脉纹乱，乃气不和也。盖脉纹见有五色，由其病甚，色能加变。至于纯黑者，不可治矣。

手部拿推

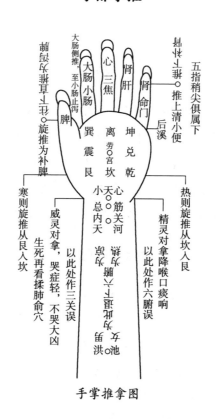

手掌推拿图

脾肺心肝，四藏俱推上为补，推下为泻。何肾与四藏相反？盖四藏居上，而肾居下。肾虚则推四藏之气，往下以滋肾，故曰推下补。肾水混浊，则小便闭赤，一往上提，疏通水道，而小便自清，故曰推上为清小便。

针灸逢源

三七〇

水底捞月图

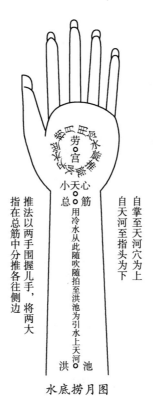

水底捞月图

推三关，退六府，运八卦。男女俱在左手。人以女属右手，独不思右掌按以八卦，则震居西，兑居东，艮居乾，而坤居巽。岂后天八卦之定理，而为女子之推拿，遂变其位置耶？

儿眼翻上者，将大指甲在小天心向掌心下掐，即平。

儿眼翻下者，将大指甲在小天心向总筋上掐，即平。

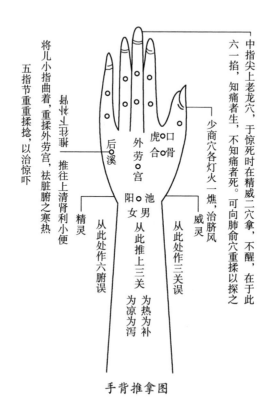

手背推拿图

中指尖上老龙穴，于惊死时在精威二穴拿，不醒，在于此六一捆，知痛者生，不知痛者死。可向肺俞穴重揉以探之

少商穴各灯火一燋，治脐风

从此处作三关误

威灵

从此处作六腑误

精灵

阳池 男 从此推上三关 为热为补
女

为凉为泻

推往上清肾利小便

外劳宫

虎口合骨

后溪

口骨

将儿小指曲着，重揉外劳宫，祛脏腑之寒热

五指节重重揉捻，以治惊吓

推拿杂病要穴

印堂　治一切惊风不语。

颊车　治牙关紧。

瞳子髎　治眼闭。

迎香　治口眼俱闭。

少海　治惊风。俱宜以掐代针。

推外关、间使　止转筋吐泻。

掐阳池　止头痛，清补肾水，开大小便闭塞，又能发汗。

掐总筋①，过天河水②，清心经，治口疮潮热、夜啼、四肢常掣。

掐外劳宫　治遍身潮热。肚起青筋，揉之效。

揉劳宫　动心火发汗，不可轻用。

后溪　推上为泻，主利小便，推下为补肾。

腕骨穴　止泻，往下推拂。

合骨穴　在虎口上两骨合缝处，定惊，两手各一燋。

中廉　治筋抽。掐之即揉。

解溪　内吊惊往后仰，揉掐之。

膝上鬼眼穴　若身后仰，掐住身即正。此即膝眼，共四穴。

委中　治惊时往前仆，向下掐住便直。

仆参　治脚掣跳口咬。左转揉之止吐，右转揉之止泻，又惊又吐又泻，掐此穴及脚中趾效。

大敦　惊来若急，拿之。或鞋带穴对拿。鞋带穴，一作仆参。夏氏③曰：即昆仑穴，灸三壮，治小儿发痫瘛疭。

涌泉　治惊吐泻，掐之。男左转揉之止吐，右转揉之止泻，左转不揉主吐，右转不揉主泻，女反此。

推惊总法

推法，开天门二十四下，从眉心推上发际。分阴阳九下。用两大指推，从眉心分推至太阳、太阴，此不论寒热虚实皆用。如感寒，在太阳上重揉发汗，体弱感寒，亦揉太阳发汗，并揉太阴

---

① 总筋：小儿推拿穴名，又名总经。位于腕部掌侧横纹，正对中指处。
② 天河水：小儿推拿穴名，又名天河。位于前臂正中总筋至洪池（曲泽）成一直线。
③ 夏氏：指夏禹铸（1635—1715），名鼎，晚年自号卓溪叟，儿科世家。

以留汗，使发汗在皮里膜外之间，庶免汗失亡阳，更加虚弱之弊。女则揉太阴发汗，揉太阳止汗。随向天庭、眉心、山根、准头、人中、承浆，各穴掐一下，以代针法。男在左手三关推上三十，退六府五六十以应之。又将我两手握儿左手掌向上，于总筋穴分推六七下。又在左手掌上运八卦，从艮宫推往坎宫二三十回，曲儿左手小指重揉外劳宫，名曰黄蜂入洞，三十下。即于五指节，逐一揉两次，在左脚委中穴往下捋三十下。以上男女各推左手左脚，即用元宵灯火定之。

定惊元宵灯火：

囟门　眉心　脐心　脐输脐周围六燋如o样　少商　合骨鞋带　各穴共十五燋。用灯心蘸清油点火，依次焠之。

以上推法用葱姜煎汁浸染医人大指，依次推之，至于别穴，看症再加揉法。

幼科杂病有补遗

胎寒者，胎有寒而下地复感寒，于半日、一日内，通面皆青如靛染，口不吮乳，四肢必冷，先有啼声，后复不啼而昏迷者是也。观儿两眼、鼻准无黄色，口不吹嘘，定是胎寒。先于精灵、威灵二穴对拿紧，并将昆仑穴拿紧，其声稍出，即用元宵灯火十五燋断之。法见前。或声不出，亦用此穴，则声必出，乳必吸，青色必渐退矣。然此症须防作吐，胎寒者脏府皆寒，胃寒不能纳，故必吐。用：人参一分　桔梗一钱　白术　霍香各五分

水煎服，自愈。亦有发于二三日之间，者胎。有寒而外无感冒也。

胎热者，面色深红而燥，如满口热气，或舌肿而红紫，目

内红赤，或大便秘结，小便短赤，此皆胎热也。如牙龈肿硬，不能吸乳，用银簪于牙上下合骨处刺破出血，乳自能吸，随用：

连翘　木通各一钱　甘草五分

水煎服。

胎惊风　惊与风名异而症同。小儿初生，面青口噤，手足抽掣，身热背强，是胎惊风症也。若目直窜视最为难治，宜先拿精威二穴并昆仑穴，少顷即曲儿小指重揉外劳宫，随用元宵灯火定之。

脐风　婴儿出世，剪落脐带时，风由脐入腹，风性急速，三朝之内便见，七朝之外则非是矣。脐风初发，吸乳必较前稍松，两眼角挨眉心处忽有黄色，宜急治之，治之最易；黄色到鼻，治之仍易；到人中、承浆，治之稍难；口不撮而微有吹嘘，犹可治也；至唇口收束锁紧，舌头强直，不治矣。一见眼角①及人中有黄色，而唇不撮累者，曲儿小指，揉外劳宫，即用灯火于：

囟门　眉心　人中　承浆　两手少商

各穴一燋，脐轮六燋，未落带于带口火燃，既落带于落处一燋：共十三燋。风便止而黄即退矣。

急惊风　小儿急惊，因闻大声，或惊而发搐，搐止如故，此热生于心。身热、面赤、引饮，口中气热，二便黄赤，甚则发搐。盖热甚生风，阳盛而阴虚也，宜利惊丸。

身热而不抽，昏迷无知，是心热也，治宜用：

半夏　陈皮　桔梗　甘草　连翘　木通

各等分，煎服。

---

①　角：《幼科铁镜·辨脐风》此下有一"鼻"字，当从。

利惊丸

天竹黄二钱　轻粉　青黛各一钱　黑牵牛炒五钱

为末，蜜丸豌豆大，每岁服一丸，薄荷汤下。

慢惊一名慢症　小儿慢惊，或因病后药饵伤损脾胃，或由汗久亡阴，吐久伤胃，泻久绝脾而成，故曰慢脾之症。其候昏睡露睛，两目无神而多漂泥，咽喉有牵踞之声，四肢厥冷瘛疭，大便泻青，而小便清利，此脾虚也。有见儿眼翻手掣握拳，形状似惊，以惊名之，即或推，或拿，或火。亦无惊可疗，无风可祛，无痰可除，无热可解，其实惟脾间枯痰，虚热往来耳，治宜六君子汤之类。

发搐　惊痫发搐。男则目左视无声，右视有声；女则右视无声，左视有声：相胜故也。男则握拳，拇指叉入食指中为顺，于外为逆；女则叉入食指中为逆，于外为顺。

伤风发搐，口中气热，呵欠烦闷，手足动摇。

伤食发搐，身温多睡，或吐不思食。

百日内发搐，真者不过二三次必死，假者频发不死。真者内生惊痫，假者外伤风冷。血气未实，不能胜任，故发搐。

惊痫生死　如惊痰筑不省人事，手不抽掣时，把精威二穴对拿紧，不咬齿，不摇头，不直视，亦无挣声之状。将儿向我，以我两手骑儿背，大指握前，以第二两指并，狠狠揉肺俞二穴，声虽不出，一挣一挣，恰似有声无音之状，此乃肺被痰筑，如钟磬中塞实，即重扣亦不响，定是活症。急灸肺俞穴各三壮，若发惊拿醒，便知人事。如儿身体不肥，痰不甚盛，不省人事，张目视人者，在精威二穴对拿紧，不知痛，竟无挣声之状，惟咬齿摇头，此肺经已绝，治之无益。

惊痫，先惊怖啼叫乃发，

后顶上旋毛中，一名泥丸穴。耳后青络。各灸三壮。

风痫，先屈食指如数物乃发。

丝竹空针　神庭　百会　神阙灸

瘰疬　风热毒邪与血气相搏，郁结成核，如贯珠于耳项之间，肿硬白色而有根者，便是瘰疬。或溃烂成恶毒，用灯火燋法：如瘰在左则燋左边，瘰在右则燋右边。前自颈上耳脚下起，离六分地，一点一点直下乳，次过腋，环至肺俞穴，至颈上耳后止，在瘰上周围亦燋。第二次照原路空处补之，便愈。若只有核而摇得动者，不是瘰疬。初起红肿，便是痈疽，不可作瘰疬治。

霍乱

昆仑　水分　天枢

吐乳汁

中庭灸一壮

口中转屎　因母食寒凉所致。

中脘灸七壮

胁下满，泻痢，体重不收，痃癖积聚，腹痛不嗜食，痎疟寒热，或腹胀引背，食饮多，渐渐黄瘦者。十一椎下各开一寸五分，灸七壮。黄疸灸三壮。当是脾俞二穴。

肚大青筋，坚如铁石，于脐之上下左右，离五分地，各灸二壮，即消。

疳眼　由饥饱失调，致食积伤脾，腹大面黄，午后发热，日久发稀作泻，泻甚则渴，但见白珠红色，渐生翳膜遮满黑珠，突起如黑豆，如香菇之状，是疳眼也。有补遗。

合谷各灸一壮

鸡胸一名龟胸。　由咳嗽喘促，肺气胀满，攻于胸膈，渐成此症。

中府　膻中　灵道　足三里

龟背一名鳖背。　由客风吹背，传入于髓，故背突如龟。或咳嗽久而肺虚，致肾无所生，肾主骨，风寒乘虚而入于骨，致精血不能流通，故骨弓而驼。

肩中俞治咳嗽者　膏肓俞　肾俞

癖气久不消

章门三壮　脐后脊中即命门，灸三壮。治疟母神效

秋深冷痢

脐下三寸灸七壮，或随年壮

脱肛泻血，秋深不效。

用姜片置脐上，艾灸三壮。《千金》曰：灸随年壮。

龟尾即长强穴，灸三壮

脱肛，乃肺气下陷，兼用补中益气汤数帖，效。久不瘥者，灸：百会

阴肿

昆仑灸三壮

戒逆针灸无病而先针灸曰逆

小儿初生无病，不可针①灸。如逆针灸，则动其五藏，因恐成痫。河洛关中，土地多寒，儿每成痉，生儿三日，多逆灸以防之。吴蜀地温，无此疾也。今人不分南北灸之，多有害者。不若任其自然，免致夭横也。

---

①　针：《针灸聚英·小儿戒逆灸》《针灸聚英·小儿戒逆灸》《针灸大成·戒逆针灸》此上均有一"逆"字，当据补。

徐氏八法证治

——凡治病，先取公孙为主，次取各穴应之：

九种心疼，一切冷气：太陵　中脘　隐白

痰涎隔闷，胸中隐痛：劳宫　间使　膻中

气隔五噎，饮食不下：膻中　三里　太白

脐腹胀满，食不消化：天枢　水分　内庭

胁肋下痛，起止艰难：支沟　章门　阳陵泉

泄泻不止，里急后重：下脘　天枢　照海

胸中刺痛，隐隐不乐：内关　太陵　彧中

两胁胀满，气攻疼痛：章门　阳陵泉　绝骨

中满不快，翻胃吐食：中魁　中脘　太白

胃脘停痰，口吐清水：巨阙　中脘　厉兑

胃脘停食，疼刺不已：中脘　三里　解溪

呕吐痰涎，眩晕：膻中　中魁　丰隆

心疟令人心内怔忡：百劳　心俞　神门

脾疟令人怕寒，腹痛：脾俞　三里　商丘

肝疟令人色苍苍，恶寒发热：肝俞　绝骨　中封

肺疟令人心寒怕惊：列缺　合谷　肺俞

肾疟令人洒热，腰脊强痛：肾俞　大钟　申脉

疟疾大热不退：间使　百劳　绝骨

疟疾先寒后热：后溪　曲池　劳宫

疟疾先热后寒：百劳　曲池　绝骨

疟疾心胸疼痛：内关　太陵　上脘

疟疾头痛眩晕，吐痰不已：列缺　合谷　中脘

疟疾骨节酸疼：百劳　魄户　然谷

疟疾口渴不已：人中　间使　关冲

胃疟令人善饥不能食：胃俞　厉兑　大都

胆疟令人恶寒怕惊，卧不安：胆俞　期门　临泣

黄疸，四肢俱肿，汗出染衣：百劳　腕骨　至阳　中脘
足三里

黄疸，遍身皮肤、面、目、小便俱黄：百劳　至阳　脾俞
腕骨　三里　隐白

谷疸，食毕则心眩怫郁，遍体发黄：至阳　胃俞　腕骨
阴谷　三里　内庭

酒疸，身目俱黄，心中痛，面发赤斑，小便赤黄：胆俞
至阳　腕骨　委中

女劳疸，身目俱黄，发热恶寒，小便不利：至阳　肾俞
关元　然谷

以上诸症，俱足太阴经公孙为主。

——凡治病先取内关为主，次取各穴应之：

中满不快，胃脘伤寒：太陵　胆中　中脘　三里

中焦痞满，两胁刺痛：支沟　胆①中　章门

脾胃虚冷，呕吐不已：中脘　气海　内庭　公孙

脾胃气虚，心腹胀满：水分　气海　三里　太白

胁肋下疼，心脘刺痛：气海　阳陵泉　行间

痞块不散，心中闷痛：太陵　中脘　三阴交

食癥不散，人渐羸瘦：腕骨　脾俞　公孙

---

① 胆：通"膻（dàn 但）"。"膻"本义为袒露，《说文·肉部》："膻，
肉膻也。"与"胆"义原无关联，但二字古音同，故可通假。"胆中"即"膻
中"，经穴名。用例等详前注。

食积血痕，胸①中隐痛：胃俞　气海　行间

五积气块，血积血癖：膈俞　肝俞　大敦　照海

脏府虚冷，两胁疼痛：支沟　通里　章门　阳陵泉

风壅气滞，心腹刺痛：风门　膻中　劳宫　三里

大肠虚冷，脱肛不收：百会　命门　长强　承山

大便艰难，用力脱肛：百会　支沟　照海

藏毒肿痛，便血：膈俞　肝俞　长强　承山

痔疾肿痛：长强　合阳　委中

五痫，口中吐沫：后溪　神门　心俞　鬼眼

心性呆痴，悲泣不已：通里　后溪　神门　大钟

心惊发狂，不识亲疏：少冲　十宣　心俞　中脘

健忘易失，言语不纪：通里　少冲　心俞

心气虚损，或歌或笑：灵道　通里　心俞

心中惊悸，言语错乱：少海　少府　后溪　心俞

心中虚惕，神思不安：通里　心俞　胆俞　乳根

心惊中风，不省人事：百会　中冲　大敦

心藏诸虚，怔忡惊悸：通里　阴郄　心俞

心虚胆寒，四体颤掉：通里　胆俞　临泣

以上诸症，俱手厥阴经内关为主。

——凡治病先取后溪为主，次取各穴应之：

手足挛急，屈伸艰难：曲池　尺泽　合谷　阳陵泉
行间②

手足俱颤，不能握物行步：曲池　阳溪　腕骨　阳陵泉

---

① 胸：《针灸大全·八法主治病证》作"腹"，义胜。

② 行间：《针灸大全·八法主治病证》此下尚有"足三里"穴。

绝骨　太冲　公孙

　　颈项强痛，不能回顾：风府　风池　承浆

　　两腮颊痛红肿：大迎　颊车　合谷

　　咽喉闭塞，水粒不下：商阳　十宣　天突　照海

　　双鹅风，喉闭不通：少商　十宣　金津　玉液

　　单鹅风，喉中肿痛：关冲　合谷　天突

　　偏正头风，两额角痛：临泣　丝竹空　太阳紫脉　合谷
列缺

　　两眉角痛：头维　攒竹　阳白　印堂　合谷

　　头目昏沉，太阳痛：头维　太阳紫脉　合谷

　　头项拘急，引肩背痛：百会　承浆　肩井　中渚

　　醉头风，呕吐不止，恶闻人言：百劳　合谷　列缺　涌泉

　　眼赤肿，冲风泪下：临泣　攒竹　合谷　小骨空

　　破伤风，因他事触发，浑身发热项强：太阳紫脉　合谷
十宣　大敦　行间

　　以上诸症，俱手太阳经后溪为主。

　　——凡治病先取申脉为主，次取各穴应之：

　　腰背强，不可俯仰：膏肓俞　腰俞　委中

　　肢节烦痛，牵引腰脚：肩髃　曲池　阳陵　昆仑

　　中风不省人事：百会　印堂　合谷　大敦　中冲

　　中风不语：前顶　哑门　人中　合谷　少商

　　中风半身瘫痪：手三里　合谷　腕骨　风市　绝骨　三阴
交　行间

　　中风偏枯，疼痛无时：肩髃　曲池　太渊　三里　绝骨
昆仑

　　中风四肢麻痹不仁：肘髎　上廉　鱼际　风市　膝关　三

阴交

中风手足瘈痏，不能握物：臑会　合谷　腕骨　风市　阳陵　行间

中风口眼㖞斜，牵连不已：人中　合谷　太渊　十宣　童子髎① 颊车针入一分，沿皮向下透地仓穴，㖞右泻左，㖞左泻右

中风口噤不开，言语蹇涩：颊车　地仓　人中　合谷

中风角弓反张，眼目盲视：百会　百劳　合谷　曲池　十宣　阳陵泉　行间

腰脊项背疼痛：人中　肩井　肾俞　委中

腰痛起止艰难：膏肓　肾俞　委中　然谷

手臂背生毒，名附骨疽②：天府　曲池　委中

手背生毒，名附筋发背：合谷　液门　中渚　外关

足背生毒，名曰发背：委中　内庭　侠溪　行间

鬓髭发毒：太阳　合谷　外关　太溪

项脑攻疮：强间　百劳　合谷　委中

背胛生痈：曲池　液门　外关　内关　十宣　委中　侠溪

以上诸症，俱足太阳经申脉为主。

——凡治病，先取临泣为主，次取各穴应之：

足跗肿痛，久不能消：行间　申脉

手足麻痹，不知痛痒：曲池　合谷　中渚　太陵　三里　太冲

两手颤掉，不能握物：曲泽　合谷　中渚　腕骨

---

① 童子髎：即"瞳子髎"，经穴名。"童"后作"瞳"《针灸全生·十二经经穴分寸歌并图·足少阳胆经经穴分寸歌》："外眦五分童子髎，耳前陷中听会绕。"

② 疽：《针灸大全·八法主治病证》《针灸大成·八脉图并治症穴·阳跷脉》作"疽"，当据改。

手指拘挛，伸缩疼痛：手十指节握拳指尖_{艾炷如小麦，灸五}
_壮 尺泽　阳溪　中渚

足指拘挛，筋紧不开：足十指节握拳指尖_{艾炷如小麦，灸五}
_壮 阳陵泉　丘墟　公孙

足底发热，名曰湿热：合谷　京骨　涌泉

足外踝红肿，名穿踝风：丘墟　昆仑　照海

足跗发热，五指节痛：冲阳　侠溪　足十宣

两手发热，五指疼痛：阳池　合谷　液门

两膝红肿疼痛，名鹤膝风：风市　膝关　阳陵泉　行间

手腕骨痛，名绕髁风：腕骨　太陵　太渊

臂膊痛连肩背：肩井　曲池　中渚

腰胯疼痛，寒疝之类：五枢　委中　三阴交

腿胯疼痛，名腿叉风：环跳　委中　阳陵泉

白虎历节风疼痛：肩井　曲池　三里　合谷　委中　行间
天应_{遇痛处针，强针出血}

走注风游走，四肢痛：天应　曲池　三里　委中

浮风，浑身瘙痒：百会　百劳　曲池　命门　太阳紫脉
风市　委中　血海　水分　气海

头项红肿强痛：风池　风府　承浆　肩井

肾虚腰痛，举①动艰难：脊中　肾俞　委中

闪挫腰痛：脊中　肾俞　腰俞　委中

虚损湿滞，腰痛行动无力：刺穴如前

诸虚百损，四肢无力：百劳　膏肓俞　关元　尺泽　阳溪
中渚　足三里

---

① 举：原作"兴"，据《针灸大全·八法主治病证》《针灸全书》及文
义改。

胁下肝积，气块刺痛：支沟　太陵　中脘　章门　阳陵泉

以上诸症，俱足少阳经临泣为主。

——凡治病先取外关为主，次取各穴应之：

臂膊红肿，肢节疼痛：肩髃　肘髎　腕骨

手指节痛，不能伸屈：合谷　腕骨　阳谷　五虎

足指节痛，不能行步：昆仑　内庭　太冲

足内踝红肿痛：名绕踝风丘墟　临泣　昆仑　太溪

五藏结热，吐血不已：膈俞　心俞　肺俞　脾俞　肝俞
肾俞

六府结热，血妄行不已：膈俞　胆俞　胃俞　三焦俞　大
肠俞　小肠俞　膀胱俞

鼻衄不止：少泽　膈俞　心俞　涌泉

吐血昏晕，不省人事：膈俞　肝俞　通里　大敦

虚损气逆，吐血不已：膏肓　膈俞　肝俞　丹田

吐血衄血，阳乘于阴，血热妄行：膈俞　肝俞　中冲　三
里　三阴交

血寒亦吐，阴乘于阳，名心肺二经呕血：少商　神门　肺
俞　心俞　膈俞　三阴交

舌强难言，及生白胎①：关冲　中冲　承浆　聚泉

重舌肿胀，热极难言：十宣　海泉　金津　玉液

舌吐不收，名曰阳强：少冲　神门　兑端　涌泉

舌缩难言，名曰阴强：海泉　心俞　膻中

口内生疮，名枯曹风：兑端　承浆　支沟　十宣

唇吻裂破，出血干痛：关冲　少商　承浆

---

① 胎：通"苔"，舌苔。《伤寒论·辨阳明病脉证并治》："舌上白胎
者，可与小柴胡汤。"

项生瘰疬，绕颈起核，名曰蟠蛇疬：风池　缺盆　天井
肘尖　十宣

瘰疬延生胸前，连腋下者，名瓜藤疬：肩井　膻中　支沟
太陵　阳陵泉

左①耳根肿核者，名蜂窝疬：翳风　颊车　合谷　后溪

右②耳根肿核者，名惠袋疬：翳风　肘尖　后溪

耳根红肿痛：翳风　颊车　合谷

颈项红肿不消，名曰项疽：风府　肩井　承浆

目生翳膜，隐涩难开：睛明　鱼尾　合谷　肝俞

风沿烂眼，迎风冷泪：攒竹　丝竹　二间　小骨空

目风肿痛，努肉攀睛：睛明　攒竹　和髎　肘尖　合谷
十宣　列缺　肝俞　委中　照海

牙齿两颔肿痛：人中　合谷　吕细

上爿牙疼，及牙关不开：颊车　太渊　合谷　吕细

下爿牙疼，颊项红肿痛：承浆　阳溪　颊车　太溪

耳聋气痞疼痛：听会　翳风　肾俞　三里

耳鸣或痒或痛：客主人　听会　合谷

目暴赤肿疼痛：攒竹　迎香　合谷

雷头风晕，呕吐痰涎：百会　风门　太渊　中脘

肾虚头痛，头重不举：百会　列缺　肾俞　太溪

痰厥头晕，头目昏沉：百会　肝俞　大敦

头项痛，名曰正头风：百会　上星　脑空　合谷　涌泉

以上诸症，俱手少阳经外关为主。

——凡治病先取列缺为主，次取各穴应之：

---

① 左：《针灸大全·八法主治病证》作"右"。
② 右：《针灸大全·八法主治病证》作"左"。

鼻流臭涕，名鼻渊：百会　上星　迎香　曲差　风门

鼻生瘜肉，闭塞不通：迎香　上星　印堂　风门

鼻塞不知香臭：上星　迎香　风门

鼻流清涕，腠理不密，喷嚏不止：肺俞　太渊　神门①
三里

伤风面赤，发热头疼：合谷　曲池　通里　绝骨

伤风感寒，咳嗽胸满：风府　风门　合谷　膻中

咳嗽寒痰，胸膈闭痛：肺俞　膻中　三里

久嗽不愈，咳唾血痰：太渊　风门　膻中

哮喘气促，痰气壅盛：腧府　膻中　三里　丰隆

哮喘气满，肺胀不得卧：风门　中府　腧府　膻中　太渊
三里

吼喘胸膈急痛：肺俞　天突　彧中　三里

腹中肠痛，下痢不已：天枢　内庭　三阴交

腹中寒痛，泄泻不止：中脘　天枢　关元　三阴交

赤白痢疾，腹中冷痛：天枢　气海　外陵　水道　三里
三阴交

胸前两乳红肿痛：少泽　太陵　膻中

乳痈肿痛，小儿吹乳：少泽　中府　膻中　大敦

妇女积痛，败血不止：膈俞　肝俞　肾俞　三阴交

妇人血沥，乳汁不通：关冲　少泽　太陵　膻中

乳头生疮，名妬音石乳：肩井　乳根　少泽

胸中噎塞痛：太陵　内关　膻中　三里

口内生疮，臭秽：人中　承浆　金津　玉液　合谷　十宣

---

① 神门：《针灸大全·八法主治病证》《针灸大成·八脉图并治症穴·任脉》作"神庭"，当据改。

口气冲人，臭不可近：少冲　通里　金津　玉液　人中
十宣

三焦极热，舌上生疮：关冲　外关　金津　玉液　人中
地仓　迎香

冒暑大热，霍乱吐泻：百劳　中脘　合谷　曲池　十宣
委中　三里

中暑身热，小便不利：百劳　中脘　气海　阴谷　阴陵泉
委中

小儿急惊风，手足搐搦：百会　印堂　人中　中冲　合谷
太冲　大敦

小儿慢脾风，目直视，手足搐，口吐沫：百会　上星　人
中　脾俞　大敦

消渴等症，胃府虚，斗食不能充饥；消脾。肾藏竭，饮百
杯不能止渴；消肾。及房劳不称心意，消中。此谓三消也。乃土
燥水消，不能克化，故成此病：

人中　关冲　脾俞　中脘　足三里　公孙治食不充饥　照海
治饮不止渴　太溪治房劳不称心

以上诸症，俱手太阴经列缺为主。

——凡治病先取照海为主，次取各穴应之：

小便淋涩不通：关冲　合谷　阴陵泉　三阴交

小腹冷痛，小便频数：肾俞　气海　关元　三阴交

膀胱七疝，奔豚等症：太陵　章门　丹田　阑门　三阴交
大敦　涌泉

偏坠木①肾，肿大如升：阑门　归来　曲泉　大敦　膀胱

---

① 木：《针灸大全·八法主治病证》《针灸大成·八脉图并治症穴·阴
跷脉》作"水"，当据改。

俞　三阴交　然谷　肾囊①横纹可灸七壮

乳弦疝气，冲心痛：带脉　大敦　涌泉　太溪

小便淋血不止，阴器痛：阴谷　三阴交　涌泉

遗精白浊，小便频数：白环俞　关元　太溪　三阴交

夜梦鬼交，遗精不禁：心俞　肾俞　膏肓俞　中极　然谷

老人虚损，手足转筋，不能举动：尺泽　合谷　阳陵泉　承山　临泣　太冲

霍乱吐泻，手足转筋：尺泽　曲池　腕骨　三里　阳陵泉　承山　京骨

寒湿脚气，发热大痛：委中　三阴交　太冲

肾虚脚气红肿，大热不退：血海　三阴交　气冲　委中　太溪　公孙

干脚气，膝头及内踝五指疼痛：阴陵泉　三阴交　膝关　委中　绝骨

浑身胀满，浮肿生水：合谷　曲池　气海　三里　三阴交　内庭　行间

单腹蛊胀，气喘不息：膻中　气海　水分　三里　三阴交　行间

胸腹胀大如盆：膻中　中脘　水分　三阴交

面目四肢浮肿不退：人中　合谷　曲池　三里　三阴交　临泣

妇人脾气，水、血、气、石蛊病：膻中　气海　支沟　三里　三阴交　水分水　行间血　公孙气　内庭石

---

① 囊：《针灸大全·八法主治病证》《针灸大成·八脉图并治症穴·阴跷脉》作"俞"，当据改。

女人血分单腹气喘：膻中　下脘　气海　三里　行间

女人血气劳倦，五心烦热，肢体皆痛，头目昏沉：百会　膏肓俞　肾俞　曲池　合谷　绝骨

妇人虚损形瘦，赤白带下：百劳　肾俞　关元　三阴交

女人子宫久冷，不受胎孕：中极　子宫　三阴交

经水正行，头晕小腹痛：合谷　阳交　内庭

室女月水不调，脐腹疼痛：肾俞　关元　三阴交

妇人产难：合谷　三阴交　独阴

难产，胎衣不下：合谷　三阴交　巨阙　独阴

产后脐腹痛，恶露不已：膏肓俞　水分　关元　三阴交

大便不通：阴陵泉　三阴交　申脉　太溪

以上诸症，俱足少阴经照海为主。

八脉交会八穴歌 有图见卷三。以下李仙槎著

公孙为父通冲脉，内关母与阴维接，

四经会合胃心胸，心脾有病治堪适。

头面颈项四肢风，后溪申脉当详核，

二穴督脉阳跷通，兼属夫妻自和悦。

临泣称男带脉连，外关女与阳维一，

气贯耳颊肩颈目，四肢风痛病如失。

若遇喉风藏病凶，客寻照海主列缺，

列缺原来任脉通，阴跷照海本同辙。

八穴主客证治歌

九种心疼延闷，结胸翻胃难停。胎衣不下血迷心，法泻公孙立应。

积块坚横胁抢，心胸痞胀肠鸣。伤寒不解病深沉，疟疾内关可定。

手足背腰疼痛，中风不语痫癫。头眩眼肿项腮牵，且向后溪穴针。

痈毒四肢麻木，耳聋身肿绵延。头疼鼻衄泪涟涟，申脉针时可痊。

中风手足不举，腿疼胁胀拘挛。头风咽肿项腮连，临泣须针砭。

肢节肿疼膝冷，背胯内外筋牵。伤寒盗汗热难捐，主客外关有验。

痔疟便肿泄痢，吐红溺血咳痰。死胎不下膈中寒，列缺并医噎咽。

喉塞便淋酒积，昏迷临产艰难。膈中气核并心烦，照海行针可散。

卷六　论治补遗

中风论

寸口脉浮而缓，浮则为风，缓则为虚，营缓则为亡血，卫缓则为中风。邪气中经，络脉空虚，贼邪不泻，或左或右，邪气反缓，正气即急，正气引邪，喎僻不遂。邪在于络，肌肤不仁；邪在于经，即重不胜。邪入于府，即不识人；邪入于藏，舌即难言，口吐涎。

寸口脉浮而紧，紧则为寒，浮则为风，寒风相搏，邪在皮肤，则身痒而瘾疹。心气不足，邪气入中，则胸满而短气。《金匮》原文从《医宗金鉴》。

喻嘉言曰：伤寒症太阳经之中风者，乃风寒暑湿之风，自外而入者也。真中风之风，乃人身自有之风，平素蕴蓄，而一旦内出者也。《素问》云：阳之气，以天地之疾风名之。可见真中风之病，乃人之数扰其阳所致，数扰其阳，惟房室一事为最。房室过勤，纵阴不走，而阳气则已动，动而不已，必渐积于空隙之所，而手微麻，足或微痹，舌或微蹇。风信已至，而扰其阳者方未已，一旦乘虚横发，与大块噫气，林木振响，黄沙蔽天，白浪翻海者，初无少异矣，其人安得不卒倒乎？迨至卒倒，而世医方引风寒暑湿之风为治，一误再误，外风入而与内风交煽，任凭躯伟体坚，经年不能少减，而成废人者比比，甚有不旬日而告毙矣，可胜悲哉！

大法风既自内而生，还须自内而熄，欲自内而熄，何物是熄风之药？养血乎？风亦与之俱养。补气乎？风亦与之俱补。

实腠理乎？风亦与之俱实。将何所取耶？养血补气，自不可少，而实腠理之药，断不可用，进而求之于法，然后不患于无药也。盖天地间之风得雨则熄，所以《素问》又曰：阳之汗，以天地之雨名之，以雨治风，不言治而治在其中。以故内风之人，腠理断不可实，实则汗不能出也；气血不可不补，虚则不足供汗之用也。要使元气足以拒风于腠理之间，务如大病退后之人，饮汤则汗，食粥则汗，如此旬日，以听风之自熄，然后为当，其妙全在助阳而通血脉，不取驱风散邪为义，与荆防柴葛之轻药，绝不相干。世传以羌防等药，发散一食顷者，此但可治偶感之风耳，以治内风，不去百分之一。岂有经年积累之风，而取办一药，且仅攻皮肤之理哉？中风病多见于富贵之人，而贫贱绝少。贫贱之人，非无房室也。以其劳苦奔走，身中之气时为蒸动，才有微风，便从汗解。而富贵之人，身既安逸，内风已炽，尚图乘风纳凉，沐泉饮水，以解其热，致阳气愈遏不舒，加以浓酒厚味之热，挟郁阳而为顽痰，阻塞经络，一旦卒然而中，漫不知病所由来，古今成方虽多，辨症全不清切。盖观平人饮醇食煿①，积至无算，全不见其热者，阳气有权，嘿②为运出耳。阳气遏郁无权，势必转蒸饮食之物为痰，痰与风相结，迨发之时，其体盛之人病反加重。盖体盛则阳多，阳多则风与痰俱多也。孰知其风为本，而痰为标耶；孰知其阳气为本，而风痰为标耶。风痰为标，可汗可吐，而或者见其昏迷舌蹇，以

---

①　煿（bó博）：煎炒或烤干食物。亦作名词，指代以火煎烤而易生热的食物。《仁斋直指方·痰涎》："啖食生冷煎煿，腥膻咸蘸，动风发气等辈，皆能致痰也。"

②　嘿：通"默"，此处意为默默地，暗中地（运出）。成无己《注解伤寒论》注解《辨太阳病脉证并治中》："默默（嘿嘿），静也。"以及《集韵·德韵》："嘿，静也。通作默。"

为邪入心藏，用牛黄清心之类，驱风散痰，致阳气愈遏，而成不治甚多。夫阳遏在内之人，藏府有如火烙，平素喜生冷，临病又投金石，覆辙相寻，明哲罔悟，亦独何耶？阳气为本，势必绝欲而不更扰其阳，病根始拔。然而阳气素动，习惯渐近自然，多不乐于安养，风痰才得少息，往往思及欲事，略一举动，复从本及末，蔓而难图矣！古今无人深论及此，惟善保生者，见体中痰多风炽，无俟病发，预为绝欲可矣。

按：中风者，乃为风邪所中，卒倒无知之症。西北气寒有之，东南无。中风者，此惟中气虚惫，故肝风内煽。东垣主虚是也，虚则无根之火发焉，逆上之痰生焉。河间主火，丹溪主痰是也，其卒倒痰壅，皆与真中风相似，故曰类中，但无六经形症为异耳。如牙关紧闭，两手握固者，乃邪气闭塞于外，元气犹存，宜与开关利窍治法。至若口开为心绝，眼闭为肝绝，手撒为脾绝，遗尿为肾绝，鼻鼾为肺绝，此五藏气脱也。心绝者，不过一时死，更有发直头摇，吐沫面赤，汗出如珠者，皆不治矣。间有中气者，为七情所伤，气厥无痰，宜用苏合香丸灌之。

风　湿

风者，百病之长，其变无常。其中人也，风则上先受之，湿则下先受之，俱从太阳膀胱经而入。风伤其卫，湿流关节，邪相搏击，故显汗出恶风，短气发热，头痛骨节烦疼，身重微肿等症。此固宜从汗解，第取汗，贵徐不贵骤，骤则风去湿存，徐则风湿俱去也。其有不可发汗者，缘风湿相搏，多夹阳虚，阳虚即不可汗，但可用辛热气壮之药，扶阳逐湿而已。凡见短气，虽为邪阻其正，当虑胸中阳虚；凡见汗出微喘，虽为肺气感邪，当虑真阳欲脱。

痉 病

病者，身热足寒，颈项强急，恶寒，时头热，面赤目赤，头摇口噤，背反张者，痉病也。详在《金匮》。

外感六淫之邪，由太阳而传六经，邪不尽传即不已，故三阳三阴皆足致痉。如太阳之传阳明，项背几几，少阳之颈项强，是知三阳皆有痉矣。海藏谓三阳、太阴皆病痉，独不及少阴、厥阴。云背反张属太阳，低头视下，手足牵引，肘膝相构，属阳明。或左或右一目牵斜，一手搐搦，属少阳。发热，脉沉细，腹痛，属太阴。以防风当归汤治太阳、阳明发汗过多而致痉者。以柴胡加防风汤治少阳汗后不解、寒热往来而成痉者。虽不及少阴、厥阴，然其制附子散、桂心白术汤、附子防风散，意原有在。观其白术汤下云：上解三阳，下解太阴。一种苦心，无非谓传入少阴、厥阴必成死证耳。讵知传经之邪，如风雨之来，而画地以限其不至，岂可得乎？《灵枢》谓：足少阴之经筋，循脊内侠膂，上至项，与足太阳筋合。其病在此，为主痫瘛及痉。在外，阳病者不能俯；在内，阴病者不能仰。是则足少阴之藏，与足太阳之府，两相联络，而以不能俯者，知为太阳主外；不能仰者，知为少阴主内，其辨精矣。仲景之以头强脊强不能俯者，指为太阳之痉，原以该三阳也。而其以身蜷足蜷不能仰者，指为少阴之痉，以该三阴也。

痉证之属三阴者，及阳症阴脉者，皆不可救。其证目正圆，及戴眼者，不治。所以仲景但论三阳治法，而不及三阴也。

小儿之体脆神怯，不耐外感壮热，多成痉病。后世妄以惊风立名，实则指痉病之头摇手劲者，为惊风之抽掣；指痉病之卒口噤，脚挛急者，为惊风之搐搦；指痉病之背反张者，为惊风之角弓反张。妄投镇惊之药，勾引外邪深入藏府，千中千死。又如新产妇人，血舍空虚，外风袭入而成痉病。仲景谓新产亡血，虚，多汗出，喜中风，故令病痉，宜从血舍驱风。若称产后惊风，妄投汤药，亦千中千死也。

痫　病即风癫

风癫者，由气血虚，邪入于阴经故也。又人在胎，其母卒大惊，精气并居，令子发痫，其发则仆地，吐涎沫，无所觉是也。

癫狂痴呆

凡狂病多因于火，此或以谋为失志，或以思虑郁结，屈无所伸，怒无所泄，以致肝胆气逆，木火合邪，是诚东方实症也。此其邪乘于心，则为神魂不守；邪乘于胃，则为暴横刚强。故当以治火为先，而或痰或气，察其甚而兼治之。

癫病多由痰气，凡气有所逆，痰有所滞，皆能壅闭经络，格塞心窍，故发则旋晕僵仆，口眼相引，目睛上视，手足搐搦，腰脊强直，食顷乃苏。此其倏①病倏已者，正由气之倏逆倏顺也。故当察痰察气，因其甚者，而先治之。

凡平素无痰，而或以郁结不遂，思疑惊恐，而渐致痴呆。言辞颠倒，举动不经，或多汗，或善愁，其症则千奇万状，无所不至。脉必或弦或数，或大或小，变易不常。此其逆气在心。有可愈者，有不可愈者，在乎胃气、元气之强弱，待时而复，非可急也。

---

①　倏（shū 书）：一作"倐""儵"，如《景岳全书·杂证谟·癫狂痴呆》即作"倐"。形容无定的状态，一会儿……一会儿……。《医宗必读·不失人情论》："病家既不识医，则倏赵倏钱。"

小儿无狂症，惟病癫者常有之。凡小儿之病，有从胎气而得者，有从生后受惊而得者。盖小儿神气尚弱，惊则肝胆夺气，而神不守舍，舍空则正气不能主，而痰邪足以乱之。故凡治小儿之惊痫，必须先审正气，然后察其病邪，酌宜治之。

邪热攻心则自笑，用**止笑散**：

黄连　生地　麦冬　犀角　丹砂　甘草

水煎，和童便服。

笑不休，心火盛也。用**金花汤**：

黄连　黄芩　黄柏　栀子炒　制半夏

水①煎，和竹沥姜汁服。

厥症辨

李惺庵曰：暴死者，卒然而倒，其因甚多，详于诸症，今复类举者，欲仓卒之际，辨症显然耳。如暴仆，口噤吐涎，身温体暖，脉虚者，中风也，二陈汤加天麻、钩藤。如腹痛，额黑，手足收引，脉来沉迟，无气以息，中寒也，急灸关元，服理中四逆汤。有本于阴虚，复遇暑途，饥困劳役，暴仆昏绝者，此暑邪乘虚而犯神明之府。生脉散加香薷。如有痰声者，名曰痰厥，此虚阳载痰上升也，四君子加竹沥、姜汁，不可用二陈燥痰之剂。如行立之间，暴眩仆绝，喉无痰声，身无邪热者，此阴虚而阳暴绝也，独参汤。如暴怒卒倒，身冷无涎污者，名曰气厥，四磨汤，重者姜汤调苏合香丸。如食后着寒、着气而暴死者，名曰食厥，二陈汤探吐之，小儿多有此症。有大怒载血瘀于心胸而暴死者，名曰血升，宜逐瘀行血，妇人产后经行，

---

① 水：原作"外"，据同治本改。

偶着恚怒多有之。如感臭秽瘴毒暴死者，名曰中恶，视膝腕内有红筋，刺出紫血，或刺十指头出血，候醒，以藿香正气散调之。或探丧入庙，或入无人之室，或造天地坛场归来，暴绝，面赤不语者，名曰尸厥，进药即死，宜移病人东首，焚香北面礼拜，更宜醋炭熏鼻。有伤寒新瘥，与妇人交，忽患少腹急痛，外肾搐缩面黑，喘急冷汗自出，名曰脱元；有因大吐大泻后，卒然四肢厥冷，不省人事，名曰脱阳，俱宜急以葱白紧缚，放脐上，以艾火灸之，使热气入腹，后以参附姜汤救之，汗止喘息为可治，迟则无及矣。有男女交接而死者，男子名走阳，女子名脱阴。男虽死，阳事犹然不倒；女虽死，阴户犹然不闭。有梦中脱泄死者，其阳必举，阴必泄，尸容尚带喜笑，为可证也，皆在不救。

伤寒论

太阳病，头痛至七日以上自愈者，以行其经尽故也。若欲再作经者，针足阳明，使经不传则愈。七日，太阳一经行尽之期，而日再作经者，太阳过经不解，复病阳明，而为并病也，当刺足阳明之厉兑、陷谷、冲阳等穴。如太阳病脉浮头痛，刺宛骨、京骨；头疼恶寒发热，刺合谷，以解太阳之余邪也。

太阳病，初服桂枝汤，反烦不解者，先刺风池、风府，却与桂枝汤则愈。风邪不仅在卫，而在太阳之经，故刺之以解其结。

阳明病，脉长身热，目疼鼻干，不得卧。下血谵语者，此为热入血室，但头汗出者，刺期门。阳明热盛，侵及血室，血室不藏，溢出前阴，故下血。刺期门则中焦营气之结滞易散。

妇人中风，发热恶寒，经水适来，得之七八日，热除而脉迟。胸胁下满，如结胸状，谵语者，此为热入血室也，当刺期门，随其实而泻之。热入血室，属阳明经，男女皆有之。

太阳少阳并病，脉弦，头项强痛，或眩冒，时如结胸，心下痞鞕①，当刺大椎、肺俞、肝俞，肺主气，肝主血，此调其气血也。慎不可发汗；发汗则谵语。若谵语不止，当刺期门。

少阴病，脉沉口燥，舌干而渴。吐利，手足不逆冷，反发热者，不死。脉不至者，灸少阴七壮。灸太溪、复溜，能还大脉。若太溪脉绝，则死矣。

伤寒六七日，脉微，手足厥冷，烦躁，灸厥阴，厥不还者，死。

按：《聚英》云：伤寒，烦躁者，灸厥阴俞，即太冲穴。

病者手足厥冷，言我不结胸，小腹满，按之痛者，此冷结在膀胱关元也。灸关元穴。

下利，手足逆冷，无脉者，灸之少阴经太溪，任脉气海、丹田，各灸七壮，可救万一。不温，若脉不还，反微喘者，死。

下利后脉绝，手足厥逆，晬时脉还，手足温者生；脉不还者死。

伤寒，腹满谵语，寸口脉浮而紧，此肝乘脾也，名曰纵，刺期门。

伤寒发汗，啬啬②恶寒，大渴欲饮水，其腹必满，此肝乘肺也，名曰横，刺期门。肝乘脾，曰纵者，放纵不收，克其所胜，其病难愈。肝乘肺，曰横者，木反乘金，横犯其所不胜，其病易安，

---

① 鞕（gěng 耿）：为"鞕"的讹体。"鞕"，多音多义字，一乃音义同"硬"，如《幼幼集成·五软五鞕证治》："小儿生后，有五软五鞕之证。"但此处则音"耿"，而义为梗塞、阻碍。用例如《灵枢·寒热病》："暴瘖气鞕，取扶突与舌本出血。"

② 啬（sè 色）啬：怕冷的样子。《伤寒论·辨太阳病脉证并治》："啬啬恶寒，淅淅恶风。"

刺期门，皆所以泄肝之盛气也。

伤寒温病热病说

伤寒，以病因而为病名者也。温病、热病，以天时与病形而为病名者也。由三者皆起于感寒，或者通以伤寒称之。夫伤寒即发于天令寒冷之时，而寒邪在表，闭其腠理，有恶风恶寒之症者。因风寒在表，表气受伤也。温病、热病，后发于天令暄热之时，怫热自内达外，郁其腠理，无寒在表，故无恶风恶寒之症。其有恶风恶寒之症者，重有风寒新中，而表气亦受伤故也。伤寒汗下不愈而过经者，亦温病也。温病之脉，行在诸经，随其经之所在而取之。

大头瘟

大头瘟者，足阳明邪热太甚，实恣①少阳相火而为之炽，多在少阳，或在阳明，或传太阳，视其肿势在何部分，随经取之。湿热为肿，火盛则痛，此邪见于头，多在两耳前后，以先出为主病也，治之不宜药速，速则过其病，所谓上热未除，中寒复生，况头乃空虚之部分，既着空虚，无所不至，治法当先缓而后急。先缓者，用药性味俱缓，更缓服，以浸渍无形之邪也。后急者，谓缓剂已泻，邪入于中，是到阴部，染于有形质之所，若不速去，则损阴也。此却为客邪当急去之也。假令少阳、阳明为病：少阳为邪，出于耳前后也；阳明为邪者，首大肿也。先以黄芩、黄连、甘草，通炒过，煎汤，少少不住服。或剂毕，再用大黄煨，牛蒡子炒香，煎成去滓，纳芒硝，俱各

---

① 实恣：同治本、《素问病机气宜保命集·大头论》作"恣实"。

等分，亦时时呷之，得微利。及邪气已，只服前药；如不已，再依前次第服之，取大便利，邪气即止。如阳明渴者，加石膏；少阳渴者，加瓜蒌根。阳明行经，升麻、芍药、葛根；太阳行经，羌活、防风之类。

暑风

中暑，卒倒无知，名曰暑风。大率有虚实两途：实者，痰之实也。平素积痰，充满经络，一旦感召暑湿，痰阻其气，卒倒流涎，此湿暍合病，最剧者也。宜先吐其痰，后清其暑，犹易为也。虚者，阳之虚也。平素阳气衰微不振，阴寒久已用事，一旦感召盛暑，邪凑其虚，此湿暍病之得自虚寒者也，宜回阳药中兼清其暑，最难为也。

按：《金匮》中热、中暍，皆暑病之称，而病有不同。洁古①曰：中暑者，阴症中热者，阳症以中暑，由任性纳凉，阳气为阴邪所遏。其病发热头痛，恶寒无汗。身形拘急酸疼，宜解表佐以清暑。中热由日中。劳役，身冒暑热，头痛壮热，大渴引饮，烦躁汗泄，懒动，及腹痛水泻，恶心，此热伤。气，肺与大肠受之。宜凉解暑毒。今以卒倒，手足搐搦名暑风，乃夏月火盛灼金，致木旺生风，脾土受邪，不可以风药误治。手足逆冷名暑厥，大概时令之火，郁极于内，不得伸越所致。《入门》曰：暑厥，即暑暍病，兼手足厥冷也。

呕吐哕

《灵枢·口问》篇岐伯曰：谷入于胃，胃气上注于肺，今有

---

① 洁古：即张元素，字洁古，晚号洁古老人，金代著名医家。

故寒气与新谷气，俱还入于胃，新故相乱，真邪相攻，气并相逆，复出于胃，故为哕。肺主为哕，取手太阴、太渊。足少阴。俞府、石关。

呕即吐之类，但吐而无物者曰呕，呕而有物者曰吐。腹胀嗳气，曰噫。噫者饱食之息，即嗳气也。呃呃连声，曰哕，今以呃逆名之。中焦呃逆，其声轻而短，水谷为病也。下焦呃逆，其声恶而长，虚邪相搏也。

噎 隔

噎枯在上，咽喉壅塞，饮虽可入，食不能下。隔枯在下，胸臆痞闷，食虽可入，至胃复出，或食下而眼白口开，气不能顺，或食入而当心刺痛，须臾吐出，食出痛止。

五隔五噎，由喜怒太过，七情伤于脾胃，郁而生痰，痰与气搏，升而不降，饮食不下。盖留于咽嗌者，则成五噎；结于胃膈者，则为五隔。思、忧、喜、怒、悲。其病令人胸膈痞闷，呕逆噎塞，妨碍饮食。治法宜调阴阳，化痰下气，阴阳平匀，气顺痰下，则病无由作矣。

按：七情所伤，痰与气搏，故食不下。若瘀血阻碍，则食下作痛，或反胃而吐出，总由脾胃虚伤，血液枯槁，不能运化五谷，膈间受病，故通名为膈也。

虚 痨

积虚成损，积损成痨，经年不愈，谓之久虚，有五劳、六极、七伤之分。五劳应五藏：曲运神机则劳心，尽力谋虑则劳肝，意外过思则劳脾，预事而忧则劳肺，矜持志节则劳肾。六极应六府：血极则面枯，发落善忘；筋极则拘挛转筋，爪黯甲痛；肉极则体瘦肉削，倦怠嗜卧；气极则喘嗽少气，皮枯毛焦；骨极则面垢齿浮，腰酸脊痛；精极则目暗耳鸣，遗溺茎弱。七伤者，推原劳极之由，如久视伤血，久卧伤气，久坐伤肉，久立伤骨，久行伤筋，房劳思虑伤心肾。心主血，肾主精，精竭血燥，气衰火旺，蒸疰日久，则痨生焉。

痨瘵既久，元气必伤，热毒痰瘀，变幻生虫。在肝为毛虫，食人筋膜；在心为羽虫，食人血脉；在脾为倮①虫，食人肌肉；在肺为介虫，食人肤膏；在肾为鳞虫，食人骨髓。其症蒸热咳嗽，胸闷背痛，两目不明，四肢无力，腰膝酸疼，卧不能寐。或面色㿠白，或两颊时红，常怀忿怒，梦与鬼交。若虫蚀肺系，咯血吐痰，喉疮声哑，思食无厌，皮枯毛落，良可悲悯，惟补虚扶元，杀虫以绝其根，纵不获生，可绝其传疰也。

验病法：用乳香焚熏病者之手，令其仰掌，以帛覆之，熏之良久，手背生毛，长至寸许，白而黄者可治，红者则难，青黑者死。若熏之良久无毛者，非传尸也。

初服**黑虎丹** 下诸痨虫，从大便中出。

真牛黄 阿魏各一钱 真雷丸 南木香各五钱 雄鸡肫②皮洗净炙干，二钱

共研细末，用使君子去壳。研末二两，加前药七钱，将飞罗白面打糊丸如梧子大，听用。

次服小红丸

锦纹大黄为末一两 加前药末七钱，炼蜜丸，如黍米大，外

---

① 倮（luǒ 瘰）：同“裸”。《素问·五运行大论》：“其化为盈，其虫倮。”

② 鸡肫（zhūn 谆）：“鸡内金”。《本草纲目·禽部·鸡》：“近人讳之，呼肫内黄皮为鸡内金。”

用朱砂为衣，听用。

三服**打虫化积丸**

大黄为末，五两五钱　　槟榔三两　　黑丑头末，三两五钱

用面糊丸如梧子大，听用。

初服起于四更时，用砂糖水化吞黑虎丹，若壮盛者服二钱五分，虚弱者服二钱；二次五更时，服小红丸，白糖水化吞，如壮盛者服四十丸，虚弱者服三十五丸；三次天明，服化积丸，用片糖化水吞之，壮盛者服三钱五分，虚弱者服三钱。虫下为验，视其虫黄白者治，青黑者不治。如无虫，过二三日再服，至若收功，常服地黄①丸补其血气。如服后泻不止者，宜服异功散。

咳血吐血

咳血少痰，亦名干嗽；嗽血多痰，随嗽而出，此皆肺受热邪也。吐血者，逐口吐出；呕血者，骤然上出。咯血与咳血相似，然失血于口，有咽喉之异。盖咽为胃之上窍，喉为肺之上窍。呕血、咯血出于咽；咳血、嗽血出于喉。而血动之由，惟火惟气耳。火盛则血逼而妄行，气逆则血乱而妄行。凡偶有所伤，而根本未摇者易治。若元气大虚，真阴不守，乃为劳损之症。

凡失血等症，见喘满咳嗽，及左右腔膈间有隐隐胀痛者，病在肺。

胸膈膻中之间觉有牵痛，如缕如丝，或懊憹嘈杂，有不可名状者，病在心主包络。

---

① 地黄：《急救广生集·外治补遗·痨瘵选方》作"河车地黄"。

胸腹膨膨，不知饥饱，食饮无味，多涎沫者，病在脾。

胁肋牵痛，或躁扰喘息不宁，往来寒热者，病在肝。

气短似喘，声哑不出，骨蒸盗汗，咽干喉痛，动气忡忡者，病在肾。

大呕大吐，烦渴头痛，大热不得卧者，病在胃。

肺病宜清降，不宜升浮。心病宜养营，不宜耗散。脾病宜温中，不宜酸寒。肝病或宜疏利，或宜甘缓，不宜秘滞。肾病宜壮水，宜滋阴，不宜香燥克伐。胃病或宜大泻，或宜大补，当察兼证，虚实而治之。

肺痿肺痈

肺痿之病，或从汗出，或从呕吐，或从消渴，小便利数，或从便难，又被快药下利，重亡津液，故得之。寸口脉数，其人咳，口中反有浊唾涎沫。若口中辟辟燥，咳即胸中隐隐痛，脉滑数，为肺痈，咳吐脓血。脉数虚者为肺痿；数实者为肺痈。

肺痿者，其积渐已非一日，其寒热不止一端，总由胃中津液不输于肺，肺失所养，转枯转燥，然后成之。于是肺火日炽，肺热日深，肺中小管日窒，咳声以渐不扬，胸中脂膜日干，咳痰艰于上出，行动数武，气即喘鸣。大要生胃津，润肺燥，下逆气，开积痰，止浊唾，补真气以通肺之小管，散火热以复肺之清肃。然肺虽燥而多不渴，勿以其不渴而用燥热之药。肺痿咳唾，咽燥欲饮水者自愈。肺痿六脉沉涩而急，或细数无神，脉口皮肤枯干，而气息粗者死。

寸口脉浮而数，浮则为风，数则为热；浮则汗出，数则畏寒。风中于卫，呼气不入；热过于营，吸而不出。风伤皮毛，热伤血脉。风舍于肺，其人则咳，口干喘满，咽燥不渴，时唾浊沫，时时振寒。热之所过，血为之凝滞，蓄结痈脓，吐如米粥。始萌可救，脓成则死。《金匮》原文作脉微而数。

　　肺痈由五藏蕴崇之火，与胃中停蓄之热，上乘乎肺，肺受火热熏灼，即血为之凝，血凝即痰为之裹，遂成小痈。所结之形日长，则肺日胀而胁骨日昂，乃至咳声频并，浊痰如胶，发热畏寒，日晡①尤甚，面红鼻燥，胸生甲错。《金匮》治法最精，全在未成脓之先。今人误作虚劳治之，迨至血化为脓，肺叶朽坏，倾囊吐出，始识其症，嗟无及矣！间有痈小气壮，胃强善食，其脓不从口出，或顺趣②肛门，或旁穿胁肋，仍可得生，然不过十中二三耳。

　　肺痈初起，疑似未真，用生大豆绞浆饮之，不觉腥气者是也。咳则胸胁微痛，痛在右畔肺之长叶，而坐卧得宁，形色如常，便溺自调者，可治。若溃后大热不止，时时恶寒，胸中隐痛，痛在左畔肺之短叶，此金气虚，溃后再难平复，而喘汗面赤，脓痰腥秽不已者，难治。若喘鸣不休，咯吐脓血，滃臭异常，正气大败，而不知痛，不得卧，爪甲紫而带弯，手掌如枯树皮，颧红唇反，声哑鼻煽者，不治。《金匮》论脉滑数为肺痈，滑数者，已成之脉。又云微而数，微数者，初起之因也。大抵初起，脉不宜数大，溃后忌短涩。脉缓滑，面白者生；脉弦急，面赤者死。

---

　　① 日晡（bū 逋）：申时，即午后三时至五时。又引申为泛指下午。《素问·脏气法时论》："肝病者，平旦慧，下晡甚。"

　　② 趣：《医门法律·肺痈肺痿门》作"走"，义同。趣，通"趋"。趋向；来到了。训诂书证如《韩非子·杨权》"腓大于股，难以趣"陈奇猷校注引刘文典："趋、趣古通。""趣"通"趋"在医籍中用例极多，如《伤寒论·辨厥阴病脉证病治》："若转气下趣少腹者，此欲自利也。"

头 痛

头为天象，六府清阳之气，五藏精华之血，皆会于此。天气六淫之邪，人气五贼之逆，皆能相害：或蒙蔽其清明，或壅遏其经隧，与正气相搏，郁而成热，脉涩而痛。若邪气稽留，脉满而气血乱，则痛乃甚，此实痛也。寒湿所侵，真气虚弱，虽不相搏成热，然邪客于脉外，则血涩脉寒，卷缩紧急，引小络而痛，得温则痛减，此虚痛也。因风痛者，抽掣恶风；因热痛者，烦心恶热；因湿痛者，头重，天阴转甚；因痰痛者，昏重，愦愦欲吐；因寒痛者，绌急而恶寒战栗；气虚痛者，恶劳动，其脉大；血虚痛者，善惊惕，其脉芤。头痛自有多因，而古方每用风药者，高巅之上，惟风可到。味之薄者，阴中之阳，自地升天者也。在风寒湿者，固为正用，即虚与热者，亦假引经。

医书多分头痛、头风为二门，然一病也。浅而暴者名头痛，深而久者名头风。头风必害眼者，经所谓东风生于春，病在肝。目者肝之窍，肝风动，则邪害空窍也。久头痛而略感风寒便发，须重绵包裹者，此属郁热。盖本热而标寒也，因其本有郁热，毛窍长疏，故风寒易入，束其内热，闭逆为痛。惟泻火凉血，佐以辛温散表。

头痛虽各经皆有火证，阳明为最，正以阳明胃火，盛于头面而直达头维，故其痛必甚，脉必洪，多内热口渴，其或头脑振振痛而兼胀绝，无表邪者，必火邪也。白虎汤加生地、麦冬、木通、泽泻，他经则芍药、花粉、芩、连、知、蘗[1]、龙胆、栀

---

① 蘗（bò 播）：同"檗"，即黄柏。《类篇·木部》："蘗，黄木。"清邵瑛《说文解字群经正字》："檗，黄木也。今经典作蘗。"明冯梦龙《醒世恒言·十五贯戏言成巧祸》："哑子漫尝黄蘗味，难将苦口对人言。"

子择用之。但治火不宜佐以升散，盖外邪之火，可散而去，内郁之火，得升愈炽矣。

头　旋

头眩目花，身转耳聋，如立舟车之上，起则欲倒，此虚极乘寒也。或七情郁而生痰动火，随气上厥，此七情致虚也。酒色过度，肾虚不能纳气归元，使气逆奔而上，此气虚也。吐衄崩后①，或产后失血，脾虚不能收摄营气，使诸血失道妄行，此血虚眩晕也。

一有每遇风寒，即发眩晕不省，冷汗时流者，名曰郁冒，亦名血厥，妇人多有之，宜**白薇汤**：

白薇　当归各一两　人参　甘草各一钱

分为五服，水煎。

止眩汤　治头眩疼，恐畏胸满。

茯神一钱　远志　防风　细辛　白术　前胡　人参　桂心熟地　甘菊各七分　枳壳五分

清阳汤　治目眩梦斗，恐惧色变，此属胆虚。

防风一钱　人参七分　细辛　川芎　甘草　茯苓　独活　前胡各五分

目　疾

张子和曰：圣人虽言目得血而能视，然血亦有太过不及也。太过则目壅塞而发痛，不及则目耗竭而失明，故少年之人多太过，年老之人多不及，但年老之人间有太过者，不可不察也。

---

① 后：《经验丹方·头痛诸症》作"漏"。

夫目之内眦，足太阳经所起，血多气少。目之锐眦，足少阳经，血少气多。目之上纲，手太阳经，亦血多气少。目之下①纲，足阳明经，血气俱多，然阳明经起于目两旁交额之中，与太阳、少阳俱会于目，惟足厥阴经连于目系而已。故血太过者，太阳、阳明之实也；血不及者，厥阴之虚也。刺太阳、阳明出血则愈明，刺少阳出血则愈昏。要知无使太过不及，以血养目而已。凡血太多则溢，太少则枯。人热则血行疾而多，寒则血行迟而少，此常理也。目者，肝之外候也，肝主血②，在五行属木，木之为物，太茂则蔽密，太衰则枯瘁矣。

夫目五轮，乃五藏六府之精华，宗脉之所聚，其白睛属肺，曰气轮；两胞属脾，曰肉轮；两眦属心，曰血轮；瞳神属肾，曰水轮；乌珠属肝，曰风轮。气轮病赤，火乘肺也；肉轮赤肿，火乘脾也。黑水即瞳神。神光即乌珠。被翳，火乘肝与肾也；赤脉贯目涩痛，心火甚也。凡目暴赤肿痛，羞明隐涩，泪出不止，暴寒③目睛，皆大热之所为也。此言目病皆因火邪，然有阴虚冷泪、昏眇脱阳等症。外障者，乃睛外为云翳所遮，多由赤痛而成，或为攀睛，或为胬肉，治以宽中开郁，顺气清痰，滋阴降火，补肾疏风为主，外视其翳色从何经来而刺之。盖目之为病，肝热则昏暗，心热则烦痛，风湿则痒，血少则涩，肾虚则睛损，甚则陷突，微则翳膜矣。

内障之病，无眵泪痛痒羞明紧涩之症，但有如薄纱笼者，有如雾露中者，有如见黑花者，有如见飞蝇者，有如见悬珠者，

---

① 之下：原倒，据同治本乙正。
② 血：《杂病证治准绳·七窍门·目》作"目"。上文已言"目者肝之外候"（即"肝主目"义），故李学川为免重复并增加信息量而改以"主血"。
③ 寒：《杂病证治准绳·七窍门·目》作"翳"，当从。

然其二目光明同于无病者，最难分别，惟目珠不动，微可辨耳。徐彦纯曰：内障乃瞳神黑小，神光昏昧也。《纲目》谓：其有翳在黑睛，内遮瞳子。《龙木论》①曰：有脑脂流下作翳，有肝风冲上作翳，此足太阳、厥阴之邪。刺天柱、风府、通里、太冲等穴。又有用金针于黑眼内拨去云翳，能使顷刻复明。夫目属肝，肝主怒，怒则火动生痰，痰火阻隔肝胆脉道，则通光之窍遂蔽，是以二目昏朦，如烟如雾，目既昏花，逾生郁闷，故云久病生郁，久郁生病。不达此理者，惟以补肝肾药投之，其肝胆脉道之邪气，逾甚逾蔽，致目日昏，必究其肝肾果无邪而虚，则以补剂投之。倘正气虚而邪气有余，先驱其邪气，而后补其正气，斯无助邪害正之弊。

眼之为病，在府为表，当除风散热；在藏为里，当养血安神。暴发者为表，易治；久病者为里，难疗。如男子先伤左目，而右目屡发，定不可保；女先伤右目，而左目屡发，亦不能救。必须观人老少壮弱为主，先将难易预定，如瞳神凸凹者不治，青绿白色者不治，纯黑者不治，睛少光彩者不治，此老人及血衰之症。若翳障如半月之状，亦难治之。若睛圆不损，不论星多少、翳厚薄，皆可治之。翳怕光滑，星怕在瞳神，总宜翳障②轻薄，星点细小。若遇翳障未尽，不可用刀割，盖目得血而能视，刀割则伤血。翳膜生自肝火，不可以火灸，惟服药于先，兼用点药，则病渐退而不复发也。

凡眼上午不疼，下午大痛，是虚热也；上午大痛，下午不疼，是实热也。

眼泪多者是虚热，少者是实热也。

---

① 龙木论：即《秘传眼科龙木论》。
② 障：《审视瑶函·目病有三因》作"膜"。

眼有翳膜渐渐遮睛，不痛不疼，冷也；有疼痛者，热也。

眼内膜翳带白色，冷也；眼膜带红色者，热也。眼淡白红者是虚热也。

太元真人进还睛丸表

伏以医有神圣巧工之妙，人不可不知；药有温凉寒热之性，医不可不辨。昔黄帝尝百药而制本草，叔和察六脉而烛病原，所以扶世道而救民命者，良有在也。上古之人，咸臻寿考。况世之最贵者，莫贵于人；人之最贵者，莫贵于目。夫目者，五藏六府之精华，百骸九窍之至宝，洞观万物，朗视四方，皎洁如珠，包含天地，内连肝胆，外应睛瞳。窍虽开于肝门，瞳乃属于肾藏。肾属北方壬癸水，心属南方丙丁火，心肾不和，水火交战，则血气停留不散，胆损肝虚，定然眼中受病。凡疗眼疾，须补肾元，次修肝木。肝乃肾之苗，肾乃肝之本。修肝则神魂安静，补肾则精魄安和，眼目自然明朗。譬如种木当在修根，根壮则枝叶茂盛，根损则花叶凋零。且如黑睛属肾，肾虚则眼泪下流；窍门通肝，肝风则冷泪常出；白睛属肺，肺热则赤脉系白轮；上下睑属脾，脾风则拳毛倒睫；大小眦属心，心热则攀睛努肉①。眼有五轮，外应五行，木火土金水；内应五藏，肝心脾肺肾。五轮者，风血肉气水；八廓者，天地水火风雷山泽。目②有病患，须究根源，勿用庸医，妄行钩割。夫人好施丹药，脾胃损伤，终夜忧思，精神耗惫，或胆中受热，或肺上受寒，或食五辛太多，或纵七情过甚，或观星望月，或近

---

① 努：通"胬"。"努""胬"古音均属泥纽鱼部，音同可通。此处"努"多书作"胬"，正是其异文相证。

② 目：《古今医鉴·眼目》作"苟"。

火冲烟，故使三焦受热，致令两目失明，或迎风多泪，或视物如烟，或观空中如云雾，或视太阳如浊水。五藏虚耗，夜梦鬼交，眼前如见黑花绕乱，黑轮常如白雾昏蒙，臣窃悯之，陛下戒之。今按《本草》制成仙方，能养性安神，搜风明目，却热除邪，修肝补肾。虽远年内障而可明，治近日赤肿而即去。药共二十九味，名曰还睛丸。修之奇异，有君臣佐使之功；制不寻常，有蒸炮锉炼之妙。不问老幼阴阳，即见光明清白。恭惟皇帝陛下，修凝道德，摄养精神，端居九重之中，明鉴万里之外，固不赖于此药，亦可保于未然。伏愿普颁百姓，请尝试之，俯赐群臣，必臻捷效，臣无任瞻天仰圣，激切诚虔之至，谨录其方，随表拜进以闻。

还睛丸方

人参　茯苓　山药各一两五钱　熟地　生地　麦冬去心焙天冬去心焙，各三两　犀角锉细末　防风各八钱　川芎　黄连五味子　甘草炒，各七钱　杏仁　石斛　枸杞子　牛膝酒洗，炒羚羊角　菊花　菟丝子　青葙子　蒺藜杵去刺，炒　枳壳　草决明　肉苁蓉　杜仲酒洗，炒　当归酒洗　黄柏酒洗，炒，各一两知母酒炒，二两

上为细末，炼蜜为丸如桐子大，每服四五十丸，空心盐汤下。一方无后五味，名固本还睛丸。

耳　病

肾开窍于耳，而能听声者，肺也。因肺主气，一身之气贯于耳也。凡治耳聋，必先调气开郁。宗脉虚而风邪乘之，气否不宣，是为风聋，内必作痒，或兼头痛。厥气搏于耳，是为厥聋，否塞不通，必兼眩晕。劳伤血气，淫欲斫丧，憔悴昏愦，

是为劳聋，有能将息得宜，其声自轻。如日就疲劳，则为久聋。厚味动胃火，左右俱聋；忿怒动胆火，则左聋；色欲动相火，则右聋。

耳疮属三焦经，若发热焮痛，风热所致；若内热痒痛，兼肝经血热也。

耵耳者，风热搏之，津液结塞成核，能令暴聋，宜四物加：

羌活　防风　柴胡　黄芩　连翘　玄参

聤耳由气郁生痰，内火攻冲，生疮形似赤肉，或出脓水，宜二陈加：

玄参　花粉　黄芩　山栀　连翘　蔓荆子　柴胡

耳衄，耳中出血也。左关脉弦数者，为少阳经火，宜柴胡清肝散；尺脉或躁或弱者，少阴经虚，宜六味地黄丸。

鼻　病

鼻受天气，故曰天牝，乃宗气之道，心肺之门户。心肺有病，则气息不利。其经络所至，专属阳明，自山根以上，则连太阳、督脉以通于脑。风寒外感，则气壅热郁，清浊混乱。热微，鼻流清涕为鼽；热重，鼻流浊涕为渊；或流臭黄水，又名脑漏。胃中食积，热痰流注肺中，令浊气凝结而生瘜肉，塞滞鼻中，又名鼻齆音瓮。外感者，治宜辛散；内火上炎，治宜清凉。又鼽渊、疮痔久不愈者，非心血亏，则肾水少，养血而火自降，补肾而金自清。鼻塞久者，亦有内伤肺、胃，清气不能上升，非尽外感也。

衄血，必自山根以上，睛明之次而来。冲脉为十二经之血海，附于阳明。大抵七情劳伤、阴虚火动，血从经络直犯清道而出于鼻，治宜甘平，以养真阴。

防风汤　治鼻病在标者。

防风　川芎　黄芩　桔梗　甘草　大力子

外风加：羌活　荆芥　薄荷　细辛　辛夷　白芷

内火加：山栀　连翘　花粉　元参　桑皮

舌　病

　　心脉系乎舌本，肝脉系乎舌旁，故舌病皆心肝二经之所主也。脾壅则血上泛，心热则舌裂成疮。或因风寒所中，则舌卷缩而不能言。或房劳过多，则舌长寸许而不收。或七情所郁，则舌肿满而不消。其舌根肿胀者，谓之重舌；有生如小舌者。舌肿而不柔和者，谓之木舌，起时即宜急治，迟则必死。有不能言语，舌出过唇，患者不时弄舌，名曰弄舌。喉风症，此因五藏蕴积风热，或劳役过度而生。如患木舌者，以自手拔舌，舌即不收，须用针刺少商穴及手足少阴、少阳井，以探生死。血出者，易治；黄水出者，难治；如肿不消者，亦难治也。用青鱼胆汁搅吐其痰，宜：

　　枳壳　牛蒡　黄芩　连翘　山栀　射干　苏子　金银花

胆星　青皮　防风　生地　犀角　黄连　木通等

　　水煎服。

　　又有一种木舌，舌胀满口，痰涎极多，宜以：

　　朴硝　紫雪　白盐　各五分

　　用竹沥调敷。方中可加：大黄　芒硝

　　下后即好大半，以消痰润肺理气之药治之而愈。

　　舌吐出不收，以冰片少许点之，又：

　　黄连　人参　白芍　柴胡　菖蒲

　　煎服。

咽喉病

喉痹所属诸经，少阳、阳明、厥阴、少阴，而少阳、厥阴为木火之藏，固多热症。阳明为水谷之海，胃气直透咽喉，火为最盛。察其以情志郁怒而起者，多属少阳、厥阴；以口腹肥甘辛热而致者，多属阳明，宜以实火论治。至若少阴之脉络于横骨，终于会厌，系于舌本，凡阴火逆冲于上，多为喉痹。若少阴之实火，自有火症火脉；少阴之虚火，亦多内热口渴。又有格阳喉痹者，由火不归元，无根之火客于咽喉，上热下寒，六脉微弱，腹不喜冷，即其候也。

喉痹病，大概痰火所致，急者吐痰，后复下之。又甚者以针刺出血，后用药吐下。《内经》曰：火郁发之。发，散也。吐痰出血，亦发散之端也。

急喉痹，其声如鼾，有如痰在喉中响者，此为肺绝之候。速宜人参汤和竹沥、姜汁下，若服之早者，十全七八，迟则不救。

凡火浮于上，结①于头面咽喉者，最宜清降，不可升散，盖火得升愈炽。

缠喉风症，热结咽喉，满片红肿，肿绕于外，痛而且麻、且痒，多不成脓，亦不必出血，但使火降，其肿自消。一边发者轻，两边发重。男子延至结喉，女子至胸膛，不治也。

喉癣症，满喉生疮红痛，久不能愈，此阴虚火炎。若疮破或烂，宜用吹药。

喉瘤，由肺经郁热，兼多语损气而成。形如圆眼，红丝相

---

① 结：《景岳全书·杂证谟·咽喉》此上有一"热"字，当从。

裹①，或单或双，生于喉旁。或醇酒炙爆，或怒气喊叫，犯之则痛。忌用针刀，宜服**益气清金汤**：

浙贝母　麦冬各去心　牛蒡子炒研，各一钱五分　桔梗三钱　黄芩二钱　白茯苓　陈皮　栀子　薄荷　人参另煎　甘草各一钱　紫苏五分　竹叶三十片

水煎，食远服。

齿牙病

齿牙者，肾之标，统属足少阴经。齿根肉曰龈，东垣曰：上龈隶于坤土，足阳明之脉贯络也，止而不动。下龈嚼物动而不休，手阳明之脉贯络也。上牙痛，喜寒饮而恶热，取足阳明也；下牙痛，喜热饮而恶冷，取手阳明也。

牙床肿痛，齿痛摇动，或黑烂脱落，世人皆作肾虚治，不知此属阳明湿热症也。盖齿虽属肾，而生于牙床，上下床属阳明大肠与胃，犹木生于土也。肠胃伤于美酒厚味，膏粱甘滑之物，以致湿热上攻，则牙床不清，而为肿为痛，或出血，或生虫，由是齿不得安，而动摇，黑烂脱落也。治宜泻阳明之湿热，则牙床清而齿固矣。

骨槽风

耳前腮颊痛引筋骨，寒热如疟，牙关紧闭，不能进食，不待腐溃而齿便脱落，此风毒窜入骨槽所致。初则坚硬难消，宜用生姜片垫颊车穴，艾灸二七壮，针刺齿龈以泄其毒，以冰硼元明粉为散吹搽。内服降火、化痰、消肿之剂。久则疮口难合，

---

① 裹：原作"裹"，据《医宗金鉴·外科心法要诀》改。

非参蓍归芍补托，兼肉桂、麦冬、桔梗、白术之类不能破结敛肌。若腐肿不消，虚热不退，形焦体削者，不治。

青腿牙疳

雍正年间，北路军中有病：腿肿色青者，其上必发牙疳；病牙龈[①]腐血者，其下必发青腿，二者并至。推其原，上为阳火炎炽，下为阴寒闭郁，阴阳上下不和，各自为寒为热，凝结而生也。惟内地人初居边外，得此症者甚多，以其不耐严寒，或坐卧湿地，故寒湿之痰生于下，致腿青肿。形如云片，色似茄黑，又其热与湿合，蒸瘀于胃，毒火上薰，致生牙疳。龈腐出血，若穿腮破唇，腐烂色黑，即为危候。边外相传用青白马乳，早午晚随挤随服甚效，即杂色马乳亦效。随营医官陶起麟著有药方，宣通其血气经络，使毒不得凝结，能发出大汗，而病减矣。外用三棱针，向腿之青黑处针一分深，量黑之大小，或十针、二三十针俱可，务令黑血出，则阴气外泄，阳气随阴气而下降。次日再针，不数日而愈。

一方用芥菜子捣面，烧酒调敷黑肿处。

形气衰败，饮食不思者，不治。

牙齿俱落，紫黑流血，腐溃臭秽者，不治。

腿大肿腐，或细干枯者，不治。

活络流气饮—名和中既济汤

苍术　羌活　木瓜　附子　山查[②]肉　怀牛膝　独活　麻黄各二钱　干姜　枳壳　黄柏　乌药　槟榔各一钱半　甘草八分

---

① 龈：《医宗金鉴·外科心法要诀》作"疳"。李学川改"龈"者，似乃避上下文"疳"字已多而调句法也。

② 山查：即"山楂"。"查"后作"楂"，

黑豆四十粒　生姜三片

水煎服。

如牙疳盛

去：干姜　附子

加：胡黄连　龙胆草各二钱

如牙疳轻而腿疼重

加：肉桂二钱

如寒热已退

减去：羌活　麻黄

加：威灵仙　五加皮各二钱

加味二妙汤

黄柏　苍术　牛膝各三钱　槟榔　泽泻　木瓜　乌药各二钱
当归尾一钱五分　黑豆四十九粒　生姜三片

水煎服。

擦牙牛黄青黛散

牛黄　青黛各五分　朱砂　人中白煅　龙骨各一钱　硼砂二
钱　冰片二分

共研细末，先以甘草汤漱口净，再上此药。

痹　病

风寒湿三气杂合，则壅闭经络，血气不得通行而为痹。凡
人，气行脉外，血行脉内，气虚则麻，血虚则木，麻木不已则
偏枯痿废。经曰：营气虚则不仁；卫气虚则不用。营卫俱虚，
则不仁且不用也。

湿痹者，湿邪痹其身中之阳气也。利其小便，则阳气通行
无碍，而关节之痹并解矣。设小便利已，而关节之痹不解，必

其人阳气为湿所持，而不得外泄。或但头间有汗，而身中无汗，反欲得被盖向火者，又当微汗以通其阳也。

酒湿痹症，口眼㖞斜，舌强肢废，浑似中风，当泻湿毒，从微汗微下之法。

皮痹者，邪在皮肤。瘾疹风疮，搔之不痛，宜疏风养血。故皮肤枯燥者，由血虚风邪也；肿而易痒者，兼湿热也。

痛 风

痛风即痛痹也，又经言热胜则痛，湿胜则肿，大率血热沸腾，或涉冷、坐湿当风，热血得寒，污浊凝滞，所以作痛。夜则痛甚，行①于阴也。轻则骨节疼痛，走注四肢，难以转移；甚则身②体瘰块，或肿如匏③，或痛如掣④，以其痛循历节，甚如虎咬，名曰白虎历节风。

上体痛，宜祛风豁痰，散热微汗。下体痛，宜流湿行气，和血舒风。

阴虚则脉弦散，而重在夜；阳虚则脉虚大，而重在昼；亦有气血两虚，而阴火作痛者，既属虚症，而似实症，最宜详辨。

如年高举动则筋痛者，是血不能养筋，名曰筋枯，难治。

① 行：《证治汇补·外体门·痛风》此上有"血"字。
② 身：《证治汇补·外体门·痛风》作"遍"，义胜。
③ 匏（páo刨）：即匏瓜，葫芦的一种。《诗·邶风·匏有苦叶》："匏有苦叶。"又，《论语·阳货》："吾岂匏瓜也哉？"《说文》释为"瓠（hù户）"，即瓠瓜。
④ 掣（chè彻）：牵引；拉。《素问·阴阳别论》："其传为心掣，其传为膈。"

鹤膝风

鹤膝风，乃亏损足三阴经，风邪乘虚而入，以致内热食减，肢体挛痛，膝骨日大，而上下肌肉枯细。若伤于肝肾者，六味地黄汤为主；若见症口干头晕，并用补中益气汤；饮食少，胸膨胀，大便泄，并用六君子汤；若欲作脓，或溃后，十全大补汤，佐以大防风汤，初起须用葱熨，可以内消脓水清稀；肌肉不生，并用八珍十全大补汤；脐腹冷疼，脚膝无力，头晕吐痰，小便频数，并用八味丸。

古方治小儿鹤膝风，用六味加鹿茸、牛膝共八味。不治其风，其意最善：小儿非必为风寒湿所痹，多因先天所禀肾气衰薄，阴寒凝聚于腰膝而不解，从外可知其内也，故以六味丸补肾中之水，以鹿茸补肾中之火，以牛膝引至骨节而壮裹撷之筋，此治本不治标之法也。

凡肘膝肿痛，臂胻细小者，名鹤膝风，以其象鹤膝之形而名之也。或止两膝肿大，胻腿枯细，不能屈伸，俗谓之鼓槌风，总由风寒湿三气流注之为病。肿痛者，必有邪滞；枯细者，必因血虚。凡治此者，必以养血为主。有风者，兼散风；有寒湿者，兼去寒湿；由邪郁成热者，宜滋阴清火。有痢后而成者此，以泻痢亡阴，尤宜补肾。

如肿硬不痛而色白者，此不愈也。

屈膝散　治鹤膝。

何首乌_{男便浸晒} 天花粉　荆芥穗　鹿茸_{各五钱}　苦参_{女便浸晒}　防风　薏苡仁　牛膝_{各一钱}　肥皂核肉_{一两}

共为粗末，每用三钱，同冷饭团四两，牯猪油六钱，粘米、菉豆各一撮，水四碗，煎至一碗，分作三次，温服。

熨药方　治寒湿痹痛，麻木不仁。

川乌　草乌　荜茇　甘松　山柰各五钱

上为粗末，炒热，布包熨痛处。

一治腿膝背腰胸腹诸痛，用：

川椒为末　水姜切碎等分　葱三茎　盐一撮　小麦麸面四五合

微火炒热，布包熨患处亦效。

痿躄

丹溪曰：《内经》谓诸痿起于肺热，又谓治痿独取阳明。盖肺金体燥而主气，畏火者也；脾土性湿而主四肢，畏木者也。若嗜欲无节，则水失所养，火寡于畏而侮所胜，肺得火邪而热矣。肺受热则金失所养，木寡于畏而侮所胜，脾得木邪而伤矣。肺热则不能管摄一身，脾伤则四肢不能为用，而诸痿作矣。泻南方则肺金清而东方不实，何脾伤之有？补北方则心火降而西方不虚，何肺热之有？故阳明实则宗筋润，能束骨而利机关矣。

天产属阳，厚味发热。凡病痿者，必淡泊食味，至于食少肌瘦，或泄泻者，虽有内热，必以芳香甘温先复胃气为主，则饮食进而痿弱自健。若拘于寒凉，谷气益衰，四末益枯矣。

湿热痿者，雨湿浸淫，邪气蒸脾，流于四肢，自觉足胫逆气上腾，或四肢酸软肿痛，或足指麻木顽痒，小便赤涩，脉来沉濡而数，此皆湿热在下之故。所谓湿热不攘，大筋緛①短，小筋弛长，緛短为拘，弛长为痿也。宜升阳燥湿，禁用填补之剂。

湿痰痿者，肥盛之人，湿痰内停，客于经脉，使腰膝麻痹，

———

① 緛（ruǎn 软）：拘缩；收缩。

四肢痿弱，脉来沉滑，此膏粱酒湿之故，宜燥脾行痰。

气虚痿者，因饥饿劳倦，百骸溪谷，皆失所养，故宗筋弛纵，骨节空虚。凡人病后手足痿弱者，皆属气虚，所谓脾既病，不能为胃行其津液，四肢不得禀水谷气而不用也，宜补中益气。治痿独取阳明，此为气虚者立法也。

阴虚痿者，酒色过度，下焦肝肾之火燔灼筋骨，自觉两足极热上冲，腿膝酸弱痿软，行步艰难，脉来涩弱，或左脉虽大，按之无力，宜补养肝肾。

血虚痿者，凡产后失血后，面色痿黄，手足无力，不能行动者也，宜滋养营血。往往用养血药，而痿如故者，脾虚不能生血也。

血瘀痿者，四肢痛而不能运动，致脉涩而芤者，宜养血行瘀。

食积痿者，饮食太过，升降失常，脾气不得运于四肢，手足软弱，或腹膨胀痛，或恶心嗳气，宜消导食积，然后补脾。

痢后脚软胫疼，或膝肿者，此下多亡阴所致，宜补脾兼升举之剂。间有痢后兜涩太早，积瘀不清，下注隧道而成痿者，此又当行气逐瘀，与前症迥异矣。

腰　痛

腰为肾府，肾与膀胱为表里，在经属太阳，在藏属肾气。诸脉皆贯于肾，而络于腰脊。故腰痛悠悠不止，乏力酸软者，肾虚也。

遇阴雨久坐，则冷痛沉重者，湿也。

遇寒而痛，足冷背强者，寒也。

遇热而痛者，热也。

郁怒而痛者，气滞也。

忧愁思虑而痛者，气虚也。

劳动则痛者，肝肾衰也。

风痛则牵连左右，脚膝强急。

挫闪痛者，举身不能俯仰转侧。

瘀血作痛，昼轻夜重，便黑溺清。刺委中。

肾着腰痛，身重，腰冷如冰，亦由湿也。

跌扑伤而腰痛者，此伤在筋骨，而血脉凝滞也，用酒糟、葱、姜捣烂罨①之最效。

附箭风说

俗以身痛，呼为箭风者，因其人卫气虚，腠理不密，贼风乘虚而入客于经络。营卫不通则痛。就痛处按之，用针挑出形如羊毛，此即闭塞结硬之络脉也，而挑时暂快，过则依然。治法或燃麻油灯焠之，或用艾叶温散，或用白芥子为末调敷，或用金银花内服取效。

心 痛

五藏之滞，皆为心痛。肾心痛者，多由阴邪上冲，故善瘛，如从后触其心。胃心痛者，多由停滞，故胸腹胀满。脾心痛者，多由寒逆中焦，故其痛甚。肝心痛者，多由木火之郁，病在血分，故色苍苍如死状。肺心痛者，多由上焦不清，病在气分，故动作则病益甚。以上刺法见《灵枢·厥病》篇。知其在气则顺之，在血则行之，郁则开之，滞则逐之，火多实则或散或清之，寒多虚则或温或补之，得其本，可随手而应也。真心痛者，不

---

① 罨（yǎn 眼）：覆盖；掩敷。《本草纲目·草部·三七》："随即咬烂，罨之即止。"

可治。《金匮要略·心痛》章沈氏注曰：五藏胃府心痛，并痰、虫、食积，即为九痛。

《外台》九种心痛之名：一虫，二注，三气，四悸，五食，六饮，七冷，八热，九去来痛。

心痛有上、中、下三焦之别。上焦痛者，在膈上，《内经》所谓胃脘当心而痛，时人以此为心痛，非也。中焦痛者，在中脘，脾胃间病也。下焦痛者，在脐下，肝肾大小肠病也。

胸胁痛

胸中引胁下空痛者，肝虚也；引小腹痛者，肾虚也；引背胛臂廉皆痛者，心火盛也；引胁肋髀外皆痛者，肝木实也。又有痰结、停饮、血瘀、气滞者，此皆实症也。惟作劳之人，胸痛引背，食少倦怠，遇劳频发，此为脾肺虚，宜培元气。若怯弱咳嗽，痛引胸中云门、中府者，防肺痈之患。

腹　痛

腹痛有三部：大腹痛者，属太阴脾；当脐痛者，属少阴肾；小腹痛者，属厥阴肝，及冲任大小肠，各有七情之发，六气之害。

暴伤饮食则胃脘先痛，而后入腹；暴触怒气则两胁先痛，而后入腹。血积上焦，脾火熏蒸，则痛从腹而攻上；血积下部，胃气下陷，则痛从腹而下坠。伤于寒者，痛无间断，得热则缓；伤于热者，痛作有时，得寒则减。因饥而痛者，过饥即痛，得食则止；因食而痛者，多食则痛，得便乃安。吞酸腹痛，为痰郁中焦；痞闷腹痛，为气搏中州。火痛肠内雷鸣，充斥无定，痛处觉热，心烦口渴。虫痛肚大青筋，饥即咬啮。

痛必吐水，痛定能食。

气虚痛者，痛必喜按，呼吸短浅。

血虚痛者，痛如芒刺，牵引不宁。

肠痈痛者，腹重而痛，身皮甲错，绕脐生疮，小便如淋。

疝气痛者，大腹胀，小腹急，下引睾丸，上冲而痛。

痧症痛者，或大吐，或大泻，上下绞痛，厥冷转筋，

阴毒痛者，爪甲青，面唇黑，厥逆呕吐，身冷欲绝。

积聚痛者，有形可按。

痢疾痛者，后重窘迫。

妇人腹痛，多有关于经水胎孕者，宜先审之。

蛊 毒

闽广之人，有于端午日午时捉虺①蛇、蜈蚣、虾蟆三物，同贮一器，任其自相食啖②，俟一物独存，取其毒于饮食中啖之，少则待以岁月，食尽五藏而后死，死则流毒于旁人，亦成此病；多则数日即死。其症心腹绞痛，如有虫咬，吐下恶血，如猪肝烂肉，若不早治，百无一生，此之谓蛊病。一中毒不论年之远近，但取煮熟鸡子，插金银簪于内，口含鸡子一食顷，簪卵俱黑者是毒，否则非也。

初中毒方

青木香一两

水煎一碗，空心吃之可吐，如不吐至三服必吐。

---

① 虺（huǐ 悔）：毒蛇；毒虫。《本草纲目·草部·苏》："蛇虺伤人，紫苏叶捣饮之。"

② 啖（dàn 但）：吃；食用。《灵枢·经筋》："且饮美酒，啖美炙肉。"

不拘新久中毒方

雄黄　朱砂各五钱，研细　藜芦一钱，吃此药不可吃酒，凡人参、沙参、丹参、元参、细辛、赤白芍，吃藜芦前后俱忌吃　巴豆去壳、细皮及油，用霜三分

共为末，蜜丸梧子大，每服，五分。空心姜汤下，后当泻去恶物。如烦闷，吃生鸭血，或煮鸭汤饮之，即愈。

积　聚 亦名癥瘕

积者，五藏所生，其始发有常处，其痛不离其部，上下有所终始，左右有所穷处。聚者，六府所成，其始发无根本，上下无所留止，其痛无常处。

肝积名肥气，在左胁下如复杯。

肺积名息奔，在右胁下如复杯，久则喘咳。

心积名伏梁，起脐上，大如臂，上至心下，久则令人烦心。

脾积名痞气，在胃脘，腹大如盘，久则饮食不能充肌肤。

肾积名奔豚，冲脉为病。发于少腹，上至心下若豚状，上下无时，久则喘逆骨痿少气。

夫癥者，坚也，积在腹内，或肠、胃之间，推之不动，名曰癥。

瘕者，假也。其结聚浮假而痛，推移乃动，名曰瘕。

疝癖者，在腹内，近脐左右各有一条，筋脉急痛，名曰疝；癖在两肋之间，有时而痛，名曰癖。

若在小腹，而牵引腰胁，为疝瘕。

黄　疸

黄病多属太阴湿土，脾不能胜湿，复挟火热，则郁而生黄。

古有五疸之名，曰黄汗，曰黄疸，曰谷疸，曰酒疸，曰女劳疸。一名色疸。

黄汗，身体肿，发热汗出而渴，汗沾衣，色黄如柏汁，因汗出①澡浴，热留皮肤，此属表症。

黄疸，身面眼目指甲皆黄，善饥溺黄，因湿热蒸郁，邪留胃中，病属里症。

谷疸，不能食，食已头眩，腹胀心烦，因大饥过饱，病属中焦。

酒疸，心胸懊憹，欲吐不食，目黄鼻燥，面发赤斑，足胫满，溺赤，因大醉当风，毒留清道，病属上焦。脉浮洪者，先吐之；沉弦者，先下之。其水谷之精气，为湿热所瘀而不行，变成黑疸，面黑目青，肤粗燥，其脉微弱者，不治。

色疸，额黑头汗，手足心热，日反恶寒，小便自利，大便黑，此由房劳伤肾所致，病属下焦。若多渴者，难治。夏月湿热相蒸，多有发黄之候。热多，其色明亮；湿多其，色黯晦。

肿　胀

《灵②枢·水胀》篇曰：肤胀、鼓胀，可刺耶？岐伯曰：先泻其胀之血络，后调其经，再。刺去其血络也。

河间论五水灸法云：夫有风水、皮水、石水、黄汗，推各藏以论之。风合归肝，皮合归肺，黄汗归脾，石合归肾。风水脉浮，必恶风；皮水脉亦浮，按下没指；石水脉沉，腹满不喘；黄汗脉沉迟，发热而多涎，久而不愈，必致痈脓。水肿脉浮带数，即是虚寒潜止其间，久必沉伏，沉伏则阳虚阴实，为水必

---

① 汗出：原文漫漶不清，据嘉庆、同治本补。
② 灵：原作"云"，显属误刻，因据改。

矣。要知水脉必沉是也，论曰：脉出者死，与病不相应也。唇黑则伤肝；缺盆盈平则伤心；脐出则伤脾；足心平则伤肾；背平则伤肺：皆不可治。

风水灸肝井，大敦。赤水灸心荥，少府。黄汗灸脾俞太白。皮水灸肺经，经渠。石水灸肾合。阴谷。

歌曰：

十般鼓胀要先知，切忌脐高凸四围。

腹上青筋休用药，阴囊无缝不堪医。

背平如板终难治，掌上无纹有限时。

五谷不消十日死，肚光如鼓效应迟。

痰多气短皆无药，十个当知九个危。

气肿从来不可医，肚光如鼓甚跷蹊。

按之如石弹之响，泄气方能见效奇。

疝 气

肝所生病为狐疝。详见下。

足阳明之筋病㿗疝，腹筋急。㿗，音颓。即子和所谓血疝。

黄脉之至也，大而虚。脾受肝邪。

积气在腹中，有厥气，名曰厥疝，女子同法。巢氏[1]曰：厥逆心痛，饮食不下，名厥疝。

厥阴所谓癞疝，妇人少腹肿也。癞，同㿉阴病也。

脾传之肾，病名疝瘕，少腹冤热而痛，出白。即筋疝。

厥阴之阴盛，脉道不通，为癞癃疝。李士材曰：内有脓血，小便不通。

---

[1] 巢氏：即巢元方，隋代著名医家，曾任太医博士、太医令，主持编撰《诸病源候论》。

任脉为病，男子内结七疝，女子带下瘕聚。

督脉生病，从少腹上冲心而痛，不得前后，为冲疝。

寒疝，囊冷，结硬如石，阴茎不举，控睾丸痛。此坐卧湿地，寒月涉水冒雨，或劳碌热极，坐卧砖石而得，宜温经散寒。

水疝，肾囊肿痛，阴汗时出，或肿如水晶，或痒而搔出黄水，或小腹按之作水声。此醉酒行房，或过劳汗出，寒湿乘虚袭入下部而得，宜利水除湿。有漏针去水者，人多不得其法。

筋疝，阴茎肿胀，或溃或痛，或里急筋缩，或茎中痛，痛极则痒，或挺纵不收，或白物随溲而下。此房劳及邪术所致，宜清火解毒。

血疝，状如黄瓜，在小腹两旁，横骨之端，俗云便痈。此醉饱劳碌，使内气血流入脬囊，结成痈脓，宜和血消瘀。

气疝，上连肾区，下及阴囊，或因怒哭则气郁而胀，胀罢则气散，宜散气疏肝。小儿有此，俗名偏气，惟灸筑宾穴可消。

狐疝，状如仰瓦，卧则入小腹，行立则出小腹，入囊而胀痛，与狐之昼出穴而溺，夜入穴而不溺相类。此脾气下陷，宜升阳降阴。

癫疝，阴囊肿硬，如升如斗，不痛不痒，此地气卑湿所生，宜导湿利水。一云癫疝最大而坚，冲气犯心，即能杀人。凡治癫疝，非断房事、厚味不效。

女子阴户突出，亦皆疝类，但不名疝而名瘕，乃热则不禁固也，宜以苦坚之。

七疝为病，若非劳役过度，即是远行涉水，热血得寒而凝滞于小肠、膀胱之分，或湿乘虚而流入于足厥阴之经，宜驱逐本经之湿热，稍安即加培养，更慎酒色、厚味为佳。

淋 病

淋症所感不一，或因房劳，或因忿怒，或因醇酒厚味。房劳者，阴虚火动也；忿怒者，气动生火也；醇酒厚味者，酿成湿热也。积久为滞，浊流下焦，所以小便淋沥，欲去不去，不去又来，而痛不可忍者。初则热淋、血淋，宜散热利小便；久则煎熬水液，如浊如膏，如砂如石也，宜开抑行气，破血滋阴。

凡小肠有气，小便胀；小肠有血，小便涩；小肠有热，小便痛。禁用补气之剂。

膀胱为津液之府，气化则出。寒邪客于胞中，则气不化而成淋，必先寒栗，而后溲便涩数，窍中肿痛。盖冷气入胞，与正气相争，寒气胜，则战寒而作淋，宜散寒扶正。淋病，大率心肾气郁，清浊相干，热蓄膀胱所致。冷气滞于膀胱而作淋者，甚少。

虚淋者，肾虚精败也。童子精未盛而御女，老人阴已痿而思色，则精不出而内败，茎中涩痛成淋者，惟金匮肾气汤可救。若精已竭而复耗之，则大小便牵引而痛。

痈疽疡疹

热胜血，则为痈脓。毒蓄于内而为疽。疡，有头小疮也。疹，浮小瘾疹也。

《千金方》：治发背已溃，未溃者，用淡豆豉水和捣成硬泥，依肿大小作饼三四分厚。如已有疮孔，勿置疮孔上，但四布豆饼，列艾其上灸之，使微热，勿令破肉。如热痛急少起之，日灸二度。如先有疮孔，孔出汗即瘥。

凡痈疽症饮食知味，动息自宁，一善也；

便利调匀，或微干涩，二善也；

脓溃肿消，水鲜①不臭，三善也；

神彩精明，语声清亮，肌肉好恶分明，四善也；

体气和平，病药相应，五善也。

烦躁时嗽，腹痛大渴，或泻痢溺如淋者，邪火内淫，一恶也；

气息绵绵，脉病相反，脓血既泄，肿痛尤甚，脓色臭败者，胃气虚而火盛，二恶也；

目视不正，黑睛紧小，白睛青赤，瞳子上视者，肝肾阴虚而目系急，三恶也；

喘粗短气，恍惚嗜卧，面青唇黑，未溃肉黑而陷者，脾肺虚火，四恶也；

肩背不便，四肢沈②重，脾肾亏损，五恶也；

食不下，服药呕，气噎痰塞，身冷自汗者，胃气虚弱，六恶也；

声嘶色败，唇鼻青赤，面目四支浮肿者，脾肺俱虚，七恶也。

疔　疮

疔，火证也，形小根深，发无定处。如火焰疔，多生唇口

---

① 鲜：《景岳全书·外科钤·善恶顺逆》作"浆"，李学川改用"鲜"，其意在于与"腐"厘分区别，将"不腐"列入预后"为善"的一个鉴别要点，其深意可圈可点。

② 沈：后作"沉"。训诂书证如《小尔雅·广诂》："沈，没也。"古籍用例如《诗·小雅·菁菁者莪》："汎汎杨舟，载沈载浮。"又，《史记·扁鹊仓公列传》："《脉法》曰：沈之而大坚，浮之而大紧者，病主于肾。"此处"四肢沈重"之"沈"即使用了"沉"的原字（字根），而《景岳全书·外科钤·善恶顺逆》《疡医证治准绳·善恶》作"沉"正是其异文相证。

及手掌指节间。初生一点红黄小疱，痛兼麻痒，此心经毒火也。紫焰疔，多生筋骨间，初生紫疱，次日破流血水，此肝经毒火也。黄鼓疔，多生颧腮眼胞，黄疱麻痒，此脾经毒火也。白刃疔，多生鼻孔、两手，白疱顶硬，根突痒痛，易腐易陷，重则腮损，此肺经毒火也。黑黡①疔，多生耳窍、牙缝、胸腹、腰间，黑斑紫疱，顽硬如钉，痛彻骨髓，重则手足紫，软陷孔深，此肾经毒火也。又有红丝疔，发于手掌及骨节间，初起小疮，渐发红丝，上攻手膊，急用针于红丝尽处，砭断出血，寻至初起疮上挑破，用蟾酥条②。又有暗疔，腋下先坚肿无头，次肿阴囊睾丸，焮热疼痛。又有内疔，先发寒热腹痛，数日间，忽然肿起一块。暗疔、内疔不用挑法，用蟾酥丸三丸，葱白三寸裹药，黄酒送下，盖卧出汗。少时无汗，系毒热滞结，仍用汗下法，毒热随解。又有羊毛疔，身发寒热，前心后心有红点如疹形，先将紫黑斑点，用衣针挑出如羊毛状，前后共挑数处，即时汗出而愈。

有因竹木刺戳伤，或磁铁锋擦碎，溃而痛甚，时流秽水，肉色紫黯，身发寒热，此本阴虚所致，治以酸甘敛阴补虚，或咸苦制火泄热，宜参考溃疡门治法。若误作疔治，蔓延不效，反为大害。

流　注 附骨疽

真气不足，邪留于肌肉，致气血凝聚为患，名曰流注。初发漫肿无头，皮色不变，俱宜用葱熨法。见卷五。皮肉不热者，

---

　　① 黡（yǎn眼）：原指黑色的痣，后引申为黑痕或泛指黑。此处指黑痕。《篇海类编·声色类·黑部》："黡，黑痕。"《广雅·释器》："黡，黑也。"又，《宋书·颜延之传》："贫之病也，不惟形色粗黡，或亦神心沮废。"

　　② 条：《医宗金鉴·外科心法要诀·发无定处·疔疮》此下有"插入"二字，当据补。

可用雷火针。发在肉厚处易愈，发在骨节及空处难疗。

益气养营汤 治怀抱抑郁，气血损伤，四肢、颈项等处患肿，不问软硬赤白，或痛或不痛，未成者自消，已成者自溃。

人参 黄芪盐水炒 当归 川芎 熟地 芍药炒 贝母 茯苓 香附 陈皮各一钱 白术二钱 柴胡六分 甘草 桔梗各五分 姜

口干 加：五味子 麦冬

往来寒热 加：地骨皮

肌肉迟生 加：白蔹 官桂

木香流气饮 治流注肢节疼痛，或因暴怒，胸膈不利，或湿痰所致者。一名方脉流气饮。

当归 川芎 白芍炒 茯苓 黄芪 甘草 紫苏 乌药 青皮 半夏制 桔梗 防风 枳实炒 陈皮各一钱 木香 大腹皮 槟榔 枳壳各五分 姜三片 枣二枚

水煎服。

小便秘 加：泽泻

下部 加：牛膝

疮科流气饮 治流注，及一切恚怒，气结肿硬，或风寒湿毒搏于经络，致成肿块，或漫肿木闷无头。

即前方去：青皮 枳实 半夏 腹皮 姜 枣

加：人参 官桂 厚朴 白芷

流注初发 加：羌活 独活

痛 加：乳香 没药

保安万灵丹 治风湿流注，阴疽，鹤膝风，瘫病，遍身走痛，视人老壮，病势缓急量用：用葱汁调敷患处，亦效。

茅山苍术八两 麻黄 羌活 荆芥 防风 细辛 川乌

草乌汤泡去皮　石斛　川芎　当归　全蝎酒洗　甘草　何首乌

天麻各一两　雄黄六钱

　　为细末，炼蜜为丸，朱砂为衣，用葱白九根煎汤下三钱，盖被出汗，痈未成即消，已成即高肿溃脓。如无表里相兼症，不必发散，用温酒下。

　　散瘀葛根汤　治闪跌瘀血凝滞。

　　葛根　川芎　半夏制　桔梗　防风　羌活　升麻各八分　细辛　香附　甘草　红花　苏叶　白芷各六分　葱三根　姜三片

　　水煎服。

　　通经导滞汤　治产后有瘀血流注关节。

　　当归　熟地　赤芍　川芎　枳壳炒　紫苏　香附　陈皮

丹皮　红花　牛膝各一钱　独活　甘草各五分

　　水煎，入酒一钟服。

　　托里透脓汤

　　人参　白术　穿山甲炒　白芷各一钱　黄芪三钱　当归二钱

升麻　甘草节　青皮各五分，炒　皂角刺一钱五分

　　水煎。病在上部，先饮煮酒一钟，后服药；病在下部，先服药，后饮酒；病在中部，药内兑酒半钟服。

　　大防风汤　治足三阴亏损，寒邪内侵，患鹤膝，附骨疽，流注遍身痛，或肿而不痛，不问已溃未溃，宜用此汤。

　　人参　白术　防风　羌活　熟地　杜仲各二钱　附子制　黄芪　牛膝　白芍各一钱　川芎一钱半　甘草炙　官桂各五分　一方有当归、姜、无官桂

　　以上方对症择用，一服至三四五服，量病轻重。

　　前症若因脾气虚，湿滞于肉理，但肿而肌色不变，宜六君子加芎、归、蓍、芍、肉桂等。

若伤寒汗后，余邪发肿者，宜人参败毒散、小柴胡汤之类。

凡流注症轻者，服药即消，症重者必溃，将溃时，宜服托里透脓汤。若溃而不敛者，宜人参养营汤之类，补气血为主。

骨疽，乃流注之败症也。如用凉药，则内伤其脾，外冰其血，肌肉不生，气血不旺而逾滞，宜健脾补肾。脾生血，肾主骨，肾实则骨有生气，而疽不附骨矣。

厉　风

脾主肌肉，肺主皮毛，胃与大肠二经为脾肺之府，内受湿热，气浊血虚[1]，外感酷烈暴悍之气。初起白屑云头，紫黑疙瘩，麻木不仁；久至四肢拳挛，肌肉腐败。热毒盛，故面上起油光。风热生虫，传历藏府：虫食肝，眉落；食脾，鼻崩；食肺，声哑；食心，足底穿；一云脚底先痛或穿者，毒在肾。食肾，耳鸣啾啾，或耳弦生疮，或遍身如针刺，皮痒如虫行。又看其疙瘩与疮，上体先见或多者，气受病；下体先见或多者，血受病；上下皆然，气血两病。

古人谓大风疾，三因五死。

三因者：一曰风毒，二曰湿毒，三曰传染。

五死者：一曰皮死，麻木不仁；二曰脉死，血溃成脓；三曰肉死，割切不痛；四曰筋死，手足纵缓；五曰骨死，鼻梁崩坏[2]。

与夫眉落眼昏，唇翻声哑，甚可畏也。所以然者，由邪正

---

① 虚：《医学正传·疬风》作"污"，义胜。

② 五曰骨死，鼻梁崩坏：《景岳全书·杂证谟·疬风》作"五曰骨死鼻柱坏"。而《疡医大全·诸风部·大麻疯门主论》《古今名医汇粹·厉风鹤膝风》则"坏"作"塌"，义更明而局限。

交攻，气血沸腾，而湿痰死血，充满于经络之中，故生虫生疮，痛痒麻木也。宜清湿热，祛风邪，以苦参汤、地黄酒并主之。

苦参汤

苦参一钱半　生地二钱　黄柏五分　当归　秦艽　赤芍　丹参　牛蒡子　白蒺藜　丹皮　银花　川贝母各一钱　甘菊花三钱

水煎服。

地黄酒

生地二两　黄柏　苦参　丹参　萆薢　金银花　菊花　丹皮　赤芍　当归　杞子　蔓荆子　赤茯苓各一两　秦艽　独活灵仙各五钱　桑枝一两五钱　乌梢蛇去头尾，一条

上煮好酒，退火七日用。

凡治厉风之法，以清荣卫为主。其汗宜频发，血宜频刺，皆清营卫之捷法也。乌梢蛇能搜骨髓之毒，不可早食，早则引毒入髓，反致不救。

仙传治疬风丹即醉仙丹

胡麻仁　牛蒡子　蔓荆子　枸杞子　苦参各五钱　瓜蒌根　白蒺藜　皂①角刺各三钱

以上皆炒，研为末，每药末一两五钱，拌：轻粉二钱　黄精末一两

每日午时及临卧时各服一钱，用防风五钱，前汤下至五六日后，牙缝出臭涎，身疼如醉候，出臭粪为度，不可过剂。

白癜风由血虚不能充润经络，毒干邪伤气分也。

---

① 皂："皂"的古字。栎实、柞实等。引申为黑。训诂书证如《汉语大字典·白部》："皂，黑色。后作'皂'。"古籍用例如《周礼·地官·大司徒》："其植物宜皂物。"

桑枝十斤　茺蔚草①穗三斤

煎膏，温酒服。

外用：雄黄　硫黄　黄丹　南星　枯矾　密陀僧

等分研末，姜醮擦之。

遍身生疙瘩，或内如肉块，或外似木耳之状，乃湿热所致，数年之后，破孔出血而死。先用：

苍耳子草一斤　荆芥　苦参　白芷各三两

浴锅内煎汤，热则薰，温则洗至。三日后，用：

白术　芡实各五钱　人参　薏仁各一两　茵陈　黄芩　白芥子　制半夏　泽泻各三钱　附子一钱

煎服，十剂全消。

小儿内外疳症

凡小儿疳在内，目肿腹胀，泻痢青白，体瘦羸弱；疳在外，鼻下赤烂，频揉鼻耳，或肢体生疮。鼻疮用兰香散，诸疮用白粉散。

肝疳，一名筋疳，白膜遮睛，或泻血面瘦。

心疳，面黄颊赤，身体壮热。

脾疳，一名肥疳，体黄瘦削，皮肤干涩，疮疥，腹大嗜土。

肾疳，一名骨疳，肢体瘦削，皮肤疮疥，喜卧湿地。

肺疳，一名气疳，喘嗽气促，口鼻生疮。

若患潮热，当先补肝，后泻心。若误下之，皆能成疳。其初病者为热疳；久病者为冷疳。冷热相兼者，津液短少者，皆

---

① 茺蔚（chōngwèi 冲胃）草：即"益母草"。

因大病亏损脾胃①，内亡津液所致，当固脾胃为主，早为施治，则不变败症也。

　　小儿疳眼，无论肥瘦，肥疳，大便如豆腐渣；瘦疳，大便如栗，硬燥。但见白珠先带黄兼白色睡②起，后微红生眵③，怕亮不睁，音净，不悦视也。上下眼胞频频眨动，黑珠上有膜圈，堆起白晕，晕内一黑一白，便是疳眼。乃食积发热既久，致伤肝经，竟治其疳，目病自愈。用鸡肝药，忌食油面、炙煿等物。若疳眼声哑者，将危矣。

兰香散　治鼻疳赤烂。

兰香叶即省头草，二钱，烧灰　铜青④　轻粉各五分

为末敷之。

白粉散　治诸疳疮。

海螵蛸三分　白芨二分　轻粉一分

为末，先用浆水洗拭敷之。

鸡肝药　治疳积、疳眼。

芦甘石六钱，童便煅七次　朱砂五钱水飞，不见火　雄黄二钱
滑石六钱，水飞　石决明一两五钱，煅　海螵蛸四钱，煅，去壳
赤石脂三钱，煅　冰片三分

　　石为末，用鸡肝不落水，竹刀切上开下连，每鸡肝一具，入药五分，陈酒、米泔各半钟，饭上蒸熟，食之开瞽复明。一云小儿每岁服药一分。

　　①　亏损脾胃：《续名医类案·疳》作"脾胃亏损"。
　　②　睡：《眼科阐微·小儿疳伤眼症论》《审视瑶函·运气原证》所附《治小儿疹疳伤并暴赤疼痛翳膜诸方·疳伤》同作"皱"，当据改。
　　③　眵（chī 痴）：眼分泌物，俗称"眼屎"。
　　④　铜青：《幼科折衷·疳积》作"青黛"。铜青，亦名铜绿，俗称铜锈，即铜器上所生的绿色物。

又方用：

鸡肝一具，不落水，酒洗　同　黄蜡①一钱

顿熟，去蜡吃。

鸡胸龟背

鸡胸，由咳嗽肺胀，故渐胸膈突起，一曰肝火乘于肺膈也。

用宽气化痰丸：

　　杏仁　百合　天门冬　桑白皮　木通　石膏　葶苈子各五钱　大黄三分

为末，蜜丸黍米大。

龟背，由肾虚，风入骨髓，精血不能流通所致，**用松蕊丹：**

　　松花　防风　枳壳　独活各一两　麻黄　前胡　大黄　桂心各五钱

为末，蜜丸黍米大。每服二十丸，粥饮下。外以龟尿点脊中缝，即愈。以龟安在荷叶上，用镜照之，其尿自出，或以猪发戳鼻内，其尿立出。

辟小儿惊风论治

喻嘉言曰：小儿初生，以及童幼，肌肉筋骨，藏府血脉，俱未充长，则阴不足，阳实有余，不比七尺之躯，阴阳交盛也。惟阴不足，阳有余，故身内易于生热；热盛则生痰、生风、生惊，亦所时有热痰风惊，四字难呼，节去二字曰惊风。如遇怪异形声，骤然跌仆，皆生惊怖。其候面青粪青，多烦多哭，神识昏迷，

---

① 黄蜡："蜂蜡"的一种（另有白蜡）。其炼制法据李时珍谓为："蜡乃蜜脾底也。取蜜后炼过，滤入水中，候凝取之，色黄者俗名黄蜡。"

撞钟放铳①，全然不闻。后人不解，遂以其头摇手劲也，而曰抽掣；以其卒口噤，脚挛急，目邪心乱也，而曰搐搦；以其脊强背反也，而曰角弓反张。不知小儿之腠理未蜜②，易于感冒风寒，风寒中人，必先入太阳经。太阳之脉起于目内眦，上额，交巅，入脑，还出别下项，夹脊抵腰中，是以病则筋脉牵强。因筋脉牵强，生出抽掣等不通各名。而用金石药，镇坠外邪，深入藏府，难痊。间有体坚症轻而愈者，遂以为奇方可传，误矣。又方书有云：小儿八岁以前无伤寒，以助惊风之说。不思小儿不耐伤寒，初传太阳经，早已身强多汗，筋脉牵动，人事昏沉，势已极于本经，药又乱投，不能待其传经解散，耳岂可言小儿无伤寒也？况小儿易于外感，易于发热，伤寒为更多，世所称为惊风者，即是也。小儿伤寒，要在三日内即愈为贵，若待其经尽而解，必不能耐矣。又刚痉无汗，柔痉有汗，小儿刚痉少，柔痉多人见，其汗出不止，神昏不醒，遂名之曰慢惊风，而用参薯术附药，闭其腠理，热邪不得外越，亦为大害。所以凡治小儿之热，但当攻其出表，不当固其入里，仲景原有桂枝法，若舍而不用，从事东垣内伤为治，又误矣。《伤寒论》曰：太阳病，项背强几几，汗出恶风者，桂枝加葛根汤。

吴又可曰：小儿时疫，人所难窥，担误者多，又其神气怯弱，筋骨柔脆，一染时疫，延挨失治，即便二目上吊，惊搐发痉，十指钩曲，甚则角弓反张，故多误认为慢惊风也。

① 铳："铳"的古讹体。《寓意草·辨袁仲卿小男死证再生奇验并详诲门人》作"铳"正是其异文相证。"铳"即火铳，古代用火药发射弹丸的管形火器。《篇海类编·珍宝类·金部》："铳，火铳。"又，《清会典》卷五十二："凡火器之小者曰铳，曰火甋，曰火毬，曰火箭。"
② 蜜：通"密"。牢密；牢实。《本草纲目·草部·荆三棱》：引《千金翼方》："重汤煎如稠糖，蜜器收之。"

以上可见，小儿伤寒当解肌而从轻剂，时疫用药与大人仿佛，若误治，必变痉也。

小儿热病痘疹谬治辨

徐灵胎曰：小儿之疾，热与痰二端而已。盖纯阳之体，日抱怀中，衣服加暖，又襁褓之类，皆用火烘，内外俱热；热则生风，风火相煽，乳食不歇则必生痰；痰得火炼则坚如胶漆，而乳仍不断，则新旧之痰日积，必至胀闷啼哭；又强之食乳，以止其啼，从此胸高气塞，目瞪手搐，即指为惊风。其实非惊，乃饱胀欲死耳！此时告其父母，令减衣停乳，则必大愠，谓虚羸若此，反令其冻馁，无不唾骂。医者亦不明此理，非用刚燥之药，即用参蓍滋补，至痰结气凝之后，则无可救疗，余见极多。教之适其寒温，停其乳食，以清米饮养其胃气，稍用消痰顺气之药调之。能听从者，十愈八九；其有不明此理，反目为狂言者，百无一生。至于痘科，尤属怪诞，痘为小儿之所必不免，非恶疾也。当天气温和之时，死者绝少；若大寒大暑，其元气虚，而稠蜜者，间有不治。其始欲透发，其后欲浆满，皆赖精血为之。乃未发以前，即用大黄、石膏数两，以遏其生发之机，而败其元气，又方中多用蚯蚓、蛴螬之类，增其毒而倒其胃，此等恶物，即令医者自服之，亦必胃绝肠裂而死，况孩提乎！凡用此等药者，必预决此儿死于何日，十不失一，其父母翻盛称其眼力不爽，孰知其即死于彼所用之药也！或有元气充实，幸而不死者，遂以为非此等大药不能挽回，而人人传布，奉为神方矣！更可异者，强壮之年，医者黄芩、麦芽俱不敢用，以为克伐；孩提之子则石膏、大黄，成两成斤，毫不顾虑，忍心害理至此而极，无奈呼天抢地以告人，而人不信也。又有造为螳螂子之说者，割开颐内，取出血痰。此法起于明末海滨妖妇骗财之法，惟苏松二处盛行，割死者甚众。盖小儿有痰火者，吃乳数日，必有一二日颐肿厌食，名曰妒乳。用薄荷、朴硝为末，涂口内一二次即愈，即不治亦愈。至所割出之痰块，或大或小，人因信之。不知颐内空虚之处，人人有此，割去复生，并非病也。不然何以普天下之小儿，从未有患螳螂子而死者，独苏松有此病耶？此亦一害，故并及之。

跋①

　　先君子以古来针灸诸书辞多繁杂，法有舛讹，学者难为考证，因于《灵》《素》、经穴诸书，穷源溯流，广为采集，殚四十余年之精力，得成是书。虞阳席丽农先生见而悦之，怂恿付梓，固辞不获，遂付剞劂②。数十年来，江左医家咸奉为圭臬。时初游梁苑③，箧④藏是书，友人借阅无虚日。板存故园，庚申之变⑤，族人相率播迁，以简帙重赘，藏弆⑥为难，因束置高阁。迨⑦克复后，族人细加检阅，残缺已多，意谓不复成书，付之惜字局⑧。赖局中绅董知为传世书，不令焚毁。庚午春，命子应桂回里咨访，数月始得是板，其间脱略不全几及一卷。

---

　　① 跋：此跋乃李学川之子李嘉时同治十年用前刻配补重印时所撰，故嘉庆本、道光本无。

　　② 剞劂（jījué 机觉）：原指镂刻的刀具，后引申为雕板、刻印。

　　③ 梁苑：西汉梁国都城睢阳（今河南省商丘市）城内梁孝王刘武营造的规模宏大的皇家园林，今又称"梁园"。为吟咏历史胜迹之典，常"梁苑隋堤"合称，如唐代韩琮《杨柳枝》诗："梁苑隋堤事已空，万条犹舞旧春风。"

　　④ 箧（qiè 妾）：收藏东西的小型箱子。如清梁启超《谭嗣同传》"家书一箧"。

　　⑤ 庚申之变：清咸丰十年（1860），英法联军攻占北京，烧毁了圆明园，史称"庚申之变"。

　　⑥ 弆（jǔ 举）：收藏；保藏。清邵长蘅《八大山人传》："亦喜画水墨芭蕉、怪石、花竹及芦雁汀凫……人得之，争藏弆以为重。"

　　⑦ 迨（dài 代）：及；到；等到。

　　⑧ 惜字局：自清康熙以来，为了教育人们敬惜字纸，强化环保意识，苏州专门设立了"惜字局"和"惜字库"。惜字局常派人穿街走巷捡拾废弃的字纸，然后分类处理。

里中久未刷印，旧集无存。因思豫中曩①有借本，遂携板来豫，修残补缺，生面重开。伏念幼时，先君子于是书口授心传，奉为家法。捐馆三十年来，世多变故，时复糊口四方，遂令先人手泽几致不克保全，实疚厥心。今幸故物犹存，更当如何珍护，尤愿后之子孙缅怀先泽，永保遗编，是余所厚望焉！

同治十年辛未十月男嘉时谨跋

---

① 曩（nǎng）：从前；以往。《金匮今释》卷六："不佞曩在江户得此病。"

校注后记

　　《针灸逢源》为清代著名针灸医家李学川辑撰而成。李学川花费四十余年辑撰，成书后又修订五载，嗣后其子李嘉时亦为之配补旧刻付出大量时间，父子前赴后继殚精竭虑，终致是书成为针灸古籍中十分重要的承上启下之上乘力作。在这次中医药古籍保护与利用能力建设项目研究工作中，我们历寒暑四稔，对这部不仅有功于针界，而且也惠及整个中医的不朽之作进行了系统、深入而认真的校注研究，终使其沙落金呈，熠熠生辉，以落落本相尽脱尘封而彰显世人。我们现在就把研究工作——特别是其中最重要的两个环节，即校注研究环节与版本研究环节及三个方面（两个环节加上其医学贡献与学术思想研究方面）的工作列述于下。

一、作者及原书基本信息

　　李学川，字三源，号邓尉山人，江苏吴县人。关于其生平，除了书中所述外，未见其他记载，只能通过相关信息大致推断其生卒年月。李嘉时的《跋》中提到他的父亲死于三十年前，《跋》作于同治十年（1871），据此推断李学川约逝世于道光二十一年（1841）。清代人寿命一般不超过 90 岁，那么李学川最早可能生于乾隆十五年（1751）前后。席亮所撰《序》谓《针灸逢源》成书于嘉庆二十年（1815），两年后即嘉庆二十二年（1817）付梓，李嘉时《跋》则提到李学川辑撰《针灸逢源》前后殚精竭虑四十余年。据常理推断，李学川最早当于 20 岁以后开始辑撰是书，那么其最晚可能生于乾隆十九年（1755）。综上，我们推测李学川生于公元 1751～1755 年之间，而卒于 1841

年前后。

《针灸逢源》属针灸综合性典籍，凡六卷。从前一般认为此书成于清嘉庆二十二年（1817），初刻于道光二年（1822），但经此次调查稽考，获知嘉庆二十二年（1817）已经刊刻，道光二年（1822）乃复刻（详后版本研究部分）。后因兵燹之灾原本残损，其子李嘉时不辞辛劳携板赴河南与旧刻相配补，并于同治十年（1871）重印。在此需要着重提请注意的是，李嘉时的同治配补本，实际上仅是"重印"而非"重刻"，但业界却通通误述为"同治重刻本"，当予纠正。现存嘉庆二十二年（1817）始刻本和道光二年（1822）棣华草堂复刻本，以及同治十年（1871）李嘉时河南配补重印本，此外，现代尚有据同治本影印及据道光本排印的各种版本。

在编撰动机上，李学川乃感时医重方药而轻针灸，为使针药合治，左右逢源，会归一致，方积四十余年之精力，广征博采，集编成书。其内容编排，卷一、卷二为《灵》《素》针灸文论，并取王、马、吴、张、薛雪等名家注语；卷三则从大量针籍、医籍中辑录有关针灸总论及歌赋；卷四系腧穴专篇，主要将《针灸大成》《类经图翼》二书有关内容合帙，载穴361，并参考其他医籍详加考辨；卷五是针灸证治，内容主要采自《类经图翼》《针灸大全》等，并有增补；卷六为方药证治。全书卷帙虽宏，但兼取诸家之长合于一编，组织材料严谨，论述简要精辟，并做了大量考证并予发挥，具有较高的学术价值。书中所采文献多标明了出处，当然有些文字并非直接引自原书，而是据他书所转录或根据自身临床体会有所增削。

二、《针灸逢源》的内容来源

《针灸逢源》内容丰富，系采撷多种医籍、针籍并掺以己见而成。综观全书，其内容来源大率如下：

卷一与卷二：主要辑录《灵枢》《素问》经文，涉及《难经》《甲乙经》《太素》等不同传本以及多位医经注家的注释，如马莳《黄帝内经素问注证发微》与《黄帝内经灵枢注证发微》、吴崑《黄帝内经素问吴注》、张介宾《类经》、张志聪《黄帝内经素问集注》与《黄帝内经灵枢集注》、薛雪《医经原旨》等。

卷三：为从大量的针籍、医籍中辑录的针灸总论和歌赋内容，由于所涉源文献很多，兹暂不一一胪列，可详参该书前目录之卷三所列。

卷四：为经穴卷，内容主要掇自《针灸大成》和《类经图翼》，而《针灸大成》《类经图翼》又辑录自更早的源文献如《甲乙经》《铜人腧穴针灸图经》《针灸聚英》等。

卷五：为针灸证治卷，与上卷一样，李氏虽主要辑录自《针灸大全》和《类经图翼》，但《针灸大成》《类经图翼》又撮自更早的源文献如《千金要方》《太平圣惠方》《铜人腧穴针灸图经》《针灸资生经》《普济方》《医经小学》《针灸大全》《针方集》《针灸聚英》等。

卷六：为方药证治卷，即方药配合针灸治疗，其内容广涉《金匮要略》《伤寒论》《素问》和历代内科、儿科、五官科古籍及医案、方书等。

书中所涉以上源文献，均一并纳入了我们的参校文献范围，即都据之进行了校核。

三、版本考察及底本、主校、参校诸书

1. 版本基本情况：

《针灸逢源》的版本系统，各目录学工具书多有著录，且

均认定其初刻于清道光二年壬午（1822），即棣华草堂始刻本。我们对此论存疑，为掌握现存各种版本的详细第一手资料，从而获得可靠结论与版本源流系统，寻访了全国二十多家图书馆，经对各馆所藏各版本之牌记、版式、字体、行款、刻工姓名、纸张、装订形式、内容等特征进行实地调研后发现：《针灸逢源》并非原来各目录学工具书所著录的仅道光与同治两个版本，而尚有一个更早的嘉庆始刻本，即三个版本，且现存所有版本均为 6 卷，线装，竖排，乌丝栏，半页 10 列（有两页为 11列），字体为宋体，部分章节或句段有注文。每列正体满字 21个，夹注部分每列满字 42 个。部分章节除首列外有不定数字符缩进。版心有白口、黑鱼尾、书名、卷数及页码，版面四周有单栏版框。各版本版式差别详见下表 1。

表 1　各版本收藏单位及原书尺寸

版本	a [mm]	b [mm]	c [mm]	d [mm]	e [mm]	f [mm]	g [mm]	h [mm]
清嘉庆（中国中医科学院图书馆）	240	155	33	20	187	268	14	13
清道光（北京中医药大学图书馆）	246	158	42	17	187	268	14	13
清同治（中国中医科学院图书馆）	218	147	19	12	187	268	14	13
清同治（北京中医药大学图书馆）	220	148	20	13	187	268	14	13
清同治（南京中医药大学图书馆）	245	153	41	17	187	268	14	13
清同治（苏州市中医医院图书馆）	243	152	36	20	187	268	14	13
清同治（上海中医药大学图书馆）	241	152	37	17	187	268	14	13
清同治（上海中医药大学图书馆）	245	153	39	19	187	268	14	13
清同治（上海中医药大学图书馆）	247	154	35	25	187	268	14	13
清同治（上海生命科学信息中心书馆）	275	165	61	27	187	268	14	13
清同治（上海交通大学医学部书馆）	275	165	64	24	187	268	14	13

版本	a [mm]	b [mm]	c [mm]	d [mm]	e [mm]	f [mm]	g [mm]	h [mm]
清同治（中华医学会上海分会书馆）	252	156	42	23	187	268	14	13
清同治（安徽中医学院图书馆）	230	167	29	14	187	268	14	13
清同治（辽宁中医药大学图书馆）	242	151	38	17	187	268	14	13
清同治（吉林大学白求恩医学部书馆）	251	151	49	15	187	268	14	13

注：a 书高度；b 书宽度（半页宽度）；c 天头；d 地脚；e 版面高度；f 版面宽度；g 版心宽度；h 行格栏线间距

2. 版本源流

据《中国中医古籍总目》记载，《针灸逢源》最早刻本为清嘉庆二十二年丁丑（1817）刊行的嘉庆刻本（此前各目录书均未著录有此刻本）。始刊后，作者李学川又耗五年之力进行了修订，并于道光二年壬午（1822）将其重新刊行，乃清道光刻本，又称棣华草堂刻本。同治十年（1871），李学川之子李嘉时携残板赴河南对另一旧版进行配补，然后印行，称吴县李嘉时配补重印本，但现在业界多讹称为"同治刻本"（实际情况是同治时没有"刻"，而是配补，只不过配补的过程中李嘉时对其父原著进行了增删改动，但版本之本质仍然还是"道光刻本""同治印本"）。

通过比较分析，可知嘉庆刻本和道光刻本为李学川本人手订。其中，嘉庆初刻本乃李氏积力四十年年所成，嘉庆本刊行后，李氏又耗时五年对其进行了修订，增补了《续刻灵素序》《续刻目录》《素问经文》《灵枢经文续刻附》《素问经文续刻附》《素问经文续刻附》《青腿牙疳》等篇目，共计 21460 字，并对少数几处做了删减和结构上的调整，此即道光刻本，亦称棣华草堂刻本。据李学川之子李嘉时跋语，《针灸逢源》重刻后风靡江左数十年，时人奉为圭臬。清咸丰十年（1860）庚申之变，道光藏板在战乱中有所丢损，是时李学川已逝去多年。同治九年（1870），李嘉时携道光棣花草堂残板远奔河南与另一套旧刻进行配补重印，对原书内容作了删减和调整，如在增加李嘉时《跋》的同时删减（或遗漏）了李学川增补的《青腿牙疳》，并把全部《灵枢经文》及《灵枢经文续刻附》编入卷一，全部《素问经文》及《素问经文续刻附》编入卷二，此本即同治李嘉时河南配补重印本。

综上可见，清嘉庆始刻本虽然早出且总体上保存较为完好，但李氏在道光复刻该书时又增加了《续刻灵素序》《续刻目录》《素问经文》《灵枢经文续刻附》、《素问经文续刻附》《素问经文续刻附》《青腿牙疳》等多篇，并亲自对多处结构进行了调整。故从源流及馆藏现状综合评估，北京中医药大学图书馆收藏的道光棣花草堂刻本最能体现李学川的医学主张及成就，应视为善本加以利用，并作为此次校注之底本，而以嘉庆初刻本作为主校本，同治李嘉时配补重印本则作为参校本。

四、《针灸逢源》的医学贡献、学术思想及其他价值

《针灸逢源》的医学贡献和学术思想主要并不在于其有炫目的医学理论大创新，而主要在于其处于西学东渐的19世纪重要时代的传统继承与承上启下之功。何况，李学川在认真继承的基础上，也以自己的治验及理论认识改造旧说，频频修正前谬，弃陈启新，更新医技医理，对学术理论和临床疗治都多有发挥。细览全书，这种零星的点滴创新可谓比比皆是。

李学川是医学史上典型的以针灸为主、辅以中药、针药并治的著名医家，其认为"古者以汤液治内，以针灸治外"，然

"今医独事方药，视针灸为小技而忽诸"，而"人身内而脏腑，外而经络毛腠，不过一气一血相为流贯，故病有内有外，有由外及内，有由内达外，循环无端，息息相通……病虽万变，人只一身"，所以，医者临证时需汤液与针灸不离，针药并用。除此，李学川还主张"先洞悉乎致病之内，而后巧施其针灸之术"，即治病之前，应先明悉病症的病因病机，然后才决定取穴及施术方法；医者应根据病症的需要，针灸、汤液并用，以臻左右逢源之境。全书辑编、引用医籍多部，涉及源文献八十余种，撷其菁华，袤为一帙，对经脉、腧穴、针灸法、内外妇儿各科疾病病因病机、选用疗法、证治与调摄、禁忌等加以全面阐发。书中还编纂"症治要穴歌"，厘定十四经经穴数为361，使之"以为永制"……可见在《针灸逢源》的辑撰上，李学川积终身之力，广征博采，继承众长，稽考核校，纠偏证讹，纵横捭阖，发挥己创，故与一般节录、汇编而成的庸庸之作大所不同，此书不仅渗透着李学川本人的学术思想，而且其承上启下的学术价值不容轻忽。

具体而言，《针灸逢源》的医学贡献及学术思想主要表现在如下几个方面。

1. 辑撰注解群书，发挥学术精论，保存上古遗产

《针灸逢源》为辑撰而成，是19世纪西学东渐重要时期中国医学史上继承传统，对针灸学的一次大总结。此书卷一、卷二袤辑了《黄帝内经》中与针灸相关的全部篇章，含《灵枢》与《素问》经文凡112篇。卷三选取了历代中医名著、针灸专著及诸医论之精华，荟萃成编。卷四专事经穴考正，收录了当时全部十四经经穴，共361穴。卷五、卷六汇总了内、外、妇、儿各科多种病证的病因病机、针方灸方，以及部分病证的方药

治疗，还介绍了小儿诊法和幼科诸疾推拿法。不仅如此，李学川在辑撰的基础上还进行了深入的注解，将隐奥昭之明晓，且对纠正"今医独事方药，视针灸为小技而忽诸"的时弊、弘扬针灸疗法有不磨之功。需要着重说明的是，李学川对前贤的引述及对所引的注解，都并不是机械照搬的，他是结合自己的临床经验与独到认识以及对医学理论的融会贯通，加以发挥的，很多地方实有发前人之未发的创新价值。另外需要特别指出的一点，是《针灸逢源》记载了不少上古病名、难治恶证及其治法，这对于上古时期针法灸法的"文物式保护"与传承、疑难疾病证治经验的总结提高，都是有非常重要的意义的。

2. 考定十四经穴

《针灸逢源》卷四专事经穴考证，校订《大成》诸书经穴之谬讹，补经外奇穴之缺略。兹以足阳明胃经的腹部腧穴为例，《针灸大成》对不容至滑肉门左右十二经穴的定位为"去中三寸"，而《针灸逢源》却认为："不容夹幽门旁一寸五分，诸书皆同。详考幽门去中五分，自不容至气冲左右二十四穴，合去中各二寸。"李学川不仅考订了腧穴的位置，而且说明了其为何定位的理由。

十四经的腧穴数目自《黄帝内经》以来，历经了从少到多的发展，而自晋以后，却只有宋、明两代稍有增补，直至《针灸逢源》时，才厘定并形成了迄今通行的权威腧穴数目与归经形式。仅此一点，即可谓李学川功莫大焉。

在《黄帝内经》中，其名称与今相符的腧穴只有160个左右，至《针灸甲乙经》达到了349穴，北宋《铜人腧穴针灸图经》增为354个，到南宋《针灸资生经》又增加气海俞、关元俞、督俞、风市、眉冲五穴。至此，腧穴数目增至359。其后，

《类经图翼》增补了中枢和急脉二穴，但却把风市、督俞、气海俞、关元俞四穴归入经外奇穴，而且没有收入眉冲一穴，故该书实际只著录了356个经穴。到清乾隆初，《医宗金鉴》收录了除眉冲以外的其余360经穴，但仍未达到361之数。最早收录361经穴，并一直沿用至今"以为永制"的，正是李学川的《针灸逢源》。由此可见，虽然早在《针灸逢源》之前，后世的361经穴就已经全部出现过，但是，只有李学川的《针灸逢源》，才首次完整著录了此361经穴，真是"截断众流，汇归一统"。这一经穴数目一直为后世医家所沿用，直到2006年才增加印堂一穴，使经穴数目达到362个。

3. 临床治疗方法与择善而从的科学思想

（1）针药并用，左右逢源　李学川力主针灸应配合中药治疗，才能达到"左右逢源，会归一致"。席序引其言云："知汤液而不知针灸，是知人有脏腑而不知有经络毛腠也，知针灸而不知汤液，是知人有经络毛腠而不知有脏腑也。"故"余之为此书，非欲于前贤著作外拔赵帜而立赤帜也，意在通内外两家之筏，而使之左右逢源，会归一致，不至如断港绝潢者之适乎此而不适乎彼也。"缘乎此，李氏遂"举汤液以翼针道，明刺法以济汤药"。《针灸逢源》卷五"证治参详"，李氏列举了内、外、妇、儿40余种病证的临床证治，除了针灸治疗取穴外，不乏方药施治。在各种病证的治法中，多处俱体现了前述"针药互济"的思想，如"半身不遂"治疗，李氏强调"各随其经络针灸之，兼用药补血养筋方能奏效"；牙床腐烂则"针穴同前，宜服清胃泻火之药"；眼生翳膜亦"辅以退翳之药则能自去"。在卷六中，李氏不仅对卷五中病证的病因病机等补充了剖析内容，还附出汤药处方，以襄助针灸之治。

（2）疗法机动灵活，辨病善加选择

①外科治疗，多用灸法：尽管李学川主张针灸药并用，但对于具体病证，则不拘泥古法，灵活选取疗治方法，以取效为先。具体到外科病证，李氏又多用灸法，其书中记载的灸法，包括直接灸、隔蒜灸、隔姜灸、隔附片灸、隔阳隧锭灸、背疽灸、灸痞块、骑竹马灸等。李氏的这些灸法和经验，竟对一些疾病疗效奇特。如："瘰疬者，结核是也，或在耳前后连及颐颔，下至缺盆……或在胸及胸之侧下连两胁，皆为马刀……治瘰疬不问已溃未溃，灸肘尖穴，以手仰置肩上微举起，则肘骨尖自见，即是灸处，灸七壮，三次疮自除。"又如治疝气："疝气上连肾区下及阴囊，或因怒哭，则气郁而胀，胀罢则气散，宜散气疏肝，小儿有此，俗名偏气，惟灸筑宾穴可消。"李氏强调灸法，同时又提出他的灸法禁忌经验，如其谓："若肺痈热已深，肺痈脓已成，吐出如米粥者，皆不宜灸，灸则反为害。"又如："（疗疮）生项上者，属三阳经，不宜灸……火曰生疗，亦禁灸。"

②儿科诸疾，荐用推拿：鉴于"小儿体脆神怯，肠胃柔弱，针灸未可遽试，汤液或不能投"，李氏在卷五之末专门辟出篇幅，详述了小儿诊法和幼科诸疾的推拿法。由是可见，李氏并非不分青红皂白，见病就"举汤液以翼针道，明刺法以济汤药"，而是疗法机动灵活，辨别是何病证而善加选择的，这种"倡其法而不泥其法"的科学精神，是古代医家和中医学留给我们值得发扬的一种宝贵遗产。

4. 纠正世医流行之误

（1）针灸不拘三伏

李学川批驳了"概至伏暑之月而后针且灸"的说法，其认为"四时俱宜针灸"，惟冬至前后，要慎重施用。如书中云："针灸诸病，从未有以时令拘也。而世俗专泥于伏暑之月，不思病之感也有浅有深，其治疗也有缓有急，岂可概至伏暑之月而后针且灸耶？"李氏提倡针灸应因时、因人制宜，可称之为辨证施治原则指导下的"四时俱宜针灸"说。

（2）辨经亦需辨证

汪机认为针灸治疗必须首先诊察病证，不要妄行针刺，以免"绝气危生"。李学川对此感慨良深："奈何世之专针科者，既不识脉，又不察形，但问何病，便针何穴，以致误针成痼疾者有矣。"治例则如：对牙痛的辨证治疗，"牙床肿痛，齿痛摇动，或黑烂脱落，世人皆作肾虚治"，而不再根据兼症进行辨证治疗。李氏在书中卷六齿牙病中则指出："不知此属阳明湿热症也。盖齿虽属肾而生于牙床，上下床属阳明大肠与胃，犹木生于土也。肠胃伤于美酒、厚味、膏粱、甘滑之物，以致湿热上攻，则牙床不清而为肿为痛，或出血，或生虫，由是齿不得安，而动摇黑烂脱落也。治宜泻阳明之湿热，则牙床清而齿固矣。"再如头痛的经络辨证，一般认为前额痛为阳明经头痛，但额部不仅为阳明经所过，督脉、太阳经、少阳经也都经过。在卷五头痛证治中，李氏就辨析了额痛也见于太阳经和少阳经的病变："脑痛连两额属太阳；头额痛连目齿属阳明；头额痛连耳根属少阳。"据此可知，经络辨证也应分析具体症状，随证治之。

综上所述，《针灸逢源》荟萃了《灵》《素》《太素》《难经》《伤寒》《金匮》《甲乙》等医经及八十余种医籍、针籍之精华，其内容涵盖经络、腧穴、刺灸法及病症治疗等针灸的各个方面，所收集、编撰、阐释的针法灸法，所提倡的针灸汤药并举，对于当时受压制难伸展的针灸学术，促进了加速发展；

其所考定的经穴位置、数目、归经，一直为后世医家所遵循。

总之，《针灸逢源》是继《医宗金鉴·刺灸心法要诀》之后，在19世纪西学东渐的重要时期，又一部全面继承传统，承上启下，内容完备而特色独具的"全书"性质的不朽针灸典籍。

除了上述医学方面的贡献和学术思想，《针灸逢源》尚有不容轻忽的其他学术价值与文化价值。

通览全书，不得不为李学川既精于医道，又通达文辞典故的渊博学识击节叫好。书中语言简约流畅，歌诀叶韵上口，于流播与传世奠定了上佳语言基础。除此，是书也展现了丰富的古文献语言现象，为后世文献学者和语言学者的科学研究保留、提供了丰富而不可多得的珍贵古籍用例材料及语言异文使用材料。与其他任何古籍一样，李学川也随时代有着当时的用字用语习惯，即此书也使用了不少通假字、后起区别字的原字（字根）、古今字字组中的"已作古古字"，甚至使用了一定数量的俗讹字和异体字。这不仅充分体现了这部古籍的时代特征，便于后世学者考识与研究，而且对于古籍文献语言学研究者和专家来说，无疑是一个"水源"充足的知识源泉与古代文献语言现象宝贵的古籍用例与异文使用的范本。所以，从这个意义上来说，《针灸逢源》也是一部文献学、语言学学术价值很高，不可多得的珍贵历史文献。

古籍由于兵火、天灾与人祸，本就流失极其严重，一二百年之中，存者已然稀少，加之纸质较之其他材质脆弱不堪，虫蛀鼠咬，更十失其八。而本书之清嘉庆刻本、道光刻本和同治配补重印本，均馆藏保存较佳，内容完整，字迹清晰，加之又字数多卷帙浩，以最新"善本"鉴别标准论之，已显属善本；而按文物评判标准与收藏业藏品评判标准，则已然可归较佳文物与上佳藏品范畴。因此，从文献价值、文物价值、文化价值考量，《针灸逢源》同样也是一件价值很高，不可多得的宝贵文物。在古籍残失速度加快，存世者越来越珍稀的现状下，在国家越来越重视文化的发展与繁荣，越来越重视古籍保护与利用能力建设的今天，这一点是万万不容忽视的，而我们医界的古籍研究工作和保护工作此前却往往轻忽。

以上即我们对《针灸逢源》校注研究数年之心得，限于各方面的条件，疏漏固难幸免，请广大读者不吝指出，以利修正。

校注者

2015 年 2 月 8 日

总 书 目

I

本　草

方　书

医便

卫生编

袖珍方

仁术便览

古方汇精

圣济总录

众妙仙方

李氏医鉴

医方丛话

医方约说

医方便览

乾坤生意

悬袖便方

救急易方

程氏释方

集古良方

摄生总论

摄生秘剖

辨症良方

活人心法（朱权）

卫生家宝方

见心斋药录

寿世简便集

医方大成论

医方考绳愆

鸡峰普济方

饲鹤亭集方

临症经验方

思济堂方书

济世碎金方

揣摩有得集

亟斋急应奇方

乾坤生意秘韫

简易普济良方

内外验方秘传

名方类证医书大全

新编南北经验医方大成

临证综合

医级

医悟

丹台玉案

玉机辨症

古今医诗

本草权度

弄丸心法

医林绳墨

医学碎金

医学粹精

医宗备要

医宗宝镜

医宗撮精

医经小学

医垒元戎

证治要义

松厓医径

扁鹊心书

素仙简要

IV